中医师承学堂

张喜奎伤寒临证九论

张喜奎　著

中国中医药出版社

·北 京·

图书在版编目（CIP）数据

张喜奎伤寒临证九论/张喜奎著 . —北京：中国中医药
出版社，2014.7
（中医师承学堂）
ISBN 978-7-5132-1907-5

Ⅰ . ①张…　Ⅱ . ①张…　Ⅲ . ①《伤寒论》-研究
Ⅳ . ①R222.29

中国版本图书馆 CIP 数据核字（2014）第 091490 号

中 国 中 医 药 出 版 社 出 版
北京市朝阳区北三环东路 28 号易亨大厦 16 层
邮政编码　100013
传真　010 64405750
北京市泰锐印刷有限责任公司印刷
各地新华书店经销

*

开本 710×1000　1/16　印张 18.75　字数 299 千字
2014 年 7 月第 1 版　2014 年 7 月第 1 次印刷
书号　ISBN 978-7-5132-1907-5

*

定价　45.00 元
网址　www.cptcm.com

目　录

六经实质论

传变中介论

举变达常论

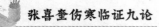
原著考究论

六经实质论

六经实质论

阐六经奥旨　扩适用范围

纵　论

"六经"立意高远　内有八纲存焉

——也谈《伤寒论》的六经辨证

精要：《伤寒论》的六经辨证是辨病、辨证、辨症论治相结合的有机体系，辨病论治体现治疗的全局性，辨证论治体现治疗的阶段性，辨症论治体现治疗的即时性。

太阳病的本质为邪袭太阳，经气不利，营卫失和，正气奋起抗邪，正邪交争于表，其不仅有表证亦有里证，不仅有外感，亦有杂病。

阳明病病位在中焦的胃肠，性质属实，其有寒、热两大类。

少阳病属于热证、实证的范畴。反映了邪犯少阳，枢机不利，胆火上炎，灼伤津液的本质，相对于太阳病而言，其病位在里，热邪初化，但未至阳明病燥热程度，所谓的半表半里根本不存在。

太阴病的性质，尽管其多属脾阳不足证，但亦有脾阴不足证。

少阴病的提纲，是寒化、热化的共同提纲，其脉象应为"脉微、细"，从中断句，脉微而见但欲寐，则是寒化证的初期表现，脉细而见但欲寐，则是热化证。少阴病多属里虚证，但亦有在里实邪内阻证。

厥阴病为两阴交尽，具有阴尽阳生、极而复返的特点，就其病变而言，当属诸病极期，既有极寒、亦有极热，更有寒极生热、热极生寒之虚实寒热并见证。同时厥阴寒证中，又有肝阳虚寒凝证。

昨读《中国中医药报》2006 年 6 月 26 日《两个"六经"莫混淆》一文，有诸多新颖观点，读之使人耳目一新，受益良多。但对文中的某些观点不敢苟同，本着辨章学术之精神，将自己学习《伤寒论》的粗浅体会，简陈如下。

一、《伤寒论》的六经辨证系辨病、辨脉、辨证、论治一线贯穿的有机体系

关于《伤寒论》六经实质问题，历代医家争议较多，提出了许多观点，计有经络说、六经分证说、气化说、经界划域辖病说、阴阳说、六经形层说、阶段说、三焦说、证候群说、正邪消长说、八纲说、时空说、六病分证说、用控制论模糊识别概念分析六经之说等，可谓见仁见智，尽管观点不一，但都认为其属于一个完整的辨证论治体系，对临床具有重要的实用价值。

《两个"六经"莫混淆》文中（以下简称文中）将六经实质指认为六证，"六病的实质是六证，且从属于八纲，故八纲辨证只具抽象，而六经乃有定型"。且不论文中将病位分为"表、里、半表半里三者"，其"半表半里"难以"从属于八纲"，即使单纯将六病实质定为六证也似显不妥。

对此，首先要弄清"病""证"和"症"的概念：所谓"病"，是对某疾病全过程的特点与规律所作的病理性概括，是对该病的本质性认识；"证"，系机体在疾病发展过程中的某现阶段的病理性概括，是对疾病当前本质所作的判断；"症"，即"症状"的简称，包括自觉的症状与他觉的体征，是机体有了病变所具体表现的现象，是诊病、辨证的主要依据。病是疾病全过程的根本性矛盾；证是疾病某阶段的主要矛盾，证从属于病。症是病和证的表象，是确诊疾病、分析证候的依据，也是判断疗效的依据。在临床上建立中医病、证、症诊断标准，使病的标准体现疾病本质，把握疾病全局；证的标准体现疾病当前主要矛盾，确切反映病因、病性、病位和病势；症的标准体现量化，反映疾病的缓急。进一步将三者结合起来论治，使辨病论治体现治疗的全局性，辨证论治体现治疗的阶段性，辨症论治体现治疗的即时性，以辨病论治限制辨证论治，指导治疗方向，避免了无原则的随证变法；以辨证论治充实辨病论治，便于抓住主要矛盾，避免主次不分；以辨症论治应临床之急，便于减轻病人痛苦，阻滞疾病恶化。

对此，《伤寒论》中早已建立了相关标准，构筑了中医学辨病、辨证、辨症论治相结合的临床体系，直至今日，仍有效地指导着临床实践，为我们今日诊断标准的建立树立了榜样。如《伤寒论》的主要辨治体系，即今

日所谓的"六经辨证"，实则即是辨病、辨证、辨症论治相结合的有机体系，此从其各篇名称即可昭示：除少数理论论述及具体操作方法论述者采用"辨脉法""平脉法""伤寒例"等外，凡涉及治疗者，多采用"辨某病脉证并治"名之，其包含了辨病、辨脉、辨证、论治四个方面内容，其有关诊断的辨病、辨脉、辨证三个方面，辨病、辨证自不待言，而辨脉之"脉"实即指"症"而言，泛指疾病过程中患者所表现的单个症状或体征，初步建立了"病""证""症"的诊断标准。

在具体标准的制订上，首先将疾病分为六大类，即太阳、阳明、少阳、太阴、少阴、厥阴，各立提纲一条："太阳之为病，脉浮，头项强痛而恶寒"；"阳明之为病，胃家实是也"；"少阳之为病，口苦，咽干，目眩也"；"太阴之为病，腹满而吐，食不下，自利益甚，时腹自痛，若下之，必胸下结硬"；"少阴之为病，脉微、细，但欲寐也"；"厥阴之为病，消渴，气上撞心，心中疼热，饥而不欲食，食则吐蛔，下之利不止"。其所立六经提纲条文，即是"病"的诊断标准，在辨治过程中起到了纲要作用。

在病的诊断标准下，又细分出诸多"证"的诊断标准，如太阳病中，又分为中风、伤寒和温病之证，分别制订了各自的诊断标准，中风证："太阳病，发热，汗出，恶风，脉缓者，名为中风"，伤寒证："太阳病，或已发热，或未发热，必恶寒，体痛呕逆，脉阴阳俱紧者，名为伤寒"，温病："太阳病，发热而渴，不恶寒者，为温病。"再据具体病因、病位、病性、病势及体质等不同，又分列了桂枝汤证、麻黄汤证、桂枝加附子汤证、桂枝加葛根汤证、大青龙汤证、小青龙汤证、麻杏石甘汤证等，制订了各自相应的诊断标准。

不难看出，这些病或证的诊断标准，多是由"症"组成的，"症"的辨析，为准确辨病、辨证提供了基础。一般而言，辨症多隐含在辨病与辨证之中，但在某些特殊情况下，尤其是在病情紧急时，某一症便上升到了主要方面，成为整个诊断和治疗靶点，起到了举足轻重的作用，如"伤寒六七日，目中不了了，睛不和，无表里证，大便难，身微热者，此为实也，急下之，宜大承气汤"。"阳明病，发热汗多者，急下之，宜大承气汤"。"发汗不解，腹痛者，急下之，宜大承气汤"。"少阴病，脉沉者，急温之，宜四逆汤"。"伤寒，医下之，续得下利清谷不止，身体疼痛者，急当救里；后身疼痛，清便自调者，急当救表，救里宜四逆汤，救表宜桂枝汤"。"伤寒，脉结代，心动悸，炙甘草汤主之"。其中"目中不了了，睛不和"；"发热汗多""腹满痛"及"脉沉"；"下利清谷不止""脉结代"等"症"，以及以小便利与不利辨蓄水蓄血、多少辨燥屎成与不成、清与不清（白）辨表与里及寒与热等，构成了辨症的诊断标准。其辨证与辨症的诸多标准均为网目，纲领与网目的有机结合，形成了疾病诊断和论治的有机整体；这些经典标准若能掌握、领会、贯通，临床当可思过半矣，我们应继承发扬。

二、《伤寒论》六经辨证结构简析

1. 太阳病

太阳病的本质为邪袭太阳，经气不利，营卫失和，正气奋起抗邪，正邪交争于表，其不仅有表证亦有里证，不仅有外感，亦有杂病。

第1条（宋本，下同）："太阳之为病，脉浮，头项强痛而恶寒。"此为太阳病的提纲，亦即诊断标准。太阳为六经藩篱，统摄营卫，主一身之表，功能固护于外，故若外邪侵袭人体，太阳首当其冲。邪凑太阳，正气奋起抗邪，正邪交争经气不利，即为太阳病。脉浮，为外邪侵袭，正气奋起抗邪，趋向于表的征象，或是里邪外发，趋向于表干犯太阳，正邪交争之故。值得注意的是，其一则反映邪正交争于表，再则反映正气不虚，尤其是后者，更为重要，若为外感病，其脉不浮反沉，则标示正气已虚，并非单纯的太阳病，不能单纯汗法。头项强痛，由于太阳经脉上额交巅还出别下项，太阳受邪，经气运行受阻，故见头项强痛。恶寒，为太阳病的必见症，外邪束表，卫气被遏，或邪自内发，滞于太阳，经气不利，卫气受阻，不能正常发挥"温分肉"功能，故见恶寒。恶寒，为贯穿太阳病始终的一个症状。前人有"有一分恶寒，即有一分表证"之说，虽非绝对，但道出了恶寒在太阳病中的重要地位。

发热为太阳病中卫气抗邪的反映，常与恶寒并见，但因有时在发病之初，卫阳被遏，尚未伸展，可见暂时不发热，只有恶寒，故《伤寒论》未将发热列为太阳病的基本表现，如若卫气伸展，正邪相争则可见发热。发热与恶寒并见，是太阳病的证候特征之一，也是太阳病与其他经病的主要区别点。

脉浮，头项强痛而恶寒，诸症反映了邪袭太阳，经气不利，营卫失和，正气奋起抗邪，正邪交争于表的太阳病本质，为太阳病的主要脉证，故立为太阳病的提纲，临证之时，凡见上述脉证，皆当依太阳病治之。由于太阳病一般病位在表，治当发汗以逐邪，但因表病有风寒、风热之异，发汗之法包括辛温、辛凉、辛润等，辨至太阳病，虽有大的治则，但不能具体出方用药，仍需与辨证相结合，故《伤寒论》中又在太阳病内分别列出了中风、伤寒、温病等之辨，且据不同情况，又分列了桂枝汤证、麻黄汤证、桂枝加附子汤证、桂枝加葛根汤证、大青龙汤证、小青龙汤证、桂麻各半汤证等，使具体论治落到了实处。

同时，还应注意，就太阳病而言，不仅邪自外侵可致，而里邪内结，发散于外，同样可以影响于表，导致太阳经脉、脏腑受病，功能失常，从而发为太阳病。外感、内伤皆可致太阳病的结论，更符合中医关于人是一个有机的整体，脏腑气血相互影响，一因可以多果，一果可以多因，同一种病机可以有不同的临床表现，而同一种临床征象可以有不同病机的理论。

2. 阳明病

阳明病病位在中焦的胃肠，性质属实，其有寒、热两大类。

第180条："阳明之为病，胃家实是也。"对此，文中释曰："阳明病，即里阳证，热结于里而胃家实"，直指其为"热结于里"。这也难怪，即使今日之各版教材也多持此说，认为阳明病即是热证、实证。其实，这是一种误解。胃家，指胃肠，此无疑义，关键是"实"之所指，即《素问·通评虚实论》中所说"邪气盛则实"，指的是邪气盛实。"胃家实"即指胃肠的邪气盛实。它包括了阳明胃肠的燥热实证，也同样包括了阳明胃肠的寒实证。阳明胃肠邪气盛实证，分为热、寒两大类，否则，若单纯强调热实之证，其190条"阳明病，若能食，名中风；不能食，名中寒"，191条"阳明病，若中寒者，不能食，小便不利，手足濈然汗出，此欲作谷瘕，必大便初硬后溏。所以然者，以胃中虚冷，水谷不别故也"等阳明病之中寒证将无法可解。也正是阳明病有寒、热两大类，在临床表现上差少共性，才在提纲中以病机代之，这在六经病提纲中是绝无仅有的。由上可知，阳明病病位属里无疑，但其是在中焦之胃肠，性质属实，以此与太阴病相区别。

同样道理，辨至阳明病，虽然明确了其病机共性为胃肠邪气盛实证，治当祛邪，但因其有寒、热两大类，且在每一类中，又有不同特点，仍然无法用药，故仍需进一步辨证。寒者宜热，故有243条"食谷欲呕，属阳明也，吴茱萸汤主之"。热者宜寒，但阳明热证，又有有形、无形，在气在血等不同，故有治无形邪热之上宣、中清、下夺之栀子豉汤证、白虎汤证（加人参汤证）、猪苓汤证；治有形热结之三承气汤证、麻子仁丸证等；治阳明蓄血的抵当汤证等。

3. 少阳病

少阳病属于热证、实证的范畴。其本质反映了邪犯少阳，枢机不利，疏泄失常，胆火内郁，上犯清窍，灼伤津液之少阳病病机特点，相对于太阳病而言，其病位在里，热邪初化，但未至阳明病燥热程度，而半表半里根本不存在。

263 条："少阳之为病，口苦，咽干，目眩也。"邪犯少阳，枢机不利，胆火上炎，则见口苦。灼伤津液，则见咽干。足少阳之脉起于目锐眦，且肝胆互为表里，肝开窍于目，胆热内郁，火热循经上扰，必头目昏眩。就其性质而言，少阳病仍属于热证、实证之范畴，反映了邪犯少阳，枢机不利，胆火上炎，灼伤津液的本质，相对太阳病而言，其病位在里，热邪初化，但未至阳明病燥热程度，故其治疗，既不可单纯发汗，又不可重剂清下，更不能补之，只宜和解。由于少阳病有邪热初化实的一面，同时又有"血弱气尽"正气不足的一面，其进一步发展，既可化热而入阳明，又可正气不支而入三阴，故在《伤寒论》中只出了一张小柴胡汤方（该方既有柴胡、黄芩等清热之品，又有人参、炙甘草理中之半，以补不足），余皆据其趋势不同，而有兼表之柴胡桂枝汤证，兼阳明之大柴胡汤证、柴胡加芒硝汤证，兼太阴之柴胡桂枝干姜汤证等。

以上三阳病，尽管病位不一，但都属实证的范畴，故以"阳"名之。

4. 太阴病

太阴病的性质属局限性中焦脾虚证，尽管其多属脾阳不足证，但亦有脾阴不足证。

273 条："太阴之为病，腹满而吐，食不下，自利益甚，时腹自痛，若下之，必胸下结硬。"关于太阴病的性质，历代争议无多，多属局限性中焦脾虚寒湿证，病变部位局限于中焦脾，故证候较少阴、厥阴轻浅，较易治愈。关于其治疗，《伤寒论》中 277 条："自利不渴者，属太阴，以其脏有寒故也，当温之，宜服四逆辈。"本条对太阴病常证的性质、特点及治疗方法作了说明。"自利不渴"为其特点，一则说明本病非热证，二则标明其与少阴下利同属里证，但轻重自是不同，因其病变局限于中焦脾，尚未波及下焦，下焦阳气气化基本正常，津液仍可上布，以此与"五六日自利而渴者，属少阴也，虚故引水自救"大不相同，少阴阳随利脱，下焦阳气已虚，津不上布，故见口渴，可见，虚寒下利渴与不渴，作为一把尺子，则标示着病情的轻重。"以其脏有寒故也"指明了太阴病的主要病机在于中焦脾虚寒湿，治"当温之"，即温中散寒，健脾除湿，方"宜服四逆辈"，即含有附子、干姜一类方剂。为何不出具体方药？因太阴病之脾虚寒湿证，其湿邪内阻，变化多端，既可呕吐，又可出现下利，更可浸渍肝胆而为发黄，外溢肌肤而为水肿等，实非一方所能尽治，在"宜服四逆辈"的前提下，呕吐者配以止呕、下利者佐以止利、发黄者伍以退黄、水肿者兼以利水等，如此则既有针对性，又有灵活性，示人以活法活方，更能切合临床实际。

有关太阴病的性质，尽管其多属脾阳不足证，但亦有脾阴不足证，这是值得我们重视的。279条："本太阳病，医反下之，因而腹满时痛者，属太阴也，桂枝加芍药汤主之；大实痛者，桂枝加大黄汤主之。"对于本条的性质，历来争议较多，直至今日仍无定论。其实，本条实质乃是太阴脾阴不足证。本条主症"腹满时痛"，首先定位定经诊断，属中焦病变，若非阳明，即为太阴。观本证一无潮热，又无谵语，更无口渴、舌红少津等实热之象，非阳明病，排除了阳明，故曰"属太阴也"。然本证与太阴阳虚寒湿证相较，既无下利，又无呕吐等寒象，非是脾阳不足证可知。究其性质，脾主大腹，脾阴不足，脾络挛急，则见腹痛。脾机不转，气机不畅，则见"腹满时痛"，治当滋脾阴，和中焦，通脾机，舒脾络。方以姜枣和脾胃，以六两芍药合甘草，酸甘化阴，以滋脾阴，通脾络，缓脾急。用桂枝辛而走窜，通脾络，通脾机，促脾运转，助脾布阴。若大实痛者，脾络瘀滞较重，脾机滞而不通，故加大黄二两，意在加强化瘀滞、通利脾机作用，待脾阴一复，脾络一和，脾机一转，腹满时痛自止。但因脾阴不足证毕竟为虚证，若见有中焦脾胃平素不足者，宜减量投予，故280条接着说："太阴为病，脉弱，其人续自便利，设当行芍药大黄者，宜减之，以其人胃气弱，易动故也。"

5. 少阴病

少阴病的提纲是寒化、热化的共同提纲，少阴病多属里虚证，但亦有实证。

281条："少阴之为病，脉微、细，但欲寐也。"文中指出："少阴病，即表阴证。这是对照太阳病说的，即若证在表，而脉微细，其人但欲寐，即可确断为少阴病。少阴与太阳均属表证，但病性却一阴一阳相反，少阴治宜汗解与太阳同……"直指少阴为表证，治用汗法，恐怕其对读者"误导"作用要远远大于"成无己以《内经》注《伤寒杂病论》"。若以麻黄附子细辛汤、麻黄附子甘草汤主治"少阴病，始得之"，"少阴病，得之二三日"，即曰少阴病为表证，当以汗法，那么，276条"太阴病，脉浮者，可发汗，宜桂枝汤"将如何作解？岂不是太阴病也是"表阴证"？其实，二者都是表里同病，其真正的"表证"是太阳病，而非是少阴病和太阴病。《伤寒论》中对此说得明白无误，285条："少阴病，脉细沉数，病为在里，不可发汗。"286条："少阴病，脉微，不可发汗，亡阳故也。"少阴病，是"病为在里"的里虚证，病至少阴，病情较重，尤其是少阴寒化，常常性命攸关，《伤寒论》中列举了少阴死证数条，示人不可大意。故无论热化、寒化，皆"不可发汗"，否则，将有热化亡阴，寒化"亡阳故也"。

对于少阴病的提纲证，历代有不同的认识，有认为系热化提纲者，有认为系寒化提纲者，即使今日之多版教材，亦不统一，多以前者为主，即使间有指出为寒化热化共同提纲者，亦有确切理由。其实，关键的问题是断句有误，以往多是"脉微细"齐看，历版教材亦多是此断，这就难怪理解上出现偏差。先看症状表现"但欲寐"即似睡非睡，似醒非醒，精神萎靡不振的困顿状态，系神昏前期阶段。此表现寒化、热化均可见到，寒化证阳气衰微，多有神昏，热化证严重失眠，精神不振，亦是神情恍惚之状。再看脉象，应为"脉微、细"，从中断句，微为极细极软，按之若有若无，多主阳气衰微。细为如丝如线，多主阴血不足。否则微脉当包括细脉，此条就成了无头公案。如此一断，就可明了。若脉微而见但欲寐，则是寒化证的初期表现，脉细而见但欲寐，则是热化证。辨出少阴病，已经明确其性质属虚，治当用补，据其寒化阳虚而当用温补，热化阴虚当用清补，但仍难以确切选方用药，需进一步辨证。

由于少阴内系心肾水火之脏，少阴病也常随体而化，寒化者，多是阳气不足，甚或衰微，阴寒内盛，治当扶阳散寒，因其病机不同，故又有回阳救逆之四逆汤证，破阴回阳、交通内外的通脉四逆汤证，破阴回阳、交通上下的白通汤证，温阳利水的真武汤证，温阳除湿止痛的附子汤证等；热化证多是肾水亏于下，心火亢于上，因其小有差异，又有滋水泻火之黄连阿胶汤证，滋阴利水清热之猪苓汤证等。至于三急下证，乃是燥屎内结，真阴欲竭证，故以大承气汤急下以存阴；麻黄附子细辛汤、麻黄附子甘草汤证，乃是地道的太少两感，即素体少阴阳气不足，复感了风寒而致，故外解太阳，内温少阴，属表里同治法。

值得提出的是少阴病"脉微、细，但欲寐也"。无论寒化热化，都是虚证，以"补"为大法，汗、吐、下攻邪诸法当属禁例。但少阴病亦有"实"的一面，在病变的过程中，当邪实成为矛盾的主要方面，不迅速解决，将关系着治疗成败、危及患者生命时，攻邪就为必然，甚则不惜猛攻。如少阴三急下证，虽属真实真虚之证，既有少阴真阴欲绝，又有阳明燥屎内结，而阳明燥屎内结不除，耗阴伤液最速，必将竭尽西江之水，故治疗需当机立断，"急下之，宜大承气汤"。这是值得注意的，临证当需灵活变通。

6. 厥阴病

厥阴病为两阴交尽，具有阴尽阳生、极而复返的特点，就其病变而言，当属诸病极期，既有极寒、亦有极热，更有寒极生热、热极生寒之虚实寒热并见证。同时厥阴寒证中，又有肝阳虚寒凝证。

326 条："厥阴之为病，消渴，气上撞心，心中疼热，饥而不欲食，食则吐蛔，下之利不止。"厥阴病篇系《伤寒论》中争议最多的一篇，阴病的性质，也是历代医家争议的焦点之一，自陆渊雷氏提出"伤寒厥阴篇竟是千古疑案"，认为"是杂凑成篇"，"少阴、太阴之外更无厥阴"。自此以降，否定厥阴之说甚为盛行，上世纪 80 年代，全国展开了厥阴病大讨论，但无果而终，至今仍有诸多持否定态度者。笔者认为，厥阴为两阴交尽，具有阴尽阳生、极而复返的特点。厥阴病期为极期，综合厥阴病的内容，邪入厥阴，从寒而化，则有寒证、极寒证，如当归四逆汤证、当归四逆加吴茱萸生姜汤证、通脉四逆汤证等，从热而化，则有极热证，如热厥证、白头翁证等。病至厥阴，物极必反，寒极生热，热极生寒，故上热下寒，寒热错杂为其特征，提纲证所述之消渴，气上撞心，心中疼热，饥而不欲食，食则吐蛔，正是厥阴病寒热错杂特征的具体体现，正如《诸病源候论》所说："阴阳各趋其极，阳并于上则热，阴并于下则寒。"据其病机差异，又有乌梅丸证、干姜黄芩黄连人参汤证、麻黄升麻汤证等。病至厥阴，正邪相争，阴阳消长，阴盛则厥，阳盛则热，故厥阴病篇有厥热胜复之辨诸条等。

其中，值得关注的是，厥阴病中之肝阳虚生寒证。因厥阴属肝，病入厥阴不可能不影响到肝，致肝脏受邪，肝功异常。谈及肝病，多言阴虚而不及阳虚，实则病入厥阴，正是肝阳虚亏之证，阳虚生寒，造成独特的厥阴肝阳虚证。长期以来，学者囿于"东方之木，无虚不可补，补肾即为补肝"之说。尤于阳虚之证，更是如此，将肾阳虚与肝阳虚等同起来，不分青红皂白，一概视之。如《伤寒论》351条"手足厥寒，脉细欲绝者，当归四逆汤主之"，值得注意的是，本条"脉细欲绝"与少阴病"脉微欲绝"虽一字之差，但相去甚远，肝主藏血和调节血量，今肝阳不足，肝血亏乏，肝血亏而阳虚，不充脉道，不能推动既亏之血液运行，故见脉细欲绝。而少阴病阴盛阳衰，阳气衰微，故可见"脉微欲绝"；少阴寒化，阳衰阴盛，阳已达"衰"，肾阳为一身阳气之根本，四肢又为阳气交接之所，阳气一衰，无能温煦，故见"四肢逆冷"，甚则手冷过肘，足冷过膝；而肝阳虚之证，只是阳虚不能疏泄温煦四末，与故见"手足厥寒"的程度远远较轻。从治法而论，两者更是相去甚远，临床切不可混为一谈。

如上所述，《伤寒论》的六经辨证是一个辨病、辨脉、辨证、论治一线贯穿有机体系，它论述了疾病的共性，奠定了中医临床基石，故广泛适用于内、外、妇、儿诸科。限于篇幅，不再一一展开。

三、《伤寒论》六经辨证的适用范围

关于六经辨证的适用范围，有医家认为，"其仅适用于外感病"，并随着清代温病学的兴起，总结出卫气营血辨证及三焦辨证为温热性质外感病的辨治纲领之后，六经辨证又由广义伤寒降为只适用于风寒性质的外感病了，目前，此种看法较为普遍，如《中医诊断学》即曰："属风寒者，用六经辨证方法，属温热者，可选用卫气营血及三焦辨证方法。"可谓积习难改。

其实，六经辨证方法适应面较广，早在清代就已有人提出，如清代医学大家柯琴即曰："仲景之六经，为百病立法，不专为伤寒一科，伤寒杂病，治无二理，咸归六经节制。六经各有伤寒，非伤寒中独有六经也。治伤寒者，但拘伤寒，不究其中有杂病之理；治杂病者，以《伤寒论》为无关于杂病而置之不问，将参赞化育之书，悉归狐惑之域，愚甚为斯道忧之。"另一位大家俞根初亦曰："以六经钤百病，为确定之总诀。"这里的"百病"，是指各种不同的疾病，言其众多，甚者有称其为"万病"者。疾

病尽管众多，临证表现各异，但皆是人体对各种刺激的反应。

回顾数千年来医学发展的历史，疾病谱尽管发生了重大的变化，各种致病因子不断消失或不断涌现，但人类作为一个有机的整体，其对致病因子的反应没有发生重大变化，总是遵循着一定的规律，使人有章可循，中医辨治疾病，原本就重视机体的反应，对于具体的病因，亦是通过审察机体反应后而得出的，正如钱天来所说："受本难知，发则可辨，因发知受"，正是根据其"发"（临证所表现的各种症状和体征），推测其"受"（即病因），然后辨为某病、某证，从而进行论治的，此亦正是中医历数千年而不衰，且行之有效的根本所在。因此，尽管各种疾病病因不同，临床表现不一，但就其内在的病理变化而言，必有一定的规律，而六经辨证正是对内在病变共性的高度概括，所以，六经病既不是独立的病种，也不是百病之外的疾病，正如清代大家何秀山所言："病变无常，不出六经之外，《伤寒论》之六经，乃百病之六经，非伤寒所独也。"俞东扶亦曰："仲景之六经，百病不出其范围。"事实也的确如此，且无论叶天士善用六经分析病机与决定治法、当代已故名医蒲辅周、岳美中等每以六经起沉疴，更有范中林之治内科、陈达夫教授辨治眼科疾患、李树勋之治儿科及王友章之治妇科等，皆运用六经辨证方法取得了满意效果，诚是对此说之有力注解。这是因为一方面重视理论联系实际，反复观察人体在感受病邪之后，经络、脏腑、气血营卫发生病理变化表现于临床的各种病证，巧妙地以八纲归纳证候，分析病情，并将病因学说、八法论治和方药等有机地结合起来，成为理法方药一线贯联的辨证论治纲领体系。

另一方面是仲景博采众长，加之他自己丰富的临床经验，为我们保存和提供了 112 个有效的经方，实事求是地介绍了使用方法。经过一千多年来医界的研习和实践检验，证明其理法方药确实是靠得住的。多年来，我国医界在大量的临床实践中运用《伤寒论》的理法方药取得了显著成效。日本等国外医界对《伤寒论》的研究和经方的运用也很重视，常有临床和实验报道。诸如运用小青龙汤和麻杏石甘汤治疗支气管炎、肺炎、咳喘、百日咳及鼻炎等；柴胡桂枝汤及柴胡加龙骨牡蛎汤治疗癫痫；当归四逆汤加味治疗血栓闭塞性脉管炎、冻疮、雷诺病及痛经；十枣汤治疗渗出性胸膜炎；以白虎汤为主治疗乙脑；大柴胡汤、大陷胸汤治疗急腹症；真武汤治疗心性水肿及慢性肾炎；四逆加人参汤抢救休克等。成都中医学院（现更名为成都中医药大学）陈达夫著《中医眼科六经法要》，运用六经辨证及经方化裁治疗眼科疾病，可说是对《伤寒论》六经辨证论治的一个发展。笔者将《伤寒论》的六经辨证，用于肾脏疾病的治疗，取得了良好疗效，详见拙著《肾脏病六经辨治》（中国中医药出版社，2006年11月版）。由此可见《伤寒论》的理法方药可以应用于临床各科，绝非仅适用于外感疾病，故称其为我国医学临床治疗学的奠基巨著，是当之无愧的。

《伤寒论》之六经辨证是辨病、辨证、辨症论治相结合的有机体系，其目的首先是辨病之所在，简言之，即辨"病所"，此为《伤寒论》的最大特点也是最大优点，正如章炳麟在《伤寒论今释》序中所说："疗病者以病所为依据者也，得其病所则治不至于逆，随其所在而导之可也。"朱肱亦指出："治伤寒先须识经络，不识经络，触途冥行，不知邪气之所在，往往病在太阳，反攻少阴，证是厥阴，乃和少阳，寒邪未除，真气受毙。"此说虽然仅就寒邪立论，而且局限于经络，不够全面，但从"邪气之所在"一语，不仅突出了六经辨证的价值与意义，而且肯定了六经辨证的物质性，则是完全正确的。事实也正是如此，无论外感内伤，或哪一科哪一种疾病，只要出现某经主症，就可确诊为某经病，而随经出治，即可获得预期疗效。如病在太阳者，以汗为主，阳明者施以清、下，少阳者和解，太阴者温脾散寒除湿，少阴者依其寒化热化之异，分别治以温阳、清滋，厥阴者，当寒热并用等，莫不随手取效。

《伤寒论》六经辨证的第二个目的是在于辨清疾病的性质，即辨"病性"，对此，须知六经辨证与八纲辨证的关系，尽管今日普遍认为二者有本质的区别，属于两种不同的辨证体系，与《伤寒论》无关，包括《伤寒论》之各版教材都对此进行了专篇讨论，试图将二者联系起来，以说明六经寓于八纲之内，其说果是否？其实，《伤寒论》虽然没有明确提出"八纲"名称，而八纲辨证的具体运用实始于《伤寒论》之六经辨证，且较其更为具体。此观点应予以明确，但因限于篇幅，不作详细论述。只取历代医家之论，以说明之，如程郊倩指出："《伤寒论》乃医门之轨范，其中教人如何辨阴阳表里，如何察寒热虚实。"日医丹波元简亦认为："要之《伤寒论》一部，全是性命之书，其所关系大矣，故读此书，涤尽胸中成见，宜于阴阳表里虚实寒热之分，发汗吐下攻补和温之别"，此说虽已道出八纲之实，但未将阴阳表里虚实寒热八者联系起来。明确提出"八"者，当是明·陶节庵，其在《伤寒全生集》中说："夫伤寒三百九十七法，无出于表里虚实，阴阳冷热八者而已，若能明此八者，则三百九十七法，可得一定之胸中也。"其后，徐春甫又加上"纲领"二字，以示其重要，他在《古今医统》中说："表里虚实阴阳寒热八字，为伤寒之纲领也。"约而言之，即为"八纲"，当是八纲名称的来源，此说确有真知灼见。

陈亦人教授亦曰："八纲确实是《伤寒论》内容之一……要知六经概括了病所，八纲概括了病性，都属于共性而各有侧重，临床辨证缺一不可，相辅相成，共同构成《伤寒论》体系，而为各种辨证的基础。……实践证明，既辨病所，又辨病性，是临床辨证的两个重要环节，必须紧密联系，综合运用。""总之，《伤寒论》的辨证内容极为丰富，既有辨'病所'与'病性'的共性辨证，又蕴含着各种个性辨证精神，是辨证理论的基础，对临床各科都有指导意义。"

如上可知，《伤寒论》之六经辨证，可广泛适用于临床各科。不仅六经辨证可适用于"百病"，而《伤寒论》之经方亦可用于治疗诸多病变，如当代医学大家李培生先生亦曰："读《伤寒论》，必须认识到伤寒方不仅可治伤寒（广义），而且，可治某些杂病并广泛涉及内外妇儿各科范围。苟能深明此理，通达要妙，将伤寒方广泛运用于临床之中，做到理论与实践统一，自能处理裕如，应变无穷。"业师陈亦人教授更是明确提出："从大量的病例来看，该书的重点是讨论疑难病辨治方法的。因为它不是空洞的说理，不是机械的教条，而是叙议结合，缘事明理，既包含兼容思维，又寓有应变思维，因而极富启发性和说服力。不仅能指导常见病、多发病的辨治，而且能指导大量疑难病的辨治。因此，与其说《伤寒论》是外感病专著，不如说是疑难病专著更符合实际一些。"故指认《伤寒论》是疑难病专著。

四、《伤寒论》学用方法

《伤寒论》成书于一千八百余年前，文词古奥，不易理解，学用更难，医学同道深有同感。笔者世居南阳，为仲景故里之人，深习当地民俗，又研读《伤寒论》三十余年，业师南京中医药大学陈亦人教授、陕西中医学院杜雨茂教授，均为当代伤寒大家，对《伤寒论》研究造诣甚深，耳濡目染，已小有心得。笔者总结业师经验及自己研读体会，认为学用《伤寒论》之法，首应在"举纲、深究、致用、推广"八字上下工夫，浅论如下，以飨同道。

(一) 举纲

所谓"举纲"，就是要提纲挈领，抓住六经辨证的精髓，才能收事半功倍之效。六经辨证是指导多种疾病辨证论治的纲领，是《伤寒论》的理论核心，故欲研究《伤寒论》，首须弄清《伤寒论》六经本义。

关于《伤寒论》六经的实质问题，历代医家由于从不同角度或侧面进行研究，故提出了经络说、六经分证说、气化说、经界划域辖病说、阴阳说、六经层次说、阶段说、三焦说、证候群说、八纲说、正邪消长说、时空说等不同的见解，可谓见仁见智。我们认为，六经辨证系医圣张仲景运用唯物论及辩证法思想，重视理论联系实际，以中医整体观为前提，阴阳学说为核心，动态地分析多种疾病的发病过程，脏腑经络营卫气血及其气化功能所发生的生理病理变化，纵观全部病情表现，审证求因，据正气的强弱和邪气的盛衰定虚实，察邪留着的部位辨表里，审病邪与病情的属性分寒热，视病势的进退以测预后之好坏，进而确定治法、选方用药，形成理、法、方、药一线贯穿的辨证论治纲领体系，使后学在临证时对于复杂多变的常见疾病及疑难病有规可循，并为温病学的三焦、卫气营血等辨证施治纲领的建立开了先河。

同时《伤寒论》根据六经病证总的病情、病机——阴阳、表里、寒热、虚实，提出汗、吐、下、和、清、温、消、补八法论治，113方及针灸、外治法等均统辖八法之内。在临证时主张要透过脉、证、舌等具体表现，审证求因，分析和探讨病证的本质，然后针对病情进行治疗，处处体现了同病异治、异病同治和治随证转的辨证论治特点，如太阳主表，但太阳在表之病邪循经入侵于太阳之腑——膀胱和小肠，则又形成太阳病之腑证，治疗就不相同。即使太阳表证，又因病因有异，临床表现有别，从而又分为太阳中风、伤寒和温病。其治法同为解表，但针对各自的特殊性而有解肌和营、开表逐邪及禁用辛温之别等，就其实质而言，六经辨证所揭示的正是机体在遭受了各种有害因子后所反映出的不同共性表现及其治疗方法，其适用于一切疾病的防治，此亦正是数千年来人类的疾病谱发生了重大变化，而六经辨证仍在当今临床行之有效的真正原因，无怪乎古代医家发出"六经钤百病"之说和自《伤寒论》成书一千八百余年备受历代医家推崇，因此，领会了六经本义，掌握了六经辨证施治的方法，才能正确理解原文，通晓《伤寒论》之精神，方可学以致用，纲举目张。

（二）深究

所谓"深究"，即深入研究《伤寒论》之原文、宗旨，领会《伤寒论》的实质精髓，进而掌握辨病与辨证、辨症相结合的临证方法，并融会贯通，形成中医传统的思维定势。欲深究之，必先掌握方法，综而言之，应注意以下几点：

1. 要学好古代汉语，为正确理解原文打好基础，即"必先利其器"之意

《伤寒论》成书于一千八百多年前之汉代，屡经沧桑，文字、文法、词汇术语诸方面都发生了很大变化，已非今比，如不了解古汉语之特点，难免误解。

文字方面，如"清血"之"清"，若不知通"圊"，乃古之厕所，名词用为动词，"清血"即为便血，则茫然不知何指。又如"欲"字，在《伤寒论》中共有四种含义：①作"想"字用，如 11 条中之"反欲得衣者"；②作"已经"解，如 213 条之"此外欲解，可攻里也"，其"外欲解"即指太阳证已经解除；③作"将要"释，如 65 条"欲作奔豚"；④为虚词，如 23 条"清便欲自可"，"欲"无义等。"熬"，文中作"炒""煅"解，与今之煎熬之意大有不同。

此外还有一些字如"鞕"通"硬"，"内"通"纳"，"蚘"通"蛔"，"差"通"愈"等，很多字皆与今有别，不可随文敷衍。

文词、术语方面，意思也已发生了重大变化，很多有特定含义的今已不用，如"客气"，在文中指代病因病机时泛指病邪，与人体正气相对而言，见条文之"客气动膈"及"客气上逆"等。"无阳"在论中既可作"阳气虚弱"解，如 27 条"此无阳也，不可发汗"，又可作"表证解除"解，如 158 条"阴阳气并竭，无阳则阴独"。"下利"在论中包含腹泻和痢疾两种含义。"胃中"在部分条文作"肠中"解，如"胃中有燥屎五六枚也"。"心下"亦有两种含义，即指胃脘部，如"心下痞，按之濡，其关上脉浮者，大黄黄连泻心汤主之"。又指心胸部位，如"发汗过多，其人叉手自冒心，心下悸，欲得按者，桂枝甘草汤主之"。"晬时"指一对时，即 24 小时。"日晡所"即午后傍晚等，皆应弄清，始明文意。

文法方面，亦与今有别，《伤寒论》常用文法概有倒叙法，亦称兜转法，如 27 条"太阳病……此无阳也，不可发汗，宜桂枝二越婢一汤"即

是，末尾方药应接此条之"热多寒少"下，其意始通等。省文法，即相关联的条文详略互见，必须相互合参，如第 1 条"太阳之为病，脉浮、头项强痛而恶寒"，首揭太阳经证之脉为浮，那么，第 2 条言中风脉缓，第 3 条言伤寒脉紧，皆承前而略浮等。插叙法，即于主要问题过程中，插入一段有关的其他问题，如 108 条"伤寒十三日过经谵语者，以有热也，当以汤下之，若小便利者，大便当硬，而反下利，脉调和者，知医以丸药下之，非其治也。若自下痢者，脉当微厥，今反和者，此为内实也，调胃承气汤主之"。其"若自下痢者，脉当微厥"，为插叙虚寒性下利的特点，以便和实热下利作鉴别等。

2. 要结合《内经》《难经》《金匮》进行探讨，使之融会贯通

《伤寒论》之理论根源于《内经》《难经》，它不仅继承了其医学成就，而且又对其进行了发展，可以说是一脉相承的。如《伤寒论》之六经，源于《素问》，且又高于《素问》。《素问》之六经，只谈了热、实二证，且在传经问题上，固守日传一经，固定不移之机械模式，在治法上，仅提出了汗泄二法，而《伤寒论》之六经，又论述了虚证、寒证，以临床实际为据，不拘日期定传经，在治法上八法俱全，体现出辨证论治等。《金匮》与《伤寒论》原为一书，因此二者更是有着千丝万缕的联系，有的方证，详于《金匮》而略于《伤寒论》，故在学习之时，更应二者互参，以印证原文，达到全面理解的目的。

3. 灵活学习，不可死煞句下

《伤寒论》叙证简略，往往详于此而略于彼，全文言简意赅，惜墨如金，较少虚浮辞藻，故在学习之时，既要字斟句酌，探讨每一字句的涵义，又要隔反、领会包含于字里行间深一层的意思，即所谓"无字处读伤寒"，始可成竹在胸。学习还要不局限于文字表面，应深入理解其精神实质，问题在于如何深入，由于着眼点不同，就有两种不同的结果，如"伤寒发汗已解，半日许复烦，脉浮数者，可更发汗，宜桂枝汤"。如果仅去探讨复烦的原因是余邪未净，或是重感新邪，虽然也有必要，但纠缠这一点去深入，就成为钻牛角尖，对辨证施治无助，需要深入探讨的是烦而脉浮数，是否能使用桂枝汤。一般而言，烦而脉浮数，多属风热表证，治用桂枝汤岂不是抱薪救火？

《伤寒例》早有"桂枝下咽，阳盛则毙"之说，关于此类条文，不深入理解，只是囫囵吞枣，即使将条文背得滚瓜烂熟，也毫无用处，如依样

画葫芦，对号入座，必然铸成大错，对本条的理解，一是要联系有关条文，如54条"病人脏无他病"，那么，本证必须是脏无他病，才能排除烦而脉浮数证非风热，确属风寒，加之病史病证的考查，然后决定使用桂枝汤。否则，桂枝汤绝对禁用，怎样才是脏无他病？除里和无病之外，舌淡口和，是不难推知的。他如"少阴病，得之二三日，口燥咽干者，急下之，宜大承气汤"，若仅依原文"口燥咽干"为使用大承气的指征，恐难成立，非是急下，贸然用之，祸不旋踵。以方测证，是证当有痞满燥实坚的临床指征，方可投药。再如"伤寒，脉滑而厥者，里有热，白虎汤主之"。这里"脉滑"和"里有热"五字是辨证的关键所在，点出了本条厥逆证属热邪内郁，阻碍阳气不得外达而致，故用白虎汤直清里热为主，而口渴、舌红苔黄口鼻气热等里热证也就意在上五字之中了。

4. 参考注本，择善而从

《伤寒论》问世以来，自金·成无己注解开始，注释阐发者多如繁星，其著述更是汗牛充栋。据不完全统计，截止1986年，《伤寒论》之注本已达541家，同一问题，仁者见仁，智者见智，对深入探讨《伤寒论》之学术思想，颇有益助，因此，在充分独立思考的基础上，参看各家之注，无疑是提高的一种好方法。但这些著作，不可能全部习颂阅览，应先参阅其中较有影响的名著，逐渐达到博览。对于各注家的意见应择其善者而从之，不过，此"择善"亦非易事，有时须反复琢磨，并联系临床实际去分析认识，才能逐步达到分辨注家意见的"善"与"谬"。现将主要类型书籍介绍如下：

（1）依据原著编次加注

成无己《注解伤寒论》，陈修园《伤寒论浅注》，北京中医研究院之《伤寒论语译》，成都中医学院主编《伤寒论讲义》第二版。

（2）对原著重新编次注解

方中行《伤寒论条辨》，喻嘉言《尚论篇》。

（3）按方类证加注

柯韵伯《伤寒来苏集》，徐灵胎《伤寒类方》，左季云《伤寒论类方汇参》。

（4）据法分类加注

尤在泾《伤寒贯珠集》，钱潢《伤寒溯源集》。

（5）按六经类证加注

沈目南《伤寒六经辨证治法》。

（6）侧重于运气学说解释原文

张隐庵《伤寒论集注》。

（7）集各家注解意见对原文加以集注

《医宗金鉴》的《伤寒论注》，黄竹斋的《伤寒论集注》，日本丹波元简《伤寒论辑义》，陈亦人《伤寒译释》。

（8）医案类

《名医类案》和《续名医类案》的伤寒部分，许叔微《伤寒九十论》，曹颖甫、姜佐景《经方实验录》。

（9）对原著内容阐发增补

朱肱《南阳活人书》，郭雍《伤寒补亡论》。

其次，近代杂志上发表的一些有关《伤寒论》问题的专题探讨和体会文章，内容丰富多彩，可适当地参阅。

5. 了解特点，掌握方法

欲要学好《伤寒论》，首应掌握其有别于其他医籍的特色，陈亦人老师认为，《伤寒论》有五大特色：

一是"杂"，《伤寒论》中，多数条文系外感夹杂杂病，仅从太阳病的178 条原文来看，除伤寒、中风、温病等外，其余都是内外夹杂之病，如"证象阳旦"条为伤寒夹杂阴阳两虚证，小青龙汤证为外感夹杂寒饮证等，诸病不仅内外夹杂，而且多寒热夹杂和虚实夹杂，《伤寒论》中很多寒热同用、攻补兼施的方剂，都是针对这些复杂病情而创制的，只要用之得当，皆有很高疗效即是明证。

二是"变"，《伤寒论》中言变多而言常少，举变达常是其主要方法，绝大多数是探讨非典型的、证情疑似的、病势不定的复杂证候，意在通过这些复杂的、非典型的、证情疑似的病情讨论，揭示辨治的规律和方法。

三是"活"，辨证强调具体分析，通过许多实例的分析，突出辨证思维活法，极少固定证型。论治要求根据病机，采用相应治法。《伤寒论》中之"观其脉证，知犯何逆，随证治之"，"以法治之"，绝无刻板呆法。至于方药运用，贵在掌握配伍规律，必须随证化裁，充分体现一个"活"字。

四是"严"，《伤寒论》中的文字极为严谨，在辨证方面，绝无游移假借、模棱两可，而是精微处见精神，如少阴病中有两条同样的烦躁、四逆、吐利诸症，却一属不治的死候，一为治以吴茱萸汤，若不仔细观察，很难作出确诊，原来仅是"烦"与"燥"轻重的不同，正如尤在泾所说："彼以阴极而阳欲绝，此为阴盛而阳来争，病证虽同，而辨之争与绝之间，盖亦微矣。"《伤寒论》虽仅有113方，由于示人以配伍规律，只要能够掌握这些方药配伍规律，就能做到随证化裁变化，收到无穷的妙用。

五是"简"，正由于其文字严谨，绝少繁词冗句，常有仅举一脉或一证，就出主治方药，旨在突出重点，或举主略次，或举变略常，或举证略脉，或举脉略证，所举即是辨证的眼目和根据，故无须繁引而自知。因而，六经病篇连同霍乱、劳复病篇共398条条文，只有13404字，这是其他任何医籍都难以比拟的。

明白了《伤寒论》的主要特点，在学习时就应掌握适当的方法，要而言之，首先要着重一个"辨"字：《伤寒论》辨证理论的最大优点，是示人具体分析的辨证活法，即"观其脉证，知犯何逆，随证治之"，不仅示人以常，尤其示人以变，这种具体分析的方法，充满在全书的内容中，因此在学习之时，要注意辨证，如"发汗，若下之，病仍不解，烦躁者，茯苓四逆汤主之"。其中"烦躁"固然是主症，然而，仅据烦躁这一症状，怎么能用茯苓四逆汤？此是略去了其他脉证，此时，只要与61条"下之后，复发汗，昼日烦躁不得眠，夜而安静，不呕不渴，无表证，脉沉微，身无大热者，干姜附子汤主之"相联系，则不难看出，本证也必须有干姜附子汤的脉证，只是烦躁的程度严重，非干姜附子汤所能胜任，故需用回阳益阴安神的茯苓四逆汤。

再如，有许多长的条文，夹叙夹议，头绪纷繁，似乎缺乏要领，实际上正是通过这些复杂病情的讨论，揭示具体分析的辨证方法，因而，尤富指导意义。如23条太阳病，得之八九日，如疟状，发热恶寒，一日二三度发。"如疟状"就是辨证要点，意在与疟疾发作相鉴别，因发热恶寒间歇发作，与疟疾相似，但是疟疾的发作有定时，一日一发，或间日一发，而本证却是一日二三度发，自不可误诊为疟疾。然而为什么会如疟状？其机理又有许多不同，不可一概而论，必须具体分析。所以，条文接着举出三种情况：其一是病程较长，正气不足，邪亦不甚，正气仍能数与邪争，所以恶寒发热，一日二三度发。热多寒少，标示着正能胜邪，不呕，清便欲自可，标示着里和无热，那么，就更可肯定热多是正复而非热盛。再结合脉象微缓，微为邪衰，缓为正复，脉证合参，从而断定为欲愈之候。其二，虽是如症状，一日二三度发，但不是热多寒少，而恶寒明显，则应属于正虚，绝不可误作欲愈之候，而是阴阳俱虚，当以扶正，汗吐下等攻邪方法严格禁用，所以郑重提出"不可更发汗更下更吐也"。其三是面有热色，根据一日二三度发，不呕，清便欲自可等证，可以肯定不是阴盛格阳证，而是表气怫郁所致，但是，如果是表郁，必然还兼有无汗身痒等证，这表明有目的的问诊十分重要。为何会出现面红身痒？"以其不能得小汗出"，就是具体说明。本证既不同于欲愈候，又不同于阴阳俱虚，所以治用调和营卫、轻微发汗的桂枝麻黄各半汤。再则，即使一个症状，也必须具体分析，例如小便清利，既可据以辨表里疑似证（56条"伤寒，不大便六七日，头痛有热者，与承气汤；其小便清者，知不在里，仍在表也，当须发汗，宜桂枝汤"。），又可据以辨寒热疑似证（282条："少阴病，欲吐不吐，心烦，但欲寐，五六日自利而渴者，属少阴也，虚故引水自救，若小便色白者，少阴病形悉具，小便白者，以下焦虚有寒，不能制水，故令色白也。"），还可据以判断热厥证里热的程度（339条："伤寒热少厥微，指头寒，嘿嘿不欲食，烦躁，数日小便利，色白者，此热除也；欲得食，其病为愈。若厥而呕，胸胁烦满者，其后必便血。"）等，这表明，同样一个症状，在不同的情况下，可起着不同的辨证作用与作出不同的诊断结论，充分体现了具体分析的辨证精神。

程郊倩曾提出："《伤寒论》乃医门之规范，其中教人如何辨阴阳表里，如何察寒热虚实。"教人"如何辨"乃是《伤寒论》最有价值的精髓，因此，学习《伤寒论》必须着重在如何辨方面下工夫，从而提高辨证论治的水平。其次，要善用一个"比"字：比者，较也，也就是类比的方法。因《伤寒论》的条文十分简略，假使孤立地看待，教条式地诵读，是没有多大意义的，必须纵横联系，前后互参，全面地综合比较，才能深入理解，掌握要领，简言之即"同中求异"。例如，同是发热，就六经来辨，有属太阳，有属少阳，有属阳明，有属少阴，有属厥阴，就八纲来辨，又有阴阳表里虚实寒热之不同。其他的症状也有六经之分，八纲之别，只有通过比较，才能抓着各自的特点，作出明确诊断。再如，同是攻下剂，有大承气汤、小承气汤、调胃承气汤、麻子仁丸、桃核承气汤、大柴胡汤、柴胡加芒硝汤、大陷胸汤等，所主各别，也只有通过比较，才能明确每个方剂的特点，才能正确掌握运用。善于类比，绝不限于以上的两个方面，凡是内容相近似之处，都可进行相互比较，通过比较，不仅有助于加深理解，有利于掌握要领，而且会有新的发现和新的收获。

6. 知其优缺，批判继承

《伤寒论》由于历史条件的限制，是书也存在有少数不足之处，我们应该有所认识，对于不正确的论述，应批判地继承，不能兼收并蓄。这主要体现在其受尊经崇古思想的影响，如六经的排列次序上，仍未摆脱《素问·热论》的影响等，受先秦学术思想的弊病——臆测性的影响，如"发于阴六日愈，发于阳七日愈"等，将暂时不能解释的临床现象，亦勉强解释，其机理认为"阳数七，阴数六故也"，很显牵强。又因《伤寒论》成书不久，即因战乱而散失，从几隐几现，辗转传抄，舛错脱漏难免，应根据临床实际，以实事求是的态度去整顿原文，才能弘扬和发展仲景学说。如181条"伤寒，脉浮滑，此表有热，里有寒，白虎汤主之"之"里有寒"显为错误，再如甘草汤方中漏脱人参，如此等，习颂时应明辨之。

（三）致用

所谓"致用"即学伤寒用伤寒，以《伤寒论》之理法方药指导临床，解决疑难，对此，在对全论深入学习，系统掌握的基础上，可以从以下几个方面着手：

1. 应用范围

在《伤寒论》的适用范围的认识上，首先应破除偏见，正确认识。学习《伤寒论》首先应破除"《伤寒论》为外感病专著"的传统偏见。《伤寒论》虽然书名"伤寒"，实际仍有许多关于杂病的内容，正如柯琴所说："自王叔和编次，伤寒杂病分为两书，于本论删去杂病，然论中杂病留而未去者尚多，是叔和有《伤寒论》之专名，终不失伤寒杂病合论之真谛也。"又说："世谓治伤寒，即能治杂病，岂知仲景杂病论即在《伤寒论》中。且伤寒又最多杂病夹杂其间，故伤寒与杂病合论，则伤寒杂病之证治井然。"

再之，《伤寒论》中所确立的辨证论治体系及所揭示的理法方药规律，都富有普遍意义，决非仅适用于外感，方有执明确提出："论病以辨明伤寒，非谓论伤寒之一病也。"业师陈亦人老师更是明确提出："从大量的病例来看，该书的重点是讨论疑难病辨治方法的。因为它不是空洞的说理，不是机械的教条，而是叙议结合，缘事明理，既包含兼容思维，又寓有应变思维，因而极富启发性和说服力。不仅能指导常见病、多发病的辨治，而且能指导大量疑难病的辨治。因此，与其说《伤寒论》是外感病专著，不如说是疑难病专著更符合实际一些。"故指认《伤寒论》是疑难病专著。因此，要提高学习《伤寒论》的效果，决不可将其作为单纯的外感病专著来学习，而应将其作为"辨证论治"的理论基础来学，它是诊断学、方剂学的基础，而且是临床各科治学的基础，只有如此，才能发挥《伤寒论》对临床实践的指导作用，才能真正提高《伤寒论》的学习效果。

《伤寒论》一书为我国医学重要古典著作之一。该书问世以来，自西晋以迄近代，备受中外医界的推崇和重视，其不同时期流行的版本及注释单发书计有四百余种之多，足证影响之深远。该书虽以论述多种外感疾病（广义的伤寒）的脉证并治为主线，但书中创造性地建立起来的六经辨证论治，对于临床其他各科的治疗均有重要指导意义。自晋唐以来的历代中医名家未有不精研《伤寒论》的。这是因为一方面重视理论联系实际，反复观察人体在感受病邪之后，经络、脏腑、气血营卫发生病理变化表现于临床的各种病证，巧妙地以八纲归纳证候，分析病情，并将病因学说、八法论治和方药等有机地结合起来，成为理法方药一线贯联的辨证论治纲领体系。另一方面是仲景博采众长，加之他自己丰富的临床经验，为我们保存和提供了112个有效的经方，实事求是地介绍了使用方法。经过一千多年来医界的研习和实践检验，证明其理法方药确实是靠得住的。

2. 应用方法

在对《伤寒论》深入学习、系统掌握和融会贯通的基础上，可从以下几个方面着手，将《伤寒论》的理法方药应用于临床。

（1）据证定经，分经论治

因《伤寒论》之六经，不但为伤寒立法，而为百病立法，是自临床中总结而来的，可以概括指导百病。故临床上各科疾病之病机证候与原文一致，皆可据其脉证表现分析其病属何经，从而据六经之法而治，如属太阳者汗之，属阳明者清下，属少阳者和解，属太阴者温运，属少阴者补之（寒化证温补，热化证清补），属厥阴者寒热并用等，常获良效。临床上，六经辨证的方法，不仅用于外感病，且可有效地用于内、外、妇、儿、外、五官等科疾病，起到了提纲挈领、执简驭繁的作用。

（2）病与文符，照用不疑

由于《伤寒论》是仲景从长期临床实践中总结而来的，所以论中所述各种病证大都能在临床上得到印证。有的病例从病因、病位、病机到脉证表现都甚切合原文内容；有的病因、病程与原文虽不一致，但病机证候却与原条文所述相同。在这种情况下，应该与原条文相对照，据其脉证表现分析其属于某经的某种证候，然后依据原文所提出的治法方药放胆用之，坚信勿疑，多可获预期良效。例如我们在临床中有时遇到比较典型的太阳病桂枝汤证、麻黄汤证、麻杏石甘汤证、小青龙汤证、半夏泻心汤证，阳明病的白虎汤证、三承气汤证，少阳病的小柴胡汤证，太阴病的理中汤证，少阴病的四逆汤证、黄连阿胶汤证，厥阴病的当归四逆汤证、四逆散证等。只要辨证确当，投予相应的经方，屡用屡效。

（3）病情复杂，紧抓主症

疾病在临床上的表现，往往繁简不一，差别万千，其与《伤寒论》所述各经的典型证候完全符合者有之，不完全符合者亦属不少。遇此情况，我们在诊治时应注重于抓住主症的辨别与对照，只要其主症与论中有关证候的主症相符，则可作出相应的诊断，在治疗大法上即可相同。

所谓主症即指能够反映病情病机的症状及舌脉，不仅是一个单一的症状。如《伤寒论》101 条："伤寒中风有柴胡证，但见一证便是，不必悉具"，就是针对这种情况提出的。据笔者体会，此条告诉我们在诊断少阳病时不一定要"口苦，咽干，目眩，往来寒热，胸苦满，心烦喜呕，嘿嘿不欲饮食"等完全具备，而只要有口苦、往来寒热、胸苦满、喜呕等主症之一，再加之脉弦就可用小柴胡汤施治。

通过对《伤寒论》原条文的仔细分析归纳可以发现，其他一些证候亦各有其主症，如太阳中风证的发热、汗出、恶风、脉浮缓；伤寒证的恶寒、体痛、无汗、脉浮（有力）；阳明腑证的腹满、便闭（或溏垢）、潮热、濈然汗出；少阴寒化证的脉微细，但欲寐，手足厥冷等，只要其主症已备，即可作出相应的诊治。例如笔者会诊治疗一中年妇女，在劳动中被车轧伤腹部，发生腹痛、尿血，住院经保守治疗后病情好转，血尿停止，但患者手足及胸部汗出绵绵不断，当时查腹中隐痛、脉缓，加上自汗，乃按营卫不和，给予桂枝汤 2 剂无效，再诊时询问患者大便情况，告知自外伤后至今已 4 日未解，因思《伤寒论》193 条曰："伤寒转系阳明者，其人濈然微汗出也。"又 186 条："不更衣，内实，大便难者，此名阳明病也。"此病人手足及胸部濈然汗出不断，加之大便困难，阳明主症已具备，乃改用调胃承气汤加桃仁、红花等化瘀药，服后便通、汗止，调理而愈。

（4）主症已定，照顾兼症

不过我们在辨别主症时，还应注意以下三个问题。

一是主症与副证的关系：在同一病情病机的基础上，除表现出主要脉证以外，往往还可见到一些次要症状，称为副证。如太阳中风证的鼻鸣干呕，伤寒证的呕逆和喘，少阴寒化证的心烦、欲吐不吐、口渴等。它们都是居于从属地位的症状，其或有或无均不影响对主症的辨别与施治，可不予理睬。

二是主症与兼症问题：兼症与副证不同，它是在主症的基础上夹杂有其他内在因素而出现的兼见证候，如太阳中风证兼邪入经输的"项背强几几"，少阴虚寒证但欲寐，脉沉微细，兼见发热恶寒等太阳表证等，太阳伤寒证兼见里热烦躁等，这种兼症就必须在治疗上予以兼顾，前者宜桂枝加葛根汤解肌祛风兼利经输；后者用麻黄附子细辛汤温经扶阳发汗解表，大青龙汤外散风寒，内清里热等，才能收到良好效果。我们临证时如遇到《伤寒论》中未载的兼症，亦可以此类推，选用经方，适当灵活化裁。

三是主症与成因的问题：《伤寒论》中有不少的证候都是由误治和失治而来的，但我们在临床上常遇到许多证候与《伤寒论》条文中所述的脉证特点基本一致，但其成因与条文不符，有的就根本不是外感病而属于杂病。例如桂枝加附子汤证、苓桂术甘汤证、真武汤证、五泻心汤证、麻杏石甘汤证、厚朴生姜半夏甘草人参汤证、炙甘草汤证等多是如此。遇到这种情况，不应拘于成因之相符与否，只要其主要脉证相符，即可使用相应的经方给予治疗而获效。

（四）推广

所谓"推广"即是对《伤寒论》要师其法、用其方，不可过于机械，在临床中发展、提高，只有如此，才可弘扬仲景学说。要推广《伤寒论》的理、法、方、药，应注意从以下几点入手。

1. 紧抓病机，详辨异同

《伤寒论》既重视一方多用，异病同治，又注重一证多方，同病异治，异病同治主要是证候虽不同而总的病机却一致，故治疗可以相同。例如论中的桂枝汤既可以用于太阳中风证，又可以用于卫气虚弱不能与营气谐和的自汗出证，还可以用于太阳表证误治和失治后营卫已弱而表邪未解者。这三种病证虽各有不同，但其营卫失和则是其共有的病机特点。桂枝汤具有滋阴和阳、调和营卫、解肌祛风的作用，故可以概治上述各证。又如四逆汤是少阴病温经回阳的首方，用以主治少阴寒化证，但论中又把它作为治太阴中焦虚寒的要方（见277条），两者病位不同，一属少阴心肾，一属太阴脾，但均属阳虚寒盛。四逆汤对少阴有直接作用，对太阴是通过温心肾达到扶脾土的作用，当然干姜、炙甘草亦有温中作用，所以异病同治。

后世在此启发下，从分析病机和方药效用入手，大大地扩大了《伤寒论》经方的应用范围。例如将桂枝汤应用虚疟、虚痢、虚损、荨麻疹等；四逆汤应用于胃脘寒痛、胃下垂、心功能不全、休克等。近代还把麻杏石甘汤用于治疗支气管炎、咳喘、百日咳、肺炎、副鼻窦炎、遗尿等属肺热郁迫所致者等。又如杜雨茂老师用桃核承气汤催经止孕，一中年妇女，受孕二月余，因体虚，且刚作过人流，恐再次手术身体不能胜，求治于杜老，要求中药止孕。杜老依"血瘀下焦"之病机，投予桃核承气汤加红花，两剂经至，并排出完整的组织物。我们应该根据这一理法原则，举一反三，应用《伤寒论》的经方治疗更多的病证。

同病异治是因为外在的证候虽相似，而其内在的病机不一致，所以治疗各异，《伤寒论》中这样的例证比比皆是。例如同属心下痞满之证，因其形成的病因病机有里热郁结、寒热错杂、水饮停蓄、胃虚气逆、阴寒之气凝结的不同，其相应的其他脉证有别，故其所用方药有大黄黄连泻心汤、附子泻心汤、半夏泻心汤、甘草泻心汤、生姜泻心汤、五苓散、旋覆代赭汤、桂枝人参汤之各异。其次如厥阴病的厥逆证，计有蛔厥、脏厥、血虚寒滞经脉、寒犯肝胃、阳为阴阳、热厥、冷结下焦、水饮内停、痰实致厥、亡血厥逆等十余种证型之多，治疗也各不相同。

这说明《伤寒论》的辨证论治并非简单地针对症状去治疗的对症疗法，而是非常注重透过临床表现，探求疾病内在本质去处置的治病求本之法，对于临床有很重要的指导意义。如两例大叶性肺炎病人，均经 X 光片及有关检验确诊，先给予青霉素、红霉素等抗生素治疗数天效不显，转用中药治疗。通过诊察辨证，其中一例男性病人发热、汗出、不恶寒、咳嗽、痰黏稠不利、胸痛、气短、脉细滑数，舌红苔略腐腻，属痰热阻肺，给予麻杏石甘汤合泻白散化裁；另一例女性病人，发低热、自感恶寒、背部尤甚、头昏、身困、鼻塞清涕、咳嗽、咯稀白痰，脉浮弦，舌苔白润，一派寒饮犯肺之象，毫无半点里热，故给予小青龙汤原方。两人均在十日内治愈出院。此两例病人都同属一病，但其内在病机寒热各异，大相径庭，针对病机采用不同的方药施治收到预期良效。

2. 研究中介，合用经方

疾病的发生发展是极其复杂的，《伤寒论》中首以六经分证，分述太阳、阳明、少阳、太阴、少阴、厥阴提纲，病在太阳为表，治当发汗，阳明为里热实，治当祛邪，少阳为半表半里，治当和解，太阴为局限性中焦寒湿，治当温脾散寒除湿，少阴为心肾水火之变，治当清补、温补，厥阴寒热错杂之候，治当寒热并用，井然有序，避免了金石乱投。然而，六经之中，未必单一，如太阳病属表，又有表实表虚之别，故又另立中风伤寒，分别治以桂枝汤、麻黄汤，阳明又有经证腑证之异，故又另立白虎汤证、承气汤证、麻子仁丸证等，使人遇之，即可依病、证之属，迅速作出决断。

然而，疾病的发生发展，常常又是一个纵横交叉的过程，各病之间、各证之间往往相兼出现，构成了不同的连接，对此，《伤寒论》中又另立了一些中间过渡证（笔者称其为中介证），如桂麻各半汤证、桂二麻一汤证、柴胡桂枝汤证、大柴胡汤证、柴胡加芒硝汤证、麻杏石甘汤证等，使论治更切合实际，深入研究这些方证，对临床极具指导意义。然而，应明了，仲景不能将所有中介证皆一一列出，故在临床应用之时，对论中仲景已有论述者，可直接选用，尤其对仲景尚未论及者，要学会举一反三，对所有方证，在临床上相兼出现者，均可合用相应的经方。如笔者曾治一例高热不退的女性患者，发热近月，迭经中西医治疗乏效，请余诊治，症见高热，汗出，头痛，口渴，但其自觉寒热往来，脉滑数，此证当是阳明与少阳并病，治以外和少阳，内清阳明，方用小柴胡汤合白虎汤，一剂热退，三剂病愈。

3. 师其法而不拘其法，用其方而不泥其方

《伤寒论》所建立起来的六经辨证大法、治疗原则，以及方药、针灸等的运用经验，在我国医学的历史进程中，确实起到了承先启后的作用，值得我们学习与遵循。但是也应该看到中医学术是不断地通过客观实践去发展和提高的，后世及近代对《伤寒论》的理法方药也有过不少的补充和发挥。

例如明、清时期的温病学说，创立三焦和卫气营血辨证，补充了《伤寒论》在温热性外感病辨证论治方面的不足之处，同时在治法和方药上都有较大的发展。在一些具体的治法和方药方面，后世及近代也有不少补充

和改进。如本论对妇人热入血室的证治仅提出刺期门和服小柴胡汤二法，而后世及近代医学均多主张加用活血化瘀之品及应根据病人脉证表现的不同随证选用主方，不宜局限于小柴胡汤一方。《沈氏女科辑要》还载有用白虎汤加味治愈经小柴胡汤治疗未效的热入血室证。

在方剂方面，后世医家基于承气汤只能攻邪不能顾正，对正虚不能运药，无水难以行舟的邪实正虚的腑实证用之不宜，乃增补气养血及滋阴增液之品组成黄龙汤和增液承气汤等。《温病条辨》将本论的炙甘草汤去参、桂、姜、枣，加白芍，改为加减复脉汤，并进而演变为一甲、二甲、三甲复脉汤及大定风珠等方，用于温病热入少阴、厥阴及阴虚动风之证而有显效。近代将大陷胸汤加桃仁、赤芍、土牛膝、川朴、木香，去芒硝，名甘遂通结汤，用于肠腔积水较多的重型肠梗阻的治疗；仿效三物白散及备急丸用巴豆为散治疗肠腑寒凝、正气较盛的肠梗阻；取四逆加人参汤的人参、附子两味主药制成针剂，用于治疗休克等，都给我们以很好的启示。说明我们应师古而不泥古，对于《伤寒论》既要师承其法，应用其方，又不要过于机械呆板，一成不变。只有这样才能发挥其古为今用的作用，有利于对本论的发扬和提高。只有敢于探索，医学才能发展。

杜老不仅对《伤寒论》中的一些具体治法，进行了改进和补充，且对方剂方面也进行了探索，使《伤寒论》之方药，更切合于实际，大大发展了《伤寒论》的方药学说。如杜老对《伤寒论》中运用附子二十首方剂进行整理，从研究附子的功能着手，扩大了附子复方的临床应用，发展了《伤寒论》的理论体系。如用于：

（1）阳虚欲脱

无论外感内伤，如果累及少阴，出现阳亡欲脱者，用附子配炙甘草、干姜、肉桂等以力挽残阳。若病极重者加人参以培补元气，若有阴虚见证者合生脉散。附子可用至9～30g。

（2）阳虚恶风

轻者以附子配桂枝、白芍；恶风怕冷特甚者，应配高丽参、黄芪、白术。

（3）阳虚发热

真阳内虚，虚阳不安于内而外浮，甚者阴寒内盛，格阳于外，而见发热。轻者以附子配干姜、炙甘草、人参等温阳益气药以助其力，格阳证当加葱白、胆汁、白芍之类以通阳气，防格拒。若长期低热病例，呈现阴阳两虚者，以滋阴退热药中加入附子、黄芪、白术等温药，以阴阳双补。

（4）虚寒泄泻

肾阳亏虚，命门火衰，脾胃失温，水谷腐熟运化失常，水谷下而为泄泻，可运用附子理中汤、附子粳米汤以温补命火，调补脾胃。

（5）肾气虚不孕症

男女不孕不育，凡非器质性病变所致者，多由肾气亏耗，命火不足或肾精不充引起，杜老临此，必用附子，配以熟地、川断、巴戟天、枸杞、艾叶、鹿角胶、鹿茸、紫河车等以温补肾命、壮阳益精。

（6）五迟、五软证

杜老认为本病的病机重点在肾，乃在六味地黄丸的基础上加附子及桂枝、海马、巴戟天、鹿角胶、紫河车等补肾温阳药，并佐用益气健脾之参、芪、术、苓之属。

（7）肾脾阳虚水肿

肾阳亏虚，不能化水液，脾失肾阳温暖而不能输运水湿，致水湿泛溢为患，杜老常以附片配茯苓、泽泻、桂枝、葶苈子为主治疗本证。如尿不利者可酌加荜澄茄温阳化气以助利尿之功。

（8）寒湿痹证

凡肢体关节肿胀、疼痛、局部发凉，或局部虽发热而同时恶风，屈伸不利、缠绵难愈，无明显里热现象者，均可用附子，并可配川乌、草乌、桂枝、细辛、威灵仙等以温阳散寒，胜湿止痛，通利关节。病久阴血亏虚者，可合四物汤；肿胀明显者入大艽、防己、苍术等，夹咽喉干痛者，去桂枝、细辛，配加二花、桔梗。

（9）上盛下虚之证

肾阴阳两虚而阳虚偏重者，阳虚不安于本位，阴虚不能敛阳，致虚阳上浮，形成上盛下虚之证。治宜桂附地黄丸，酌加牛膝、龙骨、牡蛎，以温补肾阴肾阳，引水归元等，常获桴鼓之效。

本文原发于《中国医药报》2006年7月26日5版、31日5版及《福建中医学院学报》，2007，17（1）：42～45，65。

"医""易"本就相通 探之源流可循

——浅谈《周易》六位概念与《伤寒论》六经辨证体系

《周易》是我国古代哲学典籍，富含辩证法思想，影响深远，渗透于各个学科。张仲景为医中之圣，官居长沙太守，学识渊博，对《周易》造诣颇深。仲景在《伤寒论·序》中说："勤求古训，博采众方，撰用《素问》《九卷》《八十一难》《阴阳大论》……为《伤寒杂病论》合十六卷。"其中《阴阳大论》一书，米伯让研究员认为很可能是《周易》之别名，这在古籍中亦可找到佐证。《礼记·礼运》："孔子曰……我欲观殷道，是故之宋而不足征也，坤乾焉。"郑玄注："得殷阴阳书也，其书存者有归藏。"可见乾坤为阴阳之意，归藏之卦以坤为首，周易则以乾为首，只是卦的排列上有异。况庄子说："易以道阴阳"，由此可见，米老的推断是正确的。在《伤寒论》中，亦常见到《周易》的内容，如以《周易》星宿命名的方剂有白虎汤、大小青龙汤、真武汤等；以水火之数推断病程的如"发于阳者七日愈，发于阴者六日愈，以阳数七，阴数六故也"。本文就《周易》六位概念与《伤寒论》六经辨证体系，浅谈于后。

一、《周易》六位概念

古人观察了大量的事物，发现事物在运动变化过程中阴阳双方既对立又统一。事物的每一个侧面总是经少、壮、老三个阶段而后相反的方向转化，每一事物内部都存在着初生、壮盛、渐消、始衰、衰极、渐复的循环过程。《周易》就是以六爻组成一卦，复将每卦分为六位，从而代表事物的这种规律。

以泰卦为例，自下而上分为初、二、三、四、五、上六位。其中初、三、五位为阳位，二、四、上位为阴位，阳爻（一）居阳位，阴爻（一一）居阴位为得位，示事物壮盛已过的发展有其空间基础。二、五分别为上、下之中位（阴中二，阳中五），爻居此位为得中，主吉，示事物发展至此既不太过，亦无不及，为最光盛阶段。初位示事物的初级阶段，处于萌芽幼稚状态。三位为下卦之末，示事物壮盛已过，开始渐消。四位为上卦之初，说明事物至此为另一状态之始。上位为全卦之末，表示事物的极期阶段，《周易》认为物究必变，此位代表亢奋已极，将要向相反方向转化。

二、六经辨证体系的创立

张仲景处在战乱不定、瘟疫流行之东汉末年，有机会接触大量的患者，在诊治活动中，仲师将所治病例及时地选取总结、整理、归纳、分析，将症状相似的病例归纳在一起，通过反复比较，从而找出了正确施治的方法。如头痛，发热，恶寒，汗出恶风，脉浮缓之用桂枝汤治疗；腹满而痛，不大便，脉沉紧，手足濈然汗出之用承气汤治疗等。现在的条文，绝大多数尚未脱出病例的原貌，有的是完整的病例，有的是诸多病例的综合。

对于误治病例，仲师在临床中不断摸索补救措施，并详细记录。如149条："伤寒五六日，呕而发热者，柴胡证具，而以他药下之，柴胡证仍在者，复与柴胡汤。此虽已下之，不为逆，必蒸蒸而振，却发热汗出而解。若心下满而硬痛者，此为结胸也，大陷胸汤主之。但满而不痛者，此为痞，柴胡不中与之，宜半夏泻心汤。"指出了误治之因及补救措施，并注明其转归不相一致，很难用统一的治法概括，从而提出了"观其脉证，知犯何逆，随证治之"的补救大法。

仲师通过对大量病例的观察、分析、总结，从而得出危重病人的预后和转归。如少阴病、厥阴病之厥热胜复，342条："伤寒厥四日，热反三日，复厥五日，其病为进。寒多热少，阳气退，故为进也。"前为病例的记述，后为仲师自注分析。341条："伤寒发热四日，厥反三日，复热四日，厥少热多者其病当愈。四日至七日热不除者，必便脓血。"前部分意思是说许多患厥证的病人，出现发热为病愈厥解，但亦有热不去者，这些人大多有便脓血的转归。有关预后和转归的描述，为认识的阶段。

但是，为了更适应于临床，仲景又将散在的病例进一步归纳综合，从而形成了小体系。如将头痛发热、汗出恶风、脉缓者定为中风，以桂枝汤为主治方等，这样便形成了中风、伤寒、结胸、温病、痞证等小体系，在各体系主方下，根据不同的兼症改变方药，复形成了桂枝汤类证、麻黄汤类证、柴胡汤类证等，使辨证施治更趋于简明。

虽然各小体系临床运用较为简明，但仍有繁杂之嫌。因此，仲师又受六位的启发，在反复的对比之中认识到疾病的形成，也是一个由小到大、由量变到质变的过程，致病因子作用于人体，由表入里，由实转虚，从而在各个部位、各个层次所反映的病势、病性、病情各异，但自始至终总是经历着发生、壮盛、渐弱、始衰、衰极、来复的过程，因此便用六位概念发挥《素问·热论》的六经分证理论，将外感热病分为三阴三阳六个阶段。首先将整个过程分为阴阳两类，如第7条："发热恶寒者发于阳也，无热恶寒者发于阴也。"以发热表明正气尚能抗邪，以恶寒表明病在表，将表、热、实证归属为阳；以无热恶寒示阳虚不能温煦体表，将里、虚、寒归为阴。

根据阴阳之变化程度不同，仲师又利用六位观点总结各病的提纲和排布次序：

太阳病多为疾病发生的初级阶段，病情较轻，病位较浅，正气尚盛，相当卦之初位，是以放在六经病首，并以"脉浮，头项强痛而恶寒"作为脉证提纲。脉浮于外感病则反映外邪侵袭，正气奋起抗邪，邪气初犯，正气不虚，邪正交争于表。恶寒加之头项强痛，反映邪始入人体，未与有形之物相结，或邪自内发，阻于太阳，太阳经气不利，卫阳运行受阻，不能发挥正常的温分肉之能，故而头痛、恶寒并作。就外感病而言，此时因邪始犯表，病始形成，若迅速、恰当治疗，可使邪自外解，肌体免受重大损伤，反之若失治误治，致使正气亏损，邪气由表入里，则变证蜂起，极易形成正虚邪陷的危重证，正如坤卦初六爻辞所说："履霜，坚冰至。"

阳明病，正盛邪实，正邪交争激烈，为三阳病极盛时期，因此放在太阳病后，在卦相当二位，为外卦之中位。病至阳明，表证已解，里实已成，邪气盛实，正气强壮，邪正斗争较剧，症状表现明显，如其中阳明热证在症状上，既有大热、烦躁、谵语，又有腹满时痛，大便燥结不通，所以用"胃家实"作为提纲概括病机，重点突出一"实"字。

少阳病，代表邪离太阳，初步化热，但未至阳明之盛，或病变过程中阳热消退阶段，所以病以"口苦、咽干、目眩"为提纲，反映病变系少阳火郁，干犯清窍之特征，将其放在阳明病后、太阴病前，以示病机为邪离太阳初步化热或阳明热消，少阳枢机不利为重点，其病外承阳明，内近太阴，具有向内、向外双向趋势，既可向表而解，又可入里转阴，在卦相当卦之三位，为下卦之末，具互交互接之意。

太阴病，代表阴证中较为轻浅的病证，阳气损伤较轻，故以"腹满而吐，食不下，自利益甚，时腹自痛，若下之必胸下结硬"为提纲，示太阴病为局限性中焦脾虚证，病位局限、病情尚轻，具有双向反转之机；若治之得法，尚可由虚变实，由阴转阳；若误诊误治，特别将腹满等误作阳明实证而下之，则必致变证如麻。故太阴病放在少阳病后，在卦相当卦之四位，上卦之初，有交阳通阴之务。

少阴病，为三阴之最重阶段，以"脉微细，但欲寐"为纲，标示病入少阴，多为心肾虚亏之患，可有寒化、热化之变，其寒化证阳气衰微，阴寒极盛，热化证真阴虚亏，火邪内炽，特别少阴三急下证，更是凶险，故将其放在太阴病后，是为阴中之位。

厥阴病，为两阴交尽之变，当是疾病之极期，疾病有极寒极热及物极必反之征，故排在最后，病至此期，阴寒已极，阳气衰惫，阳热极盛，阴津将涸，《易经》有"物穷必变"之说，阴寒至极转于衰化，阳衰已穷始于来复，故以"消渴，气上撞心，心中疼热，饥而不欲食，食则吐蛔，下之利不止"为纲，反映寒热错杂、虚实并见之机，相当卦之上位。

六经提纲确立后，仲师依据纲要，将条文逐一落实，凡符合某经提纲的，"某某病"给以重新归类，分属于六经病中。这样，将整个疾病的治疗，大则分为阴阳两途：病见于阳的，因阴不足而阳有余，病以实为主，在治疗上法以祛邪为要，多投以清解方药，着重存阴；病见于阴的，因阳不足而阴有余，病以虚为主，在治疗上以补虚为法，多投以辛热的方药，着重回阳。小则分为六个层次：病见太阳的，多施以汗法，病在阳明的，多投以清下，病在少阳的，法以和解；病在太阴的，应投温脾，病在少阴的，多补心肾，病见厥阴的，寒热并用。全论有条不紊，纲目清晰，自成体系。

综上所述，笔者认为《伤寒论》六经辨证体系，是以临床病例为基础，以古代朴素辩证法思想为指导，结合《易经》六位概念而建立起来的一种理论体系。

本文原发于《国医论坛》，1987（01）：11～12。

"六经"统辖万病　肾病不离其宗

——浅论肾脏疾病与六经辨证

肾脏疾病包括肾小球、肾小管、肾间质、肾血管等之病变，为临床常见病、多发病、疑难病，严重危害着人民之健康。我们在临床中运用《伤寒论》之六经辨证方法辨治，取得了较为满意的效果，现将思路概括为如下几点，意为引玉之砖：

一、六经辨证的适用范围与"六经钤百病"

关于六经辨证的适用范围，许多医家宥于原著《伤寒论》名称"伤寒"之说，武断地认为，本书所讨论之病，皆系外感而为，与此相应，六经辨证方法也"其仅适用于外感病"了，并随温病学之兴起，其又由广义伤寒降为仅适用于风寒性质之外感病，这种思潮，至今难改。

如前所述，六经辨证之实质，是辨所有疾病的共性，临证无论外感内伤、内外妇儿，尽管病因不同、体质有间、表现各异，但总属疾病后机体的反应，其内在变化必有一定不移之规律，而六经病正是准确揭示了病变规律，此与《周易》之"易"有"变易""不易""简易"三义一样，是对各种事物变化运用自如的高度概括。"变易"是绝对的，指万事万物无时无刻不在发生着变化，此事物不同于彼事物，就疾病而言，也是如此，外感与内伤不同、老人与儿童不同、男人与女人不同，就同一人而言，过去之病与今日之病不同，即使同一人同一病，昨日与今日亦是不同，都存在着差异，此正是《伤寒论》六经病的特点之一，即"变"。但单纯强调变化，则诸物就不可知，从而使人走进了玄学。万事万物尽管变化万千，但其内在变化总是循着一定的规律，必有不变之律，此即"不易"，正是由于有了不易之律，万事万物才是可知的。如何掌握内在不易的变化规律，亦要有高度技巧，必须执简驭繁即"简易"。

《伤寒论》之六经病辨证，正是各种疾病辨治中三易之体现，它既论述了各种疾病形形色色的病证，指明了病证间的差异，同时又揭示各种疾病不易之共性，可分为六大类，再提纲挈领地归纳出各经病证的绝对共性，即六经病的诊断标准，亦即六经病提纲，尔后再据不同病证分而治之，形成了辨病、辨证、辨症相结合，进一步立法用药，创立了三位一体的理、法、方、药一线贯穿辨治体系。正是由于其揭示了疾病的共性规律，故其广泛适用于内外妇儿诸科疾病的辨治，俞根初即曰："以六经钤百病，为确定之总诀。"此之"百病"，系指各种不同的疾病，言其众多，甚者有称其为"万病"者。俞东扶亦曰："仲景之六经，百病不出其范围。"事实也的确如此，任何疾病都不越阴阳、表里、寒热、虚实即八纲范畴，六经辨证中正有八纲之辨。

阴阳是辨识疾病与证候的总纲。一般说来，六经病中的太阳、阳明、少阳统称为三阳病；太阴、少阴、厥阴统称为三阴病。三阳病表示正气盛，抗病力强，邪气实，病情一般呈亢奋状态，因而三阳病多属热证、实证，概括为阳证。三阴病表示正气衰，抗病力弱，病邪未除，病情一般呈虚衰状态，因而三阴病多虚证、寒证，概括为阴证。此即六经与八纲中阴阳总纲的关系。

表里是分析病位深浅的纲领。就六经的表里而言，一般而论太阳属表，其余各经病变均属里。但表里的概念又是相对的。例如：从三阳病三阴病而言，三阳病属表，三阴病属里；从三阳病而言，太阳属表，少阳、阳明属里；从阴阳相配属的关系而言，太阳属表，少阴属里，阳明属表，太阴属里，少阳属表，厥阴属里，可见六经中蕴含着丰富的表里辨证的内容。

寒热是辨别疾病性质的纲领。就六经病的寒热而言，三阳病多病势亢奋，阳邪偏盛，故多属热证；三阴病多病势沉静，阴邪偏盛，故多属寒证。病证之寒热的情况则较为复杂，同一证候，如下利证、呕哕证、黄疸证等，就都有属寒属热的不同。单纯的寒热辨之尚易，寒热错杂的辨识就较难。如半夏泻心汤证是寒热错杂，痞结于中焦；黄连汤证是寒热错杂，格拒于中焦；乌梅丸证是上热下寒、阴阳逆乱。更有在寒热盛极之时，又每每出现真寒假热、真热假寒之证，辨证稍有疏忽，治疗稍有差池，病人则有性命之虞，可见辨寒热也是六经辨证的重要内容。

虚实是辨别邪正盛衰的纲领。凡病皆有邪正盛衰，故有虚证实证。从六经病而言，三阳多属正盛邪实的实证，三阴多属正气虚损的虚证。《伤寒论》对辨别邪正虚实十分重视。如"发汗后，恶寒者，虚故也；不恶寒，但热者，实也，当和胃气，宜调胃承气汤"，"发汗病不解，反恶寒者，虚故也，芍药甘草附子汤主之"，即是通过发汗后寒热趋向以定虚实。又如"脉浮而紧者，法当身疼痛，宜以汗解之，假令尺中迟者，不可发汗，何以知然，以营气不足，血少故也"即是以脉证变化以判断虚实。可见辨虚实也是六经辨证的重要内容。

由上可知，六经辨证的内容包容于八纲辨证，是适用于一切疾病辨治的。诚如陶节庵所说"夫伤寒三百九十七法，无出于表里虚实、阴阳冷热八者而已，若能明此八者，则三百九十七法，可得一定于胸中也"，强调指出，六经辨证所反映的正是八纲共性。徐春甫更是明确说道"表里虚实阴阳寒热八字，为伤寒之纲领"。对此，吾师陈亦人教授亦曰："八纲确实是《伤寒论》内容之一……实践证明，既辨病所，又辨病性，是临床辨证的两个重要环节，必须紧密联系，综合运用。""总之，《伤寒论》的辨证内容极为丰富，既有辨'病所'与'病性'的共性辨证，又蕴含着各种个性辨证精神，是辨证理论的基础，对临床各科都有指导意义。"如上可知，《伤寒论》之六经辨证，可广泛适用于临床各科，肾脏疾病亦然。

二、肾脏疾病辨证方法、临床发病和传变不越六经范畴

首先，仲景六经辨证方法的形成和特点对肾脏疾病十分贴切。六经辨证是仲景接受了朴素的唯物论和自发的辩证法思想，重视理论联系实际，以中医整体观念为前提，阴阳学说为核心，动态地分析发病和发展过程，脏腑经络、营卫气血及其气化功能所发生的生理病理变化，纵观全部疾病表现，审证求因；据正气的强弱和邪气的盛衰定虚实。察病邪留着的部位辨表里、审病邪与病情的属性分寒热；视病势的进退以测预后的好坏，进而确定治法、选方、用药，形成理、法、方、药一线贯穿的辨证方法，其更能切合肾脏疾病。因肾脏疾病的发病过程中，每每累及五脏六腑，更能影响人体之经络、气血及其各自的生理功能，必然产生诸多的病理产物，形成脏腑、经络、气血阴阳俱病，若单纯从经络、脏腑、气血及其功能着眼辨之，实难概其全，此其一。

其二，就发病和传变来看，六经辨证突出体现出如下特点：在发病规律上，它有自发、袭表、直中和传经。"自发"即因机体由于某种原因，导致失去阴平阳秘的自和状态而发病，即病发于内。或因机体自和能力下

降，导致卫外能力减弱，病邪初犯人体，尚未达到全盛的邪正交争时期，而相对处于隐匿状态，临床症状无多。"袭表"即外邪犯体，首发太阳。"直中"即是因体质失和，病邪直入，或病邪过于强盛，不循常规传变，多无明显的太阳表证期，而直接侵犯人体某经某脏腑，导致机体正常机能失调而发病。"传变"即指疾病的动态变化和发展趋势，一般有疾病由轻转重、病邪由浅入深和正气由盛到衰三种变化，其传有循经传、越经传、表里传等不同的形式，亦可因失治误治而转为变证者。当然，亦有经过恰当治疗或正气自主恢复而从里转表，由重转轻及由阴转阳者。疾病的发生，最主要决定于体质差异，即个体的特殊性，它包括个人的组织器官的特殊性和心理素质的特殊性，由此决定了易感性和倾向性。"易感性"是指某种体质易感受某种相应的病因，亦即《内经》所谓之"同气相求"和"嗜欲不同，各有所通"。如不同之人在同种环境中同时感受相同的病邪，有发病者，亦有不发病者，即对致病之邪有特殊敏感性。"倾向性"是指某种类型的体质发病后有产生某种疾病类型的倾向，表现在同种病邪所致不同的疾病及同种疾病有不同的中医证型，由此反映了质化性，即"邪从人化"之意，如同为少阴病，因体质不同，可产生寒化证与热化证之异等。

对照肾脏疾病的发病和传变，同样符合六经辨证。其在发病基础上，亦同样是以体质差异为突出特征的。肾脏疾病存在着遗传因素，这是人所共知的事实，此不赘言。如急性肾炎之发病也同样具有这种现象：该病主要是外感引起，而绝大多数在外感之后止于太阳病，只有特殊体质者，才发为急性肾炎。而发病之后，诸多患者经恰当治疗，即可向愈，只有极少数进一步发展为慢性肾炎。再如，急性肾盂肾炎的发生，亦遵是理：同样为感染，多数人并不发病，或发为其他感染性疾病，只有具备这种体质者，才发为急性肾盂肾炎。同样，在发生急性肾盂肾炎后，多数人经治疗即可痊愈，只有少数人才发展成为慢性等。其初发之时，既有初发太阳者，亦有初发少阳、阳明及三阴者，既有外邪入侵者，亦有邪自内发者等，符合"自发"及"直中"之范畴。

在传变规律上，肾脏疾病一般亦同样存在着六经之疾病由轻转重、病邪由浅入深和正气由盛到衰三种变化规律。仍以肾炎为例，初起仅为局部（眼睑和下肢）水肿，而病变仅局限于太阳之表，表现为发热恶寒等，若失治误治则进一步入里，从而形成太阳腑证。若再进一步发展可先传少阳、阳明，再到太阴、少阴、厥阴，邪气由浅入深，而正气由盛至衰，病入三阴，依次表现为脾肺气虚（太阴）、心肾虚衰（少阴阴阳）及病邪深陷，正气虚衰，互争胜负，虚实并见，寒热错杂（厥阴）。而疾病之本身，亦由轻到重，初为急性肾炎，依次为慢性肾炎，直至肾功能不全、肾衰竭等。其传变方式上，有循经传者，初太阳而后阳明、少阳、太阴、少阴、厥阴。有越经传者，初为太阳，而后发为少阳及三阴，尤其是今天西医激素及免疫抑制剂的应用，使其传变更为复杂。有表里传者，最为常见者为太阳直传少阴，临床上可见典型的初为太阳病，继之出现太少两感之麻黄附子细辛汤证，少阴寒化之真武汤证、热化之猪苓汤证等，其亦有较为符合六经传变及辨证施治的特征。

三、肾脏疾病的病理变化符合六经特征

对照肾脏疾病之病理变化，其亦较符合六经辨证之特征，太阳病期为疾病的初期，属营卫失和，邪正相争之阶段，有现代医学之潜伏期或前驱期之意，其表现为发热恶寒，脉浮，头项强痛，若进一步发展可形成太阳腑证。许多肾脏疾病，如肾小球肾炎及肾盂肾炎之急性期，或慢性肾炎及肾盂肾炎之急性发作期，多因外邪侵袭，正邪相争于肌表，从而产生发热恶寒、脉浮、头痛等。久而不愈，表证消失或减轻，而水肿日益明显，即可出现典型的太阳膀胱蓄水证，与之相符。阳明病期，以阳气偏盛，津液偏乏为特征，其突出的病理变化为"胃家实"，亦即阳明经络、脏腑的邪气盛实，因阳明既主肌肉，又主通降，其一旦病变，即可产生诸多见证，对于肾脏疾病其主要证候很类似于古代医家所言之阳水范畴，亦即朱丹溪所说之"遍身水肿，烦渴，小便赤涩，大便闭，此属阳水"。

从临床角度观之，多种肾脏疾病可产生上述病理变化，热邪炽盛，耗伤阴津，水热互结，则可见到阳明之猪苓汤证，热毒蕴遏，二便闭结，水液内停，又可见到经腑同病，或可见于因久服激素而致的全身疮疖，为热毒发于阳明的常见之证等。少阳病期，以少阳经脉及胆和三焦之功能失常为特征，以少阳枢机不利，胆火内郁，正邪纷争，水道欠畅为病理要点，在临床表现上，除口苦、咽干、目眩外，尚有寒热往来，默默不欲饮食，小便不利，心烦喜呕等表现。对照肾脏疾病，多见外感期或慢性肾炎、慢性肾盂肾炎等的急性期发作及慢性过程的后期，水邪内阻，三焦水道不畅，致少阳枢机不利，从而发生水肿及上述见证。在临床表现的辨证和治

疗方法上，当依仲景"伤寒中风，有柴胡证，但见一证便是，不必悉具"之旨，只要见到能够反映少阳病机的一组证候即可，不必一定求齐。太阴病期，乃是太阴经脉及与之相应的脾与肺的病理改变。脾与肺二脏，一为水之上源，功主通调水道，一为后天之本，气血生化之源，功主运化水湿，其以脾肺虚寒，水湿内停为主要病理变化，其与肾脏疾病的关系，自古至今论述多多，其多见于肾病的中、后期阶段，也是临证最为常见者，兹从略。少阴病期，为心、肾二脏之病变。心肾二脏所主阳气，为一身阳气之根本，尤其是肾阳，为水液蒸腾布化之原动力，人体水液的气化、排出莫不于此密切相关。心主君火，肾藏真阴，为全身阴津之源，二者水火既济，阴阳交泰，从而维持了人体正常的生命活动。病至少阴，依体质不同，而有寒化、热化之异。其以"脉微细，但欲寐"为总纲，就其寒化而言，可见少阴阳虚水泛之真武汤证，以其热化而论，有阴虚水热互结之猪苓汤证。厥阴病期，乃六经之最后阶段，以动风、寒热错杂为特征，观各种肾脏疾病后期，由于肾功能不全、肾衰竭等，体内代谢产物积聚，正气进一步衰竭，即可反映出寒热错杂、虚实互见之征等，完全符合六经辨证。

四、六经之治法完全可以概括肾脏疾病之主要治法

《伤寒论》所提出的六经辨证论治，包括了汗、吐、下、和、清、温、消、补八法，且法中有法，如补法中即有补气、补血、补阴、补阳、气血双补、阴阳双补，温法即有回阳救逆法、温补心阳法、温补肾阳法、温中祛寒法、温肺祛寒法、温肝祛寒法、温阳和营法、温阳化饮法、温脏安蛔法、温阳通痹法、温阳解表法及温里攻下法，其汗法即有开腠发汗法、调和营卫法、发汗祛湿法、温经散寒法、发汗清里法、解表化饮法、发表和解法、解表通里法、解表温中法、扶正解表法、助阳解表法，清法即有清热保津法、清热益气生津法、清热泻火法、清热止利法、清热除黄法、轻清宣透法、淡渗泻热法、滋阴清热法、清热宣肺法、清化痰热法等，完全可以概括肾脏疾病之主要治疗方法，况临床实践运用六经辨证论治方法，确实可以起到执简驭繁的作用，无论何种疾病，有是证即用是药，根据临床表现，首先确定病在何经，即可运用相应的方法以治之。如病在太阳当汗，入腑当通阳化气利水。阳明适用清下二法，太阴温补脾肺之气，少阴当补心肾，厥阴寒热并用。大法原则既定，临证有章可循，即可辨证选

方、用药，并随证化裁而免误治失治。

五、六经辨证的治疗原则亦适合于肾脏疾病

六经辨证在治疗原则上，突出地反映出未病先防，既病防变，治病求本，扶正达邪与因势利导的精神，尤其是既病防变之精神，在肾脏疾病的治疗上更显重要。就肾脏疾病的发展而言，在发病之初，因病邪轻浅，正伤不著，容易治疗，若施治得法，常能全愈。若失治误治，则每使病情进一步恶化，由急性转入慢性，甚则导致肾衰竭，以至发生难以扭转的严重的病理改变。因此，将疾病消灭于萌芽，终止于初期，是医者所务必追求的目标之一。运用六经辨证论治，更能体现这一思想。各种肾脏疾病，当辨为太阳病时，即可判断疾病将有可能进一步传入他经，故在治疗之时，立足当前，参考以往，兼顾其后，积极采取有效措施，法出机先，方能收到满意效果，诚如仲景所言："太阳病，头痛至七日以上自愈者，以行其经尽故也。若欲再经者，针足阳明，使经不传则愈。""见肝之病，知肝传脾，当先实脾。"在论治规律和方法上，六经辨证论治所反映的乃是辨证治疗与辨病论治相结合的方法，如"辨太阳病脉证并治""辨阳明病脉证并治"等，先辨为某经"病"，而后再依不同表现，确立为具体的证型，是对疾病总的病因病机及现阶段病位、病因、病机去进行诊断施治的综合性规律和方法，它对于肾脏疾病的治疗，确有极大的帮助，它既有针对性，又同时具有灵活性。

六、六经方药适合于肾脏疾病

前已有述，仲景在其《伤寒杂病论》中记载了大量的行之有效的治疗水肿等肾脏疾病的名方，如五苓散、猪苓汤、真武汤、苓桂术甘汤、桂枝去桂加茯苓白术汤、茯苓甘草汤、牡蛎泽泻散、柴胡桂枝干姜汤、越婢汤、防己茯苓汤、大小青龙汤、麻黄附子汤等，历千余年而不衰，至今仍在临床上广泛应用，疗效确切，已是诸家所共识，此不赘述。

七、临床运用六经辨治肾脏疾病疗效满意

吾等研读《伤寒论》已俱历二十余载，对其略有心得，临证喜用六经之法，特别是跟随业师杜雨茂、陈亦人教授以来，观吾师用药不离六经法度，常有奇效，尤用经方辨治肾病，法严方简，取效满意，获益良多。吾

等遂对其进行整理、分析、归纳，初步总结了辨治规律，得出六经辨治肾病之纲要，并付诸实践，取效较为满意。近年来，带领研究生分别对其进行了一系列的临床和动物实验研究，证实了其合理性和确切效果。

如上所述，六经辨证论治对肾脏疾病的防治颇有贴切性。然是说仅为初步尝试之一家之言，权为六经辨治杂病及古之"六经钤百病"之说添一注脚，亦为经方新用，提供了一定的借鉴，更希以此为引玉之砖，光大仲景学说。

本文原发于《中国医药学报》，2004，19（7）：399～402。

"六经"运用广博 小示一例贻笑

——运用六经辨治肾脏疾病经验简说

一、对肾脏疾病病因的认识

肾脏疾病，证情较为复杂，就其病因来说，除具有一般疾病之因外，尚有其特殊性。我们认为，该病之因不外内外二端。

（一）外邪入侵

六淫致病，既有其特殊性，又有其互通性，即中医所谓之"同气相求"，《内经》所谓"嗜欲不同，各有所通"。我们认为，肾脏疾病多与下列因素有关。

1. 寒邪

"寒喜中肾"，故无论外感，或内生之寒邪，均易伤肾。寒为阴邪，易伤阳气，其所致病，每每导致肾阳不足。同时，寒性收引，在外易闭塞毛窍，在内伤及肾阳，停滞气化，使水绝外排之道，而易生水肿。

2. 风邪

风为阳邪，善行数变，其在肾病发生发展中，占有极其主要的位置。风与寒邪，常相兼致病，以致在发病之初，多表现为恶寒、发热等表证存在。风寒犯人，多耗伤正气。同时，因肾病日久，机体抵抗力低下，又往往容易招受风邪，致病情加重，甚则反复发作，缠绵不愈。可见，风邪是肾脏疾病发生发展和加重的重要因素。

3. 热邪

在肾脏疾患中，热邪之特征主要体现在侵及下焦。如汉·张仲景所说："热在下焦者则尿血，亦令淋秘不通"，继此，后世医家虽续有阐发，但其精神盖无超出此者。概热邪侵及下焦肾与膀胱，一则致水液皆热，灼伤阴津，从而表现为尿急、尿频、尿痛、小便灼热疼痛；波及血分，致血热妄行，则多见小便带血（即肉眼血尿），或镜检有红细胞，热邪久腐，营血败坏，则有脓尿等。

4. 湿邪

湿邪亦是肾脏疾病发病的一个重要因素。它有内外之分。外湿多由气候潮湿、涉水冒雨、或居处潮湿等所致。据我们经验，该病一年四季皆可发生，但以夏季和初秋多见，说明肾脏疾病尤其是肾盂肾炎的发生与气候因素有关。内湿多由脏腑功能失调，水液不能正常敷布而成；在发病脏腑上，多与肺、脾、肾三脏有关，尤其与肾的关系密切。如饮食、房劳等，伤及肺脾肾三脏，均能使水停生湿。因湿性黏腻，最易阻碍气机，致三焦壅滞，水道不利。水道不利，又反过来招致湿热内生，形成恶性循环。应当指出，湿热内阻、水道不利是各种肾脏疾病得以发生，乃至迁延不愈的一个重要因素，一则水道不利可以聚水生湿，另则水道不利难以排除邪热，就会形成恶性循环。

5. 毒邪

毒邪在各型肾脏疾病的发生发展中，具有不容忽视的作用。外毒不同于六淫，它是一种生物性致病物质，是自然界气候变化作用于某些物质形成的；内毒则是外邪作用于人体后，病理性代谢产物积聚郁滞所化生的一类有害物质。其侵犯人体，毒伤正气，侵及实质脏器，早期仅局限于下焦膀胱，病变晚期，可侵及多个器官，形成广泛的病变。

（二）内在因素

各种肾病的发生与发展，虽与外感有关，但内在因素起到了决定性的作用，只有人体正气不足的情况下，才能发生该类疾病，亦即《内经》所谓之"正气存内，邪不可干"，"邪之所凑，其气必虚"之意。综而言之，主要有如下数端：

1. 先天禀赋

体质因素是该病发生的重要因素，或素体阳虚，或素体阴虚，尤其是先天禀赋不足，最易导致肾脏疾病的发生。"人之生，先生精"，父母肾精不足，可致子女肾虚，一旦感受外邪，每致肾脏功能失调，关门不利，气化不行，致水湿内停，发生水肿。另外，发病之后，其疾病之转归，亦主要取决于肾精强弱，正气恢复的程度。若肾精得复，正气旺盛，则疾病容易痊愈；反之，则容易恶化。各种肾脏疾患，皆不越此。尤其是肾小球之病变，更是如此。现代医学的研究表明，原发性肾炎大多系通过免疫机制的改变而发病。由于免疫损伤在肾炎发病机制中起关键作用，临床上多采用免疫抑制疗法，亦有认为，慢性肾炎发病与细胞免疫和体液免疫缺陷有关，肾病或肾炎都有不同程度的免疫功能不全，肾病比肾炎更严重，而细胞免疫功能减退比体液免疫显著。多数肾脏疾病免疫功能低下，与其病程迁延、反复发作、易感染等临床表现有一定的联系；某些肾脏病的免疫失调还有可能加重其肾脏自身的免疫损伤。

总之，自身免疫功能失调是肾脏疾病发生发展的重要因素，此与肾为先天之本，阴阳之宅，以及肾精理论正相吻合，说明了肾精（阴阳）不足，先天禀赋不足是发生本病的根本所在。从大量的临床观察中发现，调补肾精是治疗该病的有效措施，其理论依据，正在于此。

2. 后天失调

禀赋虽足，但在日常生活不注意调养，如饮食不节，损伤脾胃，日久伤肾，或房劳过度，肾精流失过多，肾阴、肾阳因之亏虚而致虚损，命门火衰，火不温暖，气化不行，则又聚水生湿，发为肾脏疾病。

3. 瘀血、水饮等

该类既是病理产物，又是致病因素，它们在各种肾脏疾病中起着重要作用。疾病之早期，由于湿热、毒邪蕴结，热郁则血滞，水停则血阻；到后期，由于阴阳不足，气血耗伤，气虚则血行无力，阴虚则血黏血凝，此等均能使血行不畅形成瘀血。瘀血一旦形成，则又影响整个病程的转归，使疾病迁延不愈。各种肾脏疾患的主要病变部位在于肾，肾的"主水"功能发生障碍，而使水液潴留，而内蓄之水反过来又阻碍肾脏的气化，影响三焦决渎，导致气化失司、水道不畅则又加重积水，水阻则血瘀，而血瘀又能生水，即"血不利则为水"而加重病情。

现代医学证实，肾盂肾炎慢性期，其病理变化主要以增生性改变为主。肾脏瘢痕性萎缩变小、肾盂和肾盏变形、肾实质多数局灶性纤维化。如炎症反复发作，血管壁发生增厚及结缔组织增生，血管变窄，从某种意义上，这些病理变化与中医之"瘀血"不无相关。在肾小球病变，凝血是肾炎病变形成中的重要方面，纤维蛋白沉着是血凝的后果，也是导致肾小球纤维化、萎缩的前奏。一般认为，原发性肾小球疾病中存在着不同程度的高凝状态，不论在动物模型及人类肾炎中，免疫荧光测定与电镜检查均可以在肾小球内测出纤维蛋白，并在肾小球毛细血管中可以看到血小板凝聚。甲皱微循环的观察还表明，肾炎的发生与微循环障碍有关，提示肾炎是全身性微循环障碍疾病，不仅限于肾组织，亦可见于外周循环。所有这些现象连同肾炎发生时的毛细血管内的血栓形成、肾小球细胞增生、基底膜增厚和免疫复合物的沉积等，似可视为中医之瘀血证。

如上所述，肾脏疾病之因，不外内外二端。在内因方面，已如上述，它是免疫功能发生障碍的结果。在外因方面，已知道诸多肾病与感染有关：如肾盂肾炎，已知是由细菌感染所引起，而肾小球之病变，亦与链球菌感染有关；同时，在病变过程中，感染是导致疾病恶化的重要因素，不容忽视。

二、对肾脏疾病病理的认识

（一）病变脏腑以肾、脾、肺、肝、胆为主，而波及诸多脏腑、组织

各种肾脏疾患，其病变之根本在于水道失畅，水邪内留外溢，故在外可见水肿，在内可见小便不利等，可概括为"水"病。而肾之功能，主要主水，故有"水脏"之称；肾中之精气，具有促进气化，功主小便启闭之作用。故无论外感、内伤，只有侵及肾，使肾"主水"功能失调，才能发生肾脏疾患，肾为该类疾病的基本病变部位。

但水肿之起，非是一脏之疾。首先，肾与脾，一为先天之本，一为后天之本，生理情况下相互联系，先天靠后天以养，后天赖先天以助，功能上优势互补。《医碥》亦曰："脾胃之腐化，尤赖肾中之一点真阳蒸变，炉薪不息，釜爨方成。"阐明了脾胃之运化腐熟水谷，需得下焦肾阳资助之理。李东垣云："元气之充足，皆由脾胃之气无所伤，而后滋养元气。"又进一步论述了肾元必赖脾胃水谷充养之精，确为允当。生理上的密切联系，必致病理上的相互影响，以致脾肾俱病。首先在水液代谢方面，肾阳不足，气化不行，关门不利，致下焦不通，浊毒内留必影响脾机，致脾运不行，湿阻外溢，反之，脾气亦亏。若脾虚不运，水不布化，流溢于内，阻滞气机，下焦不通，阳难化气，肾无所藏，元气必惫，及脾肾皆衰，必酿水害。其次，脾为气血生化之源，肾主藏精而化血，脾虚失于运化，水谷不入，精微不生，则化源告罄，必累及肾元，致肾虚亏。肾精不充，化血无基，加之肾阳衰惫，推动无力，气血必乏，从而可出现全身性的虚衰。再者，脾对精微具有约束之功，若脾肾俱亏，约精无力，必致精微外

流，从而出现大量的蛋白尿，此亦即紫癜肾所生之基也。

肺与肾，一属金，一属水，为母子之脏，又有金水相生、金水同源之内在联系；病理上，亦相互影响，每每肾亏及肺，肺虚传肾。尤在主水功能上，肺为水之上源，功主通调水道，肾主水而司二便。感受外邪，肺气不宣，水道不通，外不能得汗而解，内不能从小便而排，形成肺肾俱病，如"风水"之患，即是此意。

肝与肾最易互传。肾水不足，水不涵木，则易导致肝阳上亢，甚则肝风内动，如各种肾脏疾患之高血压及肾脏疾患后期之抽搐等。另外，肝主疏泄，与胆、三焦共主人体之气机升降。若肝病疏泄失职，则三焦不通，水不下达，郁之于内；反之，肾病日久，水湿内留，阻碍气机，影响肝之气机升降，气机内郁，又是形成瘀血内毒的重要因素。

此外，本类疾病，还常常影响到膀胱，以致膀胱湿热内停，水道不通。病延日久，亦可影响到心、三焦等，尤其是慢性肾衰竭，更是形成多脏腑、多组织、多器官的广泛病变。上焦不纳，浊阴上逆，则土逆于上；中焦不化，湿溢于外，则浮肿立见；加之卫阳不充，易招外邪等。清气不升，元气不行，相火不化，交通失畅，痞阻格逆，关门不利，决渎失职，浊毒内蓄，五脏六腑皆乖，全身上下俱病，寒热虚实并见。

（二）虚实并见是其基本机转

1. 阴阳失衡是其本质

疾病之发生发展，离不开内外二因，辩证法告诉我们，外因是变化的条件，内因是变化的根据，外因通过内因而起作用，肾脏疾病亦同样适用。各种因素作用于人体，从而形成不同的病变。但总的来说，邪之犯人，必伤正气，而正气具有阴阳之属性，故因感邪轻重、患者体质及治疗情况，本病之虚亦有所侧重：

（1）阳（气）虚不固

各种肾病，当病邪侵袭后，皆可伤及阳气，尤其是慢性疾病，因急性期失治误治或治未彻底；亦有不少病人在急性期症状不明显而未觉察，一经发现即成为慢性者，该类患者病变日久，正气损伤，导致脾肾阳气虚损。肾气虚，脾阳不振则运化失常，水湿潴留，气机升降失调，精微物质不得吸收，脏腑益损，病情愈重。

阳气不足，卫外不固，易受外邪侵袭而反复发作。《素问·水热穴论》

云："勇而劳甚则肾汗出，肾汗出而逢于风，内不得入于脏腑，外不得越于皮肤，客于玄府，行于皮里，传为跗肿。"明确指出了肾气充足之人，纵感六淫等外邪，亦不致受其所害，反之肾气不足，亦必导致卫阳不足，从而易感外邪，引发本病。脾肾不足，水湿内停，外溢肌肤，发为水肿。肾虚不固，封藏失职，脾失统摄，精微失约，导致精微外泄，而成大量蛋白尿。随着病情的进一步发展，浊邪内蕴，三焦壅滞不利，气机升降失调，因而出现尿少，甚则癃闭，恶心呕吐，常见面色无常，面肢浮肿，气短乏力，头晕耳鸣等症。肾脾失司则浊邪不能泄于下，久之邪郁生热，浊盛生毒，损伤脏腑，入血犯脑，而见神昏、抽搐、吐血、衄血等危重证候。可见，阳气虚衰有其演变过程，亦是临证较为常见者。

（2）肾阴不足

肾为先天之本，内寓真阴真阳，当病邪不解，损及肾脏之阴，亦可出现水肿。肾阴虚产生之因，可能与下列因素有关：①因阳虚而用温燥，使阴精损伤。②因水肿而久用渗利，致阴液流失。③激素、免疫抑制剂的使用，也可耗伤阴精。④肾炎水肿期，水不化精而内潴脏腑，外溢皮肤，故慢性肾炎看似水液偏多，实则阴精亏少。⑤湿遏水聚日久，化热伤阴，或感受温热毒邪，损伤阴津。⑥素体阴亏火旺之人，发病后邪从火化，更伤阴津。阴虚一旦形成，即可产生水肿或加重水肿。早在汉代张仲景就创立了猪苓汤，以治肾阴虚有热之水肿，开滋阴利水之先河。对其机理，赵献可曰："殊不知阴虚，三焦之火旺……皆相火泛滥停水而生病也。"清代医家唐容川对阴虚水肿论述更详，指出"阴虚不能化水则小便不利。"张锡纯认为："阴分虚损，肾脏为虚热所伤而生炎，是以不能漉水以利小便"。肾阴包括肾精，肾气由肾精所化，若作为物质基础的肾阴匮乏，则肾气生化不足，主水失职，关门不利，或水液泛溢而成水肿，或虚火灼伤下焦致尿频急而痛，若肾失封藏，肾阴虚，虚火灼伤阴络而见血尿、蛋白尿等。

（3）阴阳双亏

阴阳互根，相互维系，在发病过程中，常常阴损及阳，或阳损及阴，从而出现阴阳两伤。尤其是病变之中后期，此类患者最为常见，患者不仅有阴虚之见证，如五心烦热、面红潮热、盗汗等，同时又具有畏寒怕冷、腰膝冷痛等，一派阴阳双亏之象。究其发生之因，不外两端，一是素体虚弱，日久不复。二是精气空虚，先由肾气虚，而后肾精不化，此过程之出现，标示着疾病的进一步发展，常常是加重的表现，应高度重视。

2. 实邪内蕴是其特征

水气不利是各种肾脏疾患的主要表现，或肾阳不足，或肾阴亏虚，或阴阳双乏，以致下焦不通，水道不利，水气内留，外溢肌肤而为水肿，内窜脏腑而为悸、烦、眩等。水气内停，壅遏络路，阻塞气机，又易生瘀、化火、生毒，产生一系列的"实"象。

如上所述，该类疾病的共同机转在于虚实并见，本虚标实。本虚容易招致外邪，产生病理产物（水、瘀、火）而致实；标实又反过来损伤人体正气，加重本虚，形成恶性循环。可以说，在各种肾脏疾患中，均存在着上述之机，只是各有侧重，或以本虚为主，或以标实为主。一般说来，初期以标实为主，后期以本虚为主。

同时，值得提出的是，该类疾病尤其是慢性期，还有一特征即寒热互见。一方面，肾阳虚者，阳虚而生内寒，而水、瘀、毒交炽，气机不通又易生火，故寒热每每同时存在。

（三）该类疾病的传变规律

1. 六经序传

各种肾脏疾病，在发病的过程中，不可能一成不变，其发生发展皆有一定的规律。肾盂肾炎、肾小球病变皆由外感而起，其病变过程亦遵循由轻到重，由表入里的特征。就其正虚来说，先由不重到重，其阳气之虚亦每先气后阳，其邪气则从表入里，由强到弱，并随人体质及治疗情况而化热、化寒，其总体病机，较为符合《伤寒论》之六经传变规律。

病变之初，多由外感六淫之邪而引起，每每先有太阳之见证，如恶寒、发热、头痛、身痛、腰痛等。继之出现小便不利、水肿等，表证不解，随经入腑，膀胱气化不利的蓄水证。病情进一步的发展，则又可出现往来寒热、口苦咽干、目眩、胸满不舒等少阳病之见证。部分病人，邪气化热，表邪入里而传入阳明，病至阳明，亦有经证、腑证之不同。

若失治误治，病情不解，邪气损伤正气，首先出现的是脾气不足，而未达到阳气亏虚之程度，此时，病已入太阴，标示着病由以实为主而转变为以虚为主，疾病发生了本质的变化，多见于各种肾病的慢性期之初。

若病在太阴而未能及时治疗，或此时过用温燥，皆可传入少阴，从而出现寒化与热化两种不同的证型。寒化证，系气虚的进一步发展，导致阳气亏虚，而热化证则是肾阴不足，此多见于各种肾脏疾患的中后期。

若病仍不解，正虚不复，而邪毒炽盛，损伤脏腑，败坏气血，其病情虚实互见，寒热错杂，标示着病已深入厥阴，预后欠佳，多见于慢性肾衰竭期。

2. 直中

即疾病发生之初，不经太阳之表，而直接入里，从而表现为三阴证候或少阳证候。临床上，不少患者发病之初自不在意，或无任何自觉症状，一经发现即为慢性期，如隐匿性肾炎等。个别患者，一经确诊，即为尿毒症等。

3. 合病、并病

此类患者亦较常见，或发病之初，即含有二经证候，或在演变的过程中，一经证候未罢，而又出现了另一经证候，最常见的太阴、少阴合、并病。

4. 寒化热化互见

有一部分患者，在病变过程中，既有寒化之征，又有热化之象，从而出现阴阳双亏、气阴两虚之机，此当注意。

另外，一部分患者还遵循表里互传，最常见的为太阳少阴互传及少阳厥阴互传，在治疗时应予注意。

三、肾脏疾病的六经辨证方法

前已述及，各种肾脏疾病在病变的过程中，多按六经传变，其发病机理多在六经病理之范畴，其证候表现不越六经之规范，较符合六经辨证，现将辨证大法简介如下：

（一）太阳病期

太阳经有手足二条，分别为手太阳小肠和足太阳膀胱，循行于体表的头、项、背、腰及四肢的后、外侧，内属于小肠、膀胱，并络心、肾，构成体表与内脏，以及相表里的经脉及内脏的密切联系。其生理功能可概括为：

职司卫外，统摄营卫：由于太阳的经络布散于人的体表，是人体最大之经，特别是足太阳膀胱经与督脉并行身后，背为阳府，督脉又为阳经总督，故为阳经之长，为诸阳主气，其阳气充盛则能护卫体表。太阳之气行于体表的隶属于卫气，卫气有温分肉、充皮肤、肥腠理、司开阖、卫外固表、抵御外邪之功。太阳统摄体表营卫二气，具有防止外邪入侵的重要作用。

六经藩篱，受邪首当："太"有开初之意，由于太阳居六经之首，主一身之表，故外邪侵袭，太阳首当其冲，发病最早。

参与气化，主司排水：因小肠泌别清浊，膀胱为州都之府，通过气化而贮、排尿液，二府通和，气化如常，则尿液得以顺利排出，反之，每致小便失常、水液潴留。

内应少阴，表里互通：太阳与少阴互为表里，二者经气互通，功能相依，太阳主表有赖于少阴里实，而少阴主里又有赖于太阳表固，故《灵枢·本脏》说："肾合三焦膀胱，三焦膀胱者，腠理毫毛其应。"太阳失固，就会导致邪传少阴，而少阴里虚，又可导致太阳虚馁，一则易受邪侵，再则易致膀胱气化失常，而致水液潴留。

正是由于太阳的如上功能特点，若太阳经正气不足，或少阴里有固邪，阴阳失调，卫外力弱，有腠理疏懈，营卫失和，外邪侵袭，邪正交争，营卫功能失调，经脉气血不畅，就可发生太阳经证（即表证），多见于急性肾盂肾炎、急性肾小球肾炎及其他慢性肾脏疾病的急性发作期，而前者现代医学称之为潜伏期或前驱期。表邪不解，循经侵入太阳之府，影响膀胱气化，则可形成太阳腑证。本书所论述之多种肾脏疾病初期，多有此太阳病期的表现。

1. 太阳表证

一般发病急，初为眼睑浮肿，继则四肢及全身浮肿，按之凹陷，四肢关节疼痛，恶寒或恶风、发热、头痛、腰痛、咽痛等，脉浮，多见于急性肾盂肾炎、急性肾小球肾炎的前驱期及其他慢性肾脏疾病兼有外感时。值得注意的是，许多隐匿性肾炎、多囊肾等病者，常因"感冒"使病情显现加重而被发现，那么，这种诱发因素引起的外感症状，亦相当于太阳病的经证期。

基本表现：眼睑浮肿或全身浮肿，或仅面目及下肢浮肿，小便不利，恶寒、发热、头痛，咽痒或咽痛，脉浮。

辨证要点：本证由两部分组成，一是正邪交争于表所出现的太阳经证，一是内在固邪即水气所表现的水肿等证，二者共同构成了本证，突出了肾脏疾病太阳经证的特色。因病在太阳经，部分病人为急性肾炎及肾盂肾炎的前驱期，水肿等并不十分明显，若不留神，则易误诊，往往将其视为普通感冒，因此，临床上一旦发现上述见证，即应认真细致地进行诊察，必要时借助西医诊断手段及时确诊。

该类患者多因内有固邪，当机体阴阳失调，卫外功能下降之时，又招致外邪，内外相招，阻塞经脉，毛窍闭塞，肺失宣降，不能通调水道，下输膀胱，故小便不利，甚则全身浮肿。外邪侵袭肌表，卫阳被遏，营卫不和，不能温分肉，则见恶寒。病在太阳，正气尚可与邪相争，邪正交争于体表，正气浮盛，欲抗邪外出，则见发热、脉浮。外邪阻滞，经脉不通，则见头痛等。邪束肌表，肺气不利，故见咽痒或咽痛等。

辨证分型：太阳经证，由于感邪性质及个人体质之不同，其证又可分为如下三型：

（1）太阳中风

主症：发热、汗出、恶风，头项强痛，鼻鸣干呕，舌苔薄白，脉浮缓。

是证患者，多为素体腠理疏松，感受风寒之邪后，卫阳浮盛于外，与邪相争，故见发热。卫阳受损，加之本身腠理失密，则卫外不固，开合失司，营不内守，以致营阴外泄，而见汗出。卫失温煦，且汗出玄府开张，不耐风袭，故见恶风。太阳经行于头项，太阳为风邪所阻，经气失和，故头项强痛。肺主气，外合皮毛，风寒袭于肌表，肺气因之不利，故鼻鸣。肺胃同司肃降，肺气上逆，胃气亦有碍于下降，故干呕。正气趋表，欲抗邪外出，故脉应指而浮，但营阴外泄，脉道松弛，因而兼缓。而此脉缓，并非指脉搏缓慢，而是指脉体宽松。

（2）太阳伤寒

主症：发热，或未发热，恶寒，无汗而喘，身痛，呕逆，舌苔薄白，脉浮紧。

此类患者，腠理致密，感受风寒之邪后，卫气奋起抗邪，正邪交争，故见发热，若感受风寒之邪较重，寒主凝敛，卫阳郁闭较甚，不能及时伸展与邪相争，或骤然之间卫气未能及时达表抗邪，故发热较迟，则可见短暂的不发热。寒邪束表，卫阳被遏，而失去卫外温煦作用，故恶寒较重。寒性凝滞，风寒束表，不仅卫阳被遏，且营阴郁滞，从而使太阳经气运行受阻，故太阳伤寒除见头痛外，尚见无汗、身痛、脉浮紧。风寒外束，卫郁不宣，表气郁闭，里气不和，肺胃之气不降反逆于上，故见喘、呕。柯琴即曰："太阳受病，当一二日发，故有即发热者，或有至二日发者，盖寒邪凝敛，热不遽发，非若风邪易于发热耳。然即发热之迟速，则其人所禀阳气之多寡，所伤寒邪之深浅，因可知矣。然虽有已发未发之不齐，而恶寒、体痛、呕逆之证，阴阳俱紧之脉，即可断为太阳之伤寒，而非中风矣。"

（3）太阳温病

主症：发热、微恶风寒，口渴，咽痛，自汗，头痛，舌苔薄黄，脉浮数。

太阳为温热之邪所袭，营卫被扰，卫阳奋起抗邪，其热即见。腠理疏松，营阴外泄，故见汗出，微恶风寒。温热为阳邪，易耗伤阴津，故口渴。风热阻于太阳，太阳经气不利，故见头痛。热邪郁于肺系，故见咽痛。热邪鼓动血脉，故见脉浮数。

（4）太阳表虚证

主症：发热而热势不高，恶寒，头痛，反复感冒，自汗，语声低微，脉弱。

此证乃为素体卫气虚，固表机能低下，每易招邪侵，故反复感冒。卫虚不能温分肉，故见恶寒。外邪袭表，卫气抗邪无力，故虽见发热，而热势不高。外邪束表，太阳经气不利，故见头痛。卫虚不固，外不能正常司开合，则见汗出，内不能鼓肺气、充宗气，故见语声低微，脉弱等。

2. 太阳里证

经证经过治疗，治不得法，病邪不解，或为疾病的自然转归，外邪随经入里，侵及膀胱，影响膀胱气化，是证多见于急性肾炎、急性肾盂肾炎及其他肾病的急性发作期，据其有无化热，可分为两型：

（1）膀胱蓄水证

主症：恶寒、发热已轻微，或已消失，烦躁，口渴，小便不利，面肢浮肿，或全身高度浮肿，心下痞，肢体沉重，舌质淡红，舌体多胖大，苔白滑，脉浮数或沉弦。

辨证要点：是证以太阳表证已解，或虽未尽解，但已甚轻微，而外邪随经入腑，尚未化热，为本证的特征。此证多类似于《金匮要略》所称之皮水："皮水其脉亦浮，外证浮肿，按之没指，为恶风。"此期一般临床表现以水肿明显为主，肾脏疾病的各种特征毕呈，即已基本度过前驱期。

太阳之邪未解，内之膀胱有固邪所伏，以致外邪随经入腑，与固邪相结，影响膀胱气化，水道失调，水液内蓄，一则膀胱津气不化，上焦失润，则见口渴，再则膀胱不能开启，则小便不利。水湿无外排之道，外溢肌肤，则见全身水肿，按之没指。水湿内阻，脾为湿困，阳气不得舒展，水湿不能及时运化，故见肢体沉重，脘痞纳呆。水湿为患，尚未化热，故见舌体多胖大，苔白滑等。

（2）膀胱湿热证

主症：小便淋漓不畅，或尿急、尿频、尿痛等，或茎中灼痛，尿黄赤混浊，或尿血，或尿有砂石，或可伴有发热、少腹拘急、腰痛，舌质红，苔黄腻，脉弦数或濡数。

辨证要点：本证以湿热阻于下焦膀胱，小便淋漓不畅，点滴刺痛为特征，多见于泌尿系感染、泌尿系结石及泌尿系肿瘤等。

是证或由太阳表邪未解，随经深入膀胱，郁而化热，或湿热之邪从下窍而入，结于膀胱而成。湿热蕴结膀胱，下焦决渎不利，故见小便淋漓不畅，尿急、尿频、尿痛等。湿热灼伤膀胱血络，则见尿血。湿热煎熬尿液，轻则小便混浊，日积月累，尿中杂质结为砂石，则见石淋。湿热循膀胱经外越，则见发热。膀胱位居小腹，与肾相连，腰为肾之府，湿热久蕴，膀胱与肾俱受其累，故可见少腹拘急而痛、腰痛等。舌质红、苔黄腻及脉象俱为湿热内结之征。

太阳腑证尚有太阳蓄血证，但是证多见于疾病后期，常有寒热错杂、虚实并见之征，与厥阴病期相当，故在厥阴病中探讨。

（二）少阳病期

少阳亦有手足二条，主要循行于上下肢外后侧，并行人体之侧，体内属胆与三焦，络肝与心包，与厥阴相表里，其主要生理功能有二，一是疏利气机，通调水道：《素问·灵兰秘典论》说："胆者，中正之官，决断出焉。"是言胆内藏精汁，与肝相连，相互为用，共主疏泄，其又内藏相火，善于决断，与人体情志及气机调畅密切相关。"三焦者，决渎之官，水道出焉"。是言三焦为人体营卫水火游行的通路，以交通内外，主司人体水道。张介宾对此注曰："决，通也，渎，水道也。上焦不治，则水泛高原，中焦不治，则水留中脘，下焦不治，则水乱二便。三焦气治，则脉络通而水道利，故曰决渎之官。"对三焦与人体水液运行之密切关系则论述颇详。二是三阳离合，少阳为枢：对此，《素问·阴阳离合论》说："是故，三阳离合，太阳为开，阳明为阖，少阳为枢，不得相失。"是言三阳经的离合，太阳主表，其敷布阳气以卫外，故为开。阳明主里，受纳阳气以支持内腑，故为阖。少阳居于二者之间，转输内外，故为枢。少阳为里之出表，表之入里之处，犹如门户之枢纽，故曰少阳主枢。若少阳枢机畅利，则营卫水火升降出入有常自可不病。各种肾脏疾病，多为内有固邪留滞少阳，引邪入内，每每影响少阳枢机，阻塞三焦水道，以致水液不循常道，外溢肌肤。因此，少阳在三阳经中，以其所居位置而言，乃已离太阳之表，尚未进入阳明之里，就其病机而论，乃邪犯少阳，枢机不利，胆火内郁，水道失常，干犯脾胃，故在各种肾脏疾病中，若主要呈现上述病机，而有三焦决渎失职之证者，即可断为少阳病，不必诸症俱备，诚如《伤寒论》101条所言："伤寒中风，有柴胡证，但见一证便是，不必悉具。"少阳病在各种肾脏疾病中，一般发病较急，或由太阳病失治误治转来，或为慢性疾病复感外邪而致。是病期常见有如下三证：

1. 少阳湿热内阻证

主症：面肢浮肿或全身水肿，小便黄赤不利，甚则见小便灼热疼痛，心烦，口苦，咽干而痛，头昏目眩，恶心欲吐，渴不多饮，或往来寒热，胸胁胀满，腰痛，或肾区叩击痛，舌红苔白或薄黄，脉弦。

辨证要点：病邪已离太阳之表，尚未进入阳明之里，且湿热内阻是其主要着眼点。邪犯少阳，枢机不利，三焦失畅，则小便不利，水湿内停，外溢肌肤，则成水肿。而水湿内留，更能阻碍气机、壅塞水道而加重病情，形成恶性循环。少阳枢机郁滞，胆火上炎，则口苦、咽干而痛。胆火随经上犯清窍，则头昏目眩，甚则双目红赤。下犯膀胱，则小便灼热。干犯脾胃，则恶心欲吐，脘腹胀满。若病邪郁滞，正邪纷争，则往来寒热，邪郁经脉，则胸胁苦满等，种种见证不一而足。辨证之时，当遵仲景之旨"但见一证便是，不必悉具"。只要见到能够反映少阳病机的一组证候即可辨为少阳病，从而依据和解少阳枢机之法，恰当治疗，每有良效。

2. 少阳寒饮郁滞证

主症：往来寒热，胸胁满微结，但头汗出，心烦，小便不利，水肿，渴而不呕，或渴饮不多，或喜热饮，大便稀溏，脘腹胀满，舌淡苔白，脉弦。

辨证要点：该证由少阳邪郁与寒饮内阻两组证候组成，是其主要着眼点。本证在《伤寒论》中见于147条："伤寒五六日，已发汗而复下之，胸胁满微结，小便不利，渴而不呕，但头汗出，往来寒热，心烦者，此为未解也，柴胡桂枝干姜汤主之。"原证乃太阳病，汗后复下，几经误治，重创脾胃，邪结少阳。在临床中，主要见于素体脾胃虚弱，或慢性肾脏疾病中，复感外邪而致，不必拘于误治。邪郁少阳，正邪纷争，故可见往来寒热。胆火上炎，则见心烦。中焦脾胃阳气不足，加之邪阻少阳，三焦决渎失职，水道不利，水液内停，则下不能小便通利，水无下排之路，外不能汗出，水失外散之道，必外溢肌肤，发为水肿，中郁于经，则胸胁满微结，上冲于头面，则头汗出。水气内阻，津液不布，无以上奉，则口渴。湿郁中焦，脾运失常，则见大便稀溏，脘腹胀满等。

3. 少阳邪气弥漫证

主症：小便不利，或有水肿，胸满烦惊，谵语，一身尽重，难以转侧，或见往来寒热，失眠心烦，大便干结，舌红苔白或薄黄，脉弦。

辨证要点：该证以少阳邪郁，水道不利及出现神志症状为突出表现。是证原见《伤寒论》107条："伤寒八九日，下之，胸满烦惊，小便不利，谵语，一身尽重，不可转侧者，柴胡加龙骨牡蛎汤主之。"为太阳病表邪未解，误用攻下，使正气受伤，邪气内陷少阳，弥漫内外而成。临证之时，可见与是证病因相同者，但勿拘泥之，只要见到与该证病机相同者即可断之。因邪气内陷少阳，经气不利，故见胸满而烦，正邪纷争，可见往来寒热。少阳枢机不利，三焦水道失畅，决渎失职，则见小便不利，水湿内留，外溢肌肤，发为水肿。胆火上炎，扰动心神，则见烦惊谵语，或见失眠。阳气内郁，不得宣达，枢机不转，故见一身尽重，难以转侧，大便干结等。

（三）阳明病期

阳明者，两阳合明也，阳气旺盛，多气多血，其所主胃与大肠。胃为水谷之海，气血生化之源，肌肉全赖以充养，故阳明又主肌肉。阳明病属三阳，其病理机制，仲景概括为"胃家实是也"，即指病入阳明，大多邪从燥化，生毒化火，凡符此机者，皆可断为阳明病。在多种肾脏疾病中阳明病期的形成原因主要有如下几点：①因感受病邪较为严重，虽在太阳、少阳病期中经过发汗和和解之法，未能驱邪外出，依然传里化燥化热。②与体质与固邪有关，由于病者阳气旺盛，内有热邪深伏，感邪之后，内外相招，极易入里化燥化热。③由于病在太阳、少阳或其他各期中，过用温燥渗利之品，损伤阴津，或接受西医肾上腺皮质激素、环磷酰胺等治疗，助火生燥，病传阳明。无论何种因素，病传阳明后，据患者体质不同及内伏固邪性质不同，可发生经、腑两种证型。无形邪热充斥表里，内无燥屎者，则发为经证。病邪传入阳明，内有燥屎宿积，邪与之相合，结于肠腑者，则发为阳明腑实证。一般而言，阳明病期之多种肾脏疾病仍多属于急性期，个别患者亦可为慢性肾脏疾病的急性发作期，但此时人体正气一般不虚，而病邪盛实。

1. 无形邪热证

主症：发热或胸腹灼热，或心烦，咽喉肿痛，皮肤疮疖，小便不利，全身水肿，或仅面部浮肿，头昏或头痛，口干舌燥，渴而喜饮，舌红，苔黄，脉数或滑。

辨证要点：本证以燥热炽盛，而大便通畅为特征。该类证候多由于扁桃体肿大，或皮肤疮疖经治不愈。邪毒循经传入阳明，以致邪热炽盛，壅遏气机，阻塞水道发为水肿。或水肿病人过用肾上腺皮质激素及渗利之品等，以致阴虚生燥，热归阳明。或阳虚之人，过用温燥，化热成实，转入阳明。盖阳明为多气多血之经，外主肌肉，燥热炽盛，充斥表里，则外见发热，不恶寒，反恶热；热阻营郁而化毒，则生疮疖；热毒壅塞于内，则腹胀、腹部灼热、邪热上攻，则头昏而痛；燥热炽盛，故口干而燥；热邪内遏，气机不通，津液不布，则小便不利，全身水肿等，不一而足。

2. 有形邪实证

主症：脘腹胀满，大便闭结不通，烦热，口渴，或手足发热，汗出，面肢水肿，小便不利，皮肤光亮，舌质红苔黄，脉沉弦等。

辨证要点：以水肿伴见脘腹胀满，大便闭结不通，烦热口渴为特征。

水湿之邪，郁而化热，伤津化燥，内传阳明，与有形糟粕互结，致腑气不通，故大便秘结，脘腹胀满。燥热内盛，阴津匮乏，故烦热口渴。阳明主四肢，今腑实已成，邪热循经外扰，迫津外泄，故手足发热，微微有汗。水湿内阻，气化不利，则小便短少。湿热之邪随经壅于肌肤经隧之间，故皮肤光亮，水肿立见，舌质红苔黄、脉沉弦均为里热炽盛之象。

对于是证，颇似朱丹溪所说之阳水，其曰："若遍身水肿，烦渴，小便赤涩，大便秘结，此属阳水。"

（四）太阴病期

太阴经脉亦分为手足二条，在体表循行于下上肢的内侧及胸腹两侧，进入体内后属肺、脾而络于胃和大肠，构成太阴与阳明经络脏腑之间的密切联系。肺主气，为水之上源，功主布散水谷精微，通调水道为相傅之官，与水液代谢密切相关。脾主运化，为后天之本，在正常情况下，脾将水液上输于肺，通过肺的宣发肃降功能而布散全身，多余及代谢后的水液下输膀胱，通过膀胱气化而排出体外，完成整个水液代谢的过程。对此，《素问·经脉别论》说："饮入于胃，游溢精气，上输于脾，脾气散精，上归于肺，通调水道，下输膀胱，水精四布，五经并行。"详细地论述了脾肺二脏在水液代谢过程中的重要作用。在病理情况下，若太阴脾肺虚弱，或被邪气所犯，以致中阳不足，运化无力，肺虚不能宣散，必致寒湿内停，发为水肿。早在《内经》中即有"三阴结谓之水"之论述，《医门法律》释曰："三阴者，手足太阴脾肺二脏也。胃为水谷之海，水病莫不本之于胃，经乃以属于脾肺者，何耶？使足太阴脾足以输水精于上，手太阴肺足以通调水道于下，海不扬波矣。惟脾肺二脏之气，结而不行，后乃胃中之水日蓄，浸灌表里，无所不到也，是则脾肺之权不可伸也。"明确指出了太阴气结，可发生水肿等病。太阴与阳明相表里，二者生理上互相联系，互相资助，必致病理上互相影响，使临床上二经证候互相转化。如本属燥热伤津，里热实证的阳明病，过用攻下，或苦寒过极，或素体中阳虚弱者，则可进一步转变为太阴病。而原为太阴病之中阳不足，过服温燥等，疾病由虚转实，由寒变热，又可转变为阳明病，即所谓之"实则阳明，虚则太阴"也。多种肾脏疾病，表现为太阴病者，多已进入慢性期，其基本病变仍局限于脾肺气虚，尚未波及整体，非是全身性机能衰竭，是其特征。

1. 太阴病本证

临床表现：一般病势较缓，全身浮肿，或仅面目浮肿，或四肢浮肿较著，或午后下肢浮肿，晨起眼睑浮肿，心慌，头晕气短、胸闷，恶心，纳差，腹胀，神疲，困乏无力，唇甲色淡，面色萎黄不华，小便清利或不利，大便正常或稀溏，舌淡红或暗红，舌苔薄白，或舌苔前薄根腻或白厚，脉沉缓或弦。

辨证要点：病在太阴，一般由急性肾炎失治误治转为慢性，或慢性肾炎经过治疗后转入恢复期，此期血肌酐正常、尿素氮较低，而无精神疲惫、明显恶寒等肾虚表现。概因水液代谢有赖于肺、脾、肾三脏功能协调统一，肺为水之上源，主通调水道，脾居中州，功主运化水湿，肾居下焦，主气化蒸腾，今太阴肺脾气虚，水之输布运化障碍，则发为水肿。肺气虚则见气短或稍劳气短，面色萎黄不华，时自汗出等。肺气不足，上不能宣散水精，下不能通调水道，而致水邪内留，阻塞气机，引发和加重病情。脾气不足，运化不力，则可见纳差、腹胀，甚则便溏。脾虚不化，水谷精微不布，气血化源匮乏，则可见神疲乏力。气血双亏，则唇甲色淡。水湿内留，则小便不利。脾肺气虚，水液不能正常转输布散，聚而为害，内侵脏腑经脉，外溢肌肤，发为水肿等。

2. 太阴阳明并病

临床表现：恶心呕吐，脘腹胀满，大便稀溏或干结，口苦，面色萎黄不华，纳差，全身浮肿，或仅面目浮肿，或见下肢浮肿，脉沉濡，或弦急等。

辨证要点：本证以阳明热结与太阴脾虚并见，虚实夹杂、寒热错杂为特征。因阳明与太阴相表里，二经病变常常互传。本证多见于慢性肾衰竭期，因各种毒邪留滞体内，形成虚实并见，寒热错杂之证。热结阳明，则见口苦，大便闭结不通，或下利灼肛。脾虚寒滞，则见面色苍暗不华，或大便稀溏，纳差。脾胃同居中州，为人体气机升降枢纽，现邪阻太阴阳明，脾胃升降失常，脾气当升而反降，清气在下，则生泄泻；胃气不降反升，浊阴在上，则见胃脘胀满，恶心呕吐。脾胃气机壅滞，人体气机紊乱，水液不能正常转输布散，聚而为水，故见水肿等。

3. 太阳太阴同病

临床表现：发热，恶寒，头痛，大便稀溏，肢体浮肿，神疲乏力，或恶心欲吐，或胃脘胀满，或不思饮食，面色萎黄不华，舌淡苔白，脉沉濡，或数等。

辨证要点：本证以外有太阳表证，内有太阴脾虚为其特征。是证多见于慢性肾炎复感风寒而致者。风寒束表，太阳经气不利，邪正交争于体表，卫气被扰，故见发热、头痛、恶寒等。太阴脾虚，运化不力，水湿内留，故外见水肿，神疲乏力，下见便溏，中见恶心欲吐，脘腹胀满，不思饮食等。

（五）少阴病期

少阴经脉属于心、肾，而络于小肠、膀胱，从而构成了体表与内脏，以及相表里的经脉及内脏的密切联系。心属火，为君主之官，主血脉，又主神志而统帅全身，为五脏六腑之大主。肾为先天之本，内寓真阴真阳，为五脏六腑之根本，故肾有"命门"之称，其主水，肾中精气之气化功能对体内津液的输布和排泄及维持其代谢平衡，起着极其重要的调节作用，所以，《素问·逆调论》说："肾者水脏，主津液。"在正常的情况下，肾气的蒸腾气化以三焦为通路，将水液输送到全身。特别是尿液的生成与排泄，更是与肾中精气的蒸腾气化直接相关。肾又司二便的开合启闭，若肾脏病变，气化失常，则即可引起关门不利，小便排出障碍而发生尿少与水肿等病理现象，如《素问·水热穴论》所说："肾者，胃之关，关门不利，故聚水而从其类也，上下溢于皮肤，故为浮肿。浮肿者聚水而生病也。"直接阐明了肾脏病变与水肿的关系。肾与心同属于少阴，二者一水一火，正常情况下，心火通过经脉及三焦通路而下达于肾，以温肾而助膀胱化气行水而排出尿液，以及助小肠之泌别清浊之功能。肾水因肾阳及心火的温煦蒸动，亦借上述通路而上济于心，使心火不致过亢而为害，如此，则心肾交通，水火既济，阴阳交泰，相辅相成，机体自可康健。

正是因为少阴寓水火之脏，故病入少阴，既可从阴化寒，亦可从阳化热，因而在见证上有寒化、热化两种基本证候。各种肾脏疾病的少阴病期，既可是从三阳或太阴失治误治转化而来，又可见病邪直入少阴，起病即呈现少阴病证者。对此，张仲景《伤寒论》即有明断，如以少阴寒化证为例，82条："太阳病，发汗，汗出不解，其人仍发热，心下悸，头眩，身𬌗动，振振欲擗地者，真武汤主之。"即是病从太阳传入，指出部分肾脏病患者，初期为病在太阳，因少阴阳虚，加之固邪深伏少阴，经治疗后旋即随经传入少阴，出现阳虚水泛证，故主以温阳利水的真武汤。而316条："少阴病，二三日不已，至四五日，腹痛，小便不利，四肢沉重疼痛，自下利者，此为有水气。其人或咳，或小便利，或下利，或呕者，真武汤主之。"则是属于固邪深伏少阴，其发病为直中形式，病始即为少阴病见证，而未经其他经传变。值得注意的是，由于肾脏疾病的特殊性，容易出现太阴少阴并病及少阴阴阳两虚证等，临证当引起重视。

一般说来，少阴病期病情较为严重，特别是少阴寒化证型，更是如此，多已动摇了生命之根本。多种肾脏疾病进入少阴病期，标志着肾脏疾病之病情已进入慢性期的中后阶段。

1. 寒化证（脾肾阳虚）

临床表现：面目浮肿，或全身浮肿，下肢肿甚，按之凹陷没指，心悸、腰膝酸软或疼痛，少腹胀满或发凉，畏寒怕冷或足胫不温，或手足逆冷，夜尿较频，小便清长或尿少，大便稀溏或便次增多，食后腹胀，或饥不欲食，面色萎黄不华或面色灰暗，舌淡，舌体胖大有齿痕，唇甲色淡，神疲乏力，妇女可见月经后期，月经色淡，白带清稀，脉沉细无力。

辨证要点：本证由两部分证候组成，即肾阳虚如畏寒怕冷，四肢不温等及水湿泛滥证如水肿，下肢肿甚，心悸等。

素体虚弱，久病失治，固邪萌动，肾阳衰微，以致不能温化水液，水湿内停外泛，故见面目、肢体浮肿，水液趋下，故下肢肿甚。水气上凌，心神不宁，故见心悸气短。腰为肾之府，肾虚而水气内盛，经脉失养，故腰痛或腰膝酸软。肾阳不足，致膀胱气化失常，关门失约，故小便不利或清长、夜尿较频。肾阳虚，命门火衰，不能温煦机体，则手足四肢不温、畏寒怕冷，神疲乏力。阳虚不华于面，则面色萎黄不华或面色灰暗。肾阳为一身阳气之根本，肾阳虚后必累及脾阳，致脾肾双亏，运化失职，则见腹胀，纳差、便溏，舌质淡胖，脉沉细等均为阳虚水湿内盛之象。

2. 热化证（肾阴亏虚型）

临床表现：眼睑及下肢轻度浮肿，或晨起眼睑浮肿，午后下肢微肿，按之凹陷，或轻微凹陷，头昏或头晕、耳鸣、咽干、口干或渴不欲饮水，颜面烘热、两颧潮红、唇红，烦热，手足心热，或午后潮热，心慌，盗汗，腰痛，或腰膝酸软，小便不利或小便量少、色红或淡红，大便正常或干燥，舌红，或淡红少苔或有白苔、薄黄苔，脉沉细数。

辨证要点：素体阴虚，或病在三阳经时过用渗利之品，或病在太阴时过用温热药，以致阴虚阳亢而化热，均可形成本证。尤其多见于服用大量激素的过程中，以明显的阴虚火旺为其特征。

腰为肾之府，肾开窍于耳，肾阴不足失于滋养，则可见腰痛、腰膝酸软、耳鸣等。肾之经脉过咽喉，阴虚水不上承，则见咽干或口干而渴。阴虚不能涵阳，阳亢化热上扰，心肾不交则可见心中烦热，心慌，手足心热，甚则颜面烘热，午后潮热等。肾主二阴，肾阴虚阳失化源，肾精不能气化蒸腾，功能失常，加之阴虚不润，关门不利，故可见小便不利，大便干燥，以致水湿不化，留滞于内，泛溢于外，而呈现浮肿。至于舌边尖红等，均属阴虚火旺之象。

3. 太少两感型

太阳与少阴互为表里，外感六淫，邪束太阳，而少阴里虚者，常易形成本型，临床上依据感邪的性质及少阴阴、阳虚之不同，常见有两种类型：

（1）太阳风寒，少阴阳虚证

临床表现：面肢浮肿或全身高度水肿，小便不利，大便稀溏，手足不温，形寒肢冷，腰膝酸软，唇甲色淡，无汗，恶风，身痛，脉沉细而数，舌淡苔白，部分病人实验室检查可见尿素氮升高，血色素较低。

辨证要点：此证除见于一般肾阳虚的见证外，尚有风寒外束之表现，多见于慢性肾脏疾病的后期，身体虚弱抵抗力低下之时，复又感风寒外邪，以致形成了表里同病。是证即《金匮要略》所说："水之为病，其脉沉小，属少阴。浮者为风，无水虚胀者，为水气，脉沉者，宜麻黄附子汤，浮者宜杏子汤。"

肾阳不足，外不能温煦机体，内不能蒸腾气化、布精散水，故可见唇甲色淡，畏寒怕冷，小便不利，水肿等。风寒束表，阻遏卫阳，郁滞营血，故可见恶风，无汗，身痛等。因风寒外束，玄府闭塞，肺失宣肃，水道失于调畅，水湿浊邪难以外排，更加重了病情。

（2）太阳风热，少阴阴虚证

临床表现：眼睑浮肿，或下肢浮肿，咽喉肿痛，口燥咽干，或见发热、头痛、微恶寒等，手足心热，腰膝酸软，舌质红，少苔，或有薄黄苔，脉细数。

辨证要点：本证即由两组证候组成，一是风热阻于太阳，一是少阴阴津不足。

风热束表，太阳营卫不利，故外见发热，头痛，微恶风寒。风热伤阴，阻于咽喉，加之本证少阴阴津素虚，无以滋养，故见咽喉肿痛，口干而燥，舌质红，少苔，或有薄黄苔，脉细数。少阴阴虚火旺，肾府失养，则见手足心热、腰膝酸软等。

4. 少阴阴阳俱虚型

临床表现：一般病势较缓，晨起眼睑浮肿，或下肢浮肿较甚，背微恶风寒，手足逆冷，或足胫不温，夜尿较频，或少腹发凉，耳鸣，心烦，咽干，盗汗，或午后潮热，或五心烦热，多梦，脉沉细而数，颜面烘热，或两颧潮红。

辨证要点：本证既有阳虚水泛及外寒的表现，又有阴虚内热的见证，是其特征。该证多见于慢性肾脏疾病，尤其是服用西药肾上腺皮质激素及环磷酰胺等的过程中。

少阴为水火并居之经，尤其是肾脏，内寓真阴真阳，阴虚日久，可致阳虚，阳损过极，亦可损及真阴，从而形成阴阳双亏之证。肾阴不足，虚火妄动，从而可见口干或口渴，或咽干，颜面潮红，五心烦热，舌边尖红等。肾阳虚，一则机体失于温煦，再则，气化失常，从而可见畏寒怕冷，手足不温，或足胫不温，夜尿较频，小便不利，大便稀溏等。腰为肾之府，肾阴阳俱亏，水湿内留，经府失养，故见腰痛等。肾虚日久，多损及脾肺，从而可见相应的气虚症状，如气短稍劳即加重，神疲乏力等。由于肾之阴阳虚损程度不同，故对膀胱气化作用影响不一，临床上水肿之程度亦有轻重之别。

5. 太阴少阴并病（脾气肾阴双虚证）

临床表现：全身水肿，或下肢浮肿较甚，按之凹陷，或眼睑浮肿，耳鸣，心烦，多梦，遗精，手足心热，或午后潮热，咽干而红，腰痛或腰膝酸软而痛，面色萎黄不华甚则㿠白，困乏无力，口淡无味，脘腹胀满，或食后腹胀、纳差，大便稀溏，或便次增多，舌淡或淡红，舌体胖，有齿痕，苔白，脉沉细弦，或缓弱。

辨证要点：即脾气虚与肾阴不足同时并见，它类似肾阴阳两虚证，但该证无明显的真阳虚衰见证是其特征。

因肾脏疾病的特征性所决定，故在临床上可以见到此证，它不等同于其他外感疾病的六经病证表现。因脾为后天之本，肾为先天之本，脾肾两脏皆主要参与体内水液的运化、输布、代谢，故各种肾脏疾病多累及此二脏二经。肾阴不足，不能濡养肾府，则见腰痛、腰膝酸软，头晕耳鸣。肾阴不足，阴不涵阳，虚火妄动，则可见五心烦热，多梦，遗精。但无明显的肾阳虚衰如畏寒肢冷等表现是其着眼点之一。脾气不足，失于运化，精微不布，水湿不行，则可见困倦乏力，腹胀、纳呆，小便不利，水肿。另外该证亦可因脾不运化，水湿不行，精微不布，阴津化源匮乏，而致阴虚。或因肾之阴精匮乏，精不化气，而致脾虚，形成恶性循环。无论何种原因，二者若共同存在，则势必相互影响。

（六）厥阴病期

手足厥阴经脉，内属于心包和肝，络于三焦和胆，并有支脉注于肺，从而构成了体表与内脏，以及相表里的经脉及内脏的密切联系。手厥阴心包为心之外卫，主相火，与心之君火相近，君相二火均以三焦为通路而下蛰于肾，使肾水得温可以滋养肝脏。足厥阴肝主藏血与疏泄，与胆相表里，其疏泄功能是调畅全身气机、推动血液运行和津液输布的重要环节。机体脏腑、经络、器官的活动，全赖于气的升降出入运动。由于肝的生理特点是主升、主动，对气机的畅达、疏通、升发起着重要作用。肝的疏泄功能正常，则气机调畅，气血调和，经络通利，脏腑、器官的活动也就正常和调，纳运有序，阴阳燮理，从而保持了人体健康。当肝气郁结之时，各脏腑、经络、组织、器官也就发生紊乱，尤其是血的运行和津液的输布代谢，有赖于气的升降出入，因此，气机郁结，或气机紊乱可导致血的运行障碍，或留而不行，或溢于脉外，皆可产生瘀血。亦可导致津液输布失常，造成津液代谢障碍，使水液内停，而发为水气病变。同时，在肾脏疾病的后期，由于体内代谢产物积聚，影响气机的升降，又每每导致肝阴虚损而肝风内动等。

厥阴为三阴之末，即二阴交尽也，在六经病变中为最后阶段，病情演变多趋极端，不是极热，便是极寒。且因病入厥阴，肝失调达，气机不利，易致阴阳失调，又因厥阴具有阴尽阳生，极而复返的特性，阴极则阳生，阳极则阴生，故厥阴病常以上热下寒，寒热错杂为主，正如《诸病源候论》所说："阴阳各趋其极，阳并于上则热，阴并于下则寒。"

厥阴与少阳相表里，在生理上相互联系，在病理上必然相互影响，个别情况下厥阴病向愈，亦可借经脉关系，阴证转阳而转变为少阳病。也有少阳病失治误治，直接传入厥阴，或少阳与厥阴同时发病者。

肾脏疾病发展为厥阴，多已到后期，不少病人已进入肾功能衰退阶段，因此，证候较为复杂，病情亦较为凶险，当精心诊治和护理。常见的厥阴病期证型主要有如下几型：

1. 肝寒浊逆

临床表现：四肢发凉，畏寒怕冷，头昏而痛，口苦而干，心烦，面色萎黄不华，唇甲色淡，周身发痒，甚则四肢抽搐转筋、神志异常，舌淡或边尖红，苔黄而腻，脉细无力。肾功能检查多有肾功能病退指标。

辨证要点：是证主要由两组证候组成：一是厥阴肝肾阳虚，阴寒内盛；二是厥阴肝经浊毒内壅，脏腑受损。

病入厥阴，多为肾脏疾病的后期阶段，正气进一步损耗，肝肾阳衰，阴寒内盛，无力温煦，故见四肢发凉，畏寒怕冷，脉沉细无力等，此亦即

《伤寒论》厥阴病篇所说："凡厥者，阴阳气不相顺接，便为厥，厥者，手足逆冷是也。"概因厥阴为阴尽阳生之脏，其肝与心包主一身阴阳之气的交接，故各种原因导致肝的疏泄失常，阴阳之气不相顺接，即发为厥逆，而本证所见，乃是肝肾阳气虚衰，难以达于四末所致。肝主藏血，体阴而用阳，肝阳亏虚，肝血不藏，无力养筋润体，故虚风内动而见四肢抽搐转筋，全身皮肤发痒等。且因肝肾阳衰，不能制水，则水邪内停外溢而见水肿。肝肾阳衰，气化不行，三焦不通，除见水湿内停之外，复因各种体内代谢产物积聚，毒邪内壅，加之水湿内蓄日久，化热生毒，必致毒邪弛张，浊毒上攻，干犯清窍，轻则头昏而痛，重则神志异常，侵及于胃，则见恶心呕吐。毒邪伤津损阳，则见口苦而干等。

2. 肝寒胆热

临床表现：四肢发凉，畏寒怕冷，唇甲色淡，面色萎黄不华，全身水肿或面肢浮肿，恶心呕吐，胸胁苦满，口苦，纳差，腹胀，四肢抽搐转筋，心烦易怒，耳聋目赤，甚则往来寒热，头昏而痛，脉弦细等。

辨证要点：本证以肝肾阳虚及少阳热结为突出特征。

厥阴与少阳相表里，肝与胆紧密联系，生理上互相促进，病理上常互相影响转化，每每形成少阳与厥阴俱病。厥阴阳气亏虚，不能温煦滋养肢体，则见面色苍暗不华，唇甲色淡，四肢抽搐转筋，四肢发凉，畏寒怕冷，头昏而痛等。少阳热郁，枢机不转，三焦水道不通，致水气内留，发为水肿。少阳热邪干犯脾胃，则见恶心呕吐，腹胀，纳差。循经上扰，则见口苦、咽干，目眩，耳聋目赤，胸胁苦满等，正邪纷争，则见往来寒热等。

3. 寒热错杂，瘀血阻滞

临床表现：畏寒怕冷，四肢不温，水肿，或下肢肿甚，或晨起眼睑浮肿，恶心呕吐，大便硬或色黑，小便量少，面色萎黄不华而暗，烦躁不宁，或谵语，或昼日明了，入夜神志异常，幻听幻视，腰酸腹痛，舌质紫暗或暗红有瘀斑，脉沉细无力，或沉涩无力等。

辨证要点：是证以厥阴虚实并见，寒热错杂，瘀毒内留为突出特征，多见于各种肾脏疾病的肾功能不全期。

本证多为疾病的后期，经过漫长的病程，机体正气耗伤严重，厥阴阳气大伤，阴寒内盛，故见四肢发凉，畏寒怕冷。肾阳虚则气化失常，加之膀胱蓄血阻滞，湿热蕴结，以致水液不循常道，停蓄于内，外溢肌肤，发为水肿。况该类疾病病延日久，水湿郁而化热，湿热相合，阻碍气机、壅塞水道，加之厥阴阳虚，失于温化，气机不畅，血行受阻，而致气滞血瘀。三焦不通，废物不能及时排除而蓄积于内产生浊毒，瘀血与湿热浊毒相结，更可加重病情，熏灼肠道，故见大便硬结而色黑。血分热毒，上扰神明，则其人烦躁不宁，血属阴类，故白昼神清，入夜阴气当值，故夜则神志异常，如狂发狂。浊毒上攻，胃失和降，则恶心呕吐等，脉沉细涩，舌质紫暗或暗红有瘀斑等均为瘀血见证。

4. 少阴厥阴同病（肝肾阴虚，肝阳上亢）

临床表现：头痛且胀，头重足轻或头晕目眩，面色潮红或颧红，头面烘热，或潮热，盗汗，目赤胀痛，急躁易怒，腰膝酸软或疼痛，失眠多梦，咽燥，健忘，四肢麻木，筋脉挛急，小便黄短，水肿较轻。舌质红干少津，苔黄，脉弦数。

辨证要点：本证既有少阴阴津不足，又有厥阴肝阳上亢是其特征，多见于肾脏疾病的早期，一般起病较急，病程较短，是厥阴病中以实证为主者，患者血压多高。

少阴之肾与厥阴之肝，二者为母子关系，正常情况下，肾阴充足，水可涵木，使肝阳不亢，从而肝脏疏泄正常。今少阴阴虚，不能滋养，腰膝酸软或疼痛，咽燥，舌质红干少津等。阴虚而炎旺，则见面色潮红或颧红，或潮热，口干舌燥，盗汗，失眠多梦，小便黄赤，苔黄等。精血互化，肾阴不足，必致肝血亏虚，失于濡养，则见四肢麻木，筋脉挛急等。水不涵木，致肝阳上亢，肝火上炎，则见头痛且胀，头重足轻或头晕目眩，头面烘热，目赤胀痛，急躁易怒，耳聋目赤，口苦而干等。

需要说明的是，肾脏疾病的六经辨证方法，并非一成不变，就临床来看，疾病的发生发展极其复杂，每个证型之间又常常相互交叉，如厥阴病期本有寒热错杂、虚实并见之征，复感外邪，或各证型之间相互兼容等，不可能一一详细列出，临证当灵活变通，不可呆板。

在运用六经辨证之时，要注意两点，一是辨虚实，二是辨标本。一般而言，三阳证者多实，三阴病证多虚，而三阴之虚，每有阴虚、阳虚及阴阳两虚者，其中太阴者多气虚，少阴、厥阴则有阳虚、阴虚之不同，少阴则又有阴阳两虚者。在邪实方面，以外感、湿热、瘀血、浊毒为主，临床应予以明确。正虚而招致外邪内侵，以及内生实邪，而实邪内盛又可伤人正气，从而出现虚实夹杂之证，这种虚实夹杂之证，究竟是以正虚为主，或是以邪实为主，在辨证时应具体辨识清楚。在辨标本方面，一般病急者为标，急则治其标，如慢性肾炎、肾病综合征等蛋白尿日久不消，虽然肾阴亏虚征象十分明显，但患者又同时兼有下焦湿热，分析此肾阴不足为湿热内结日久伤及肾阴所致，故此时对蛋白尿的治疗不可专事滋补肾阴，而应以清利湿热为主，因湿热不除，必将进一步损耗肾阴，使病情更加错综复杂。再如尿毒症心包炎患者已表现出寒水射肺凌心的严重局面，此时又复感外邪而又见太阳表现，而太阳表邪不除，就会进一步加剧病情，使病证更趋复杂，此时当以解表治标为急等。势缓者为本，缓则治其本，在各种肾脏疾病的过程中，部分患者症状轻微，仅有少数虚弱之征，或仅在化验单上看出异常，此时之治，当以补虚治本为主。另外，急性肾炎或慢性肾炎的恢复期全身症状轻微，仅偶见尿检有轻度异常，也多属本虚为主者，治应补法等。此外，还应注意标本同治，权衡正虚与邪实的轻重，恰当治疗，方有良效。

四、治法简介

肾脏疾患，因体质因素，感邪轻重、性质，以及治疗护理情况和各个阶段的传变不同，证情反映不一，因此，治疗亦难划一，就其治法而言，常有如下数端：

（一）基本治法

1. 解表法

主要适用于各种肾病初起，症见发热恶风等太阳表证，但据脉证不同，又可分为风热及风寒二型，其治法亦异：

（1）散寒解表，宣肺利水法

适用于风寒表证。因风寒束表，毛窍闭塞，肺失肃降，症见发热恶寒，无汗，关节疼痛，甚或全身疼痛，小便不利，全身浮肿。治有二途：一为祛风散寒，宣肺发汗，使水邪自汗而出；一乃渗利水湿，使湿自小便而去。方以麻黄连翘赤小豆汤化裁（麻黄、连翘、赤小豆、杏仁、猪苓、茯苓、桑白皮等）。

（2）清热解表，利湿解毒法

适用于风热表证期。症见发热重，恶寒轻，咳嗽，咽喉肿痛，脉细数等。方以越婢汤化裁（麻黄、石膏、生姜皮、二花、荆芥、连翘、生益母草、石韦等）。

（3）益气固表，利水消肿法

适用于表虚之证，症见汗出、恶风等卫外不固，水气内溢者，方以防己黄芪汤化裁（木防己、黄芪、白术、防风、泽泻、生姜、大枣等）。

2. 化湿通阳法

主要适用于太阳腑证，即表邪不解，随经入里，三焦决渎失常，膀胱气化不利，水湿内停者。本证的关键在于阳气不化，水湿内停，故治应通阳化湿，阳气一通，湿乃自去，水即自消，方以五皮饮合五苓散化裁（茯苓、生姜皮、桂枝、猪苓、白术、泽泻、陈皮、大腹皮、桑白皮等）。

3. 和解枢机法

适用于少阳枢机不利，三焦决渎失职之少阳病期，该期之关键所在，乃少阳枢机不利，胆火内郁，以致三焦水道不通，故治应和解少阳枢机，枢机一转，水道自通，方以柴苓汤化裁（柴胡、党参、黄芩、生甘草、猪苓、茯苓、泽泻、石韦、白术等）。

4. 清热解毒法

此法适用于阳明毒热炽盛，充斥表里之阳明经证。因阳明邪热充斥，热水相合，必生毒邪，偏于表于上者，症见咽痛、皮肤疮疡等，以五味消毒饮合四苓散化裁（地丁草、公英、二花、连翘、生甘草、黄连、桔梗、猪苓、泽泻、茯苓、生石膏等）；偏于内、下者，症见小便涩痛或混浊，化验小便脓球、血球俱见，则宜四苓散合八正散化裁（猪苓、茯苓、泽泻、滑石、葶苈子、萹蓄、瞿麦、黄芩、生益母草、白茅根等）。

5. 泻热通便法

此法适用于阳明腑证。在水肿的同时，伴见腹胀，大便秘结等，阳明邪热与糟粕互结，气机不通，水道不利，治当通腑泄热，腑通则气畅，三焦通畅，水自可排，方以己椒苈黄丸化裁（酒军、厚朴、防己、椒目、葶苈子、茯苓、赤芍、石韦等）。

6. 益气健脾法

适用于太阴气虚证。该证虽为水肿，实由太阴气虚，运化失职而致，治疗不在利水，而在于健脾促运，脾机一转，水津四布，水肿自消，以参苓白术散加减，其意义有二：一则补气以充脾，二则理气以转脾。补脾充气用党参、白术、云苓、山药、甘草、大枣、莲子肉；转脾用陈皮、扁豆、砂仁、薏苡仁、桔梗等。

7. 温阳利水法

适用于少阴寒化证。因少阴阳虚，气化不利而致水湿泛滥，该法之意义有二：一为温阳复化，气化水可分消；一乃治标利水，因此证以本虚为主，不可攻伐，故应淡渗利湿，水去而不伤正。标本齐治，取效宏捷。方以真武汤化裁（党参、白术、茯苓、附子、生姜、薏苡仁、白芍等）。

8. 滋阴利水法

适用于少阴热化证。少阴阴虚水停，此时单纯利水，每易伤及真阴，单纯滋阴清火，又易滋水生湿，故以滋阴泻火与利水祛湿并施。但根据虚与水火之侧重不同，治疗亦异，对阴虚症状明显者，以六味地黄汤合猪苓汤化裁（生地、山药、云苓、泽泻、丹皮、猪苓、怀牛膝、车前子）；若以小便不利，水肿明显，或尿量少、色黄或混浊，或尿灼热而痛者，以猪苓汤化裁（生地、猪苓、茯苓、泽泻、滑石、车前子、金钱草、小蓟、石韦等）。

9. 阴阳双补法

适用于少阴阴阳双虚证。肾为水火之脏，阴阳互根，单纯壮阳，则阴益损，单纯滋阴，则阳愈虚，故用阴阳双补，以济生肾气丸化裁，滋阴以六味地黄丸，壮阳用肉桂、附子，两相配合，可补火中之阴，壮阴中之火，虽未直接利水，但肾气旺盛，水气自散。

10. 温阳解表法

适用于太少两感证。内有少阴阳虚，外有风寒束表，发汗则更伤里阳，温阳则助表邪，表里齐治，以麻黄附子细辛汤化裁，汗出表散，使水湿自表去。温阳化气，膀胱气化恢复，则水湿自小便出，虽未用利水之品，而肿自退，水气自消。

11. 滋阴益气法

适用于太阴与少阴合病之肾阴脾气双亏证。本证气阴两虚，涉及两脏，治当兼用，补脾气以助运化，一则水湿可散，再则气阴速生。滋肾阴以利肾关，一则关利小便自畅，次则湿去而脾机自转，可谓相辅相成，方以四君子汤合六味地黄汤化裁（生地、山萸肉、丹皮、茯苓、泽泻、山药、怀牛膝、党参、白术、陈皮等）。

12. 温阳降浊法

适用于厥阴病期之肝寒浊逆证。因本证既有肝肾阳虚阴盛之寒，又有湿浊久郁之毒热，故治当寒热并用，温阳降浊，以真武汤合黄连苏叶汤化裁（附子、生姜、茯苓、白芍、黄连、苏叶等），阳复寒去，热清浊降，毒邪得以外排，气机得以恢复。

13. 温肝清胆法

此法适用于少阳厥阴互感之肝寒胆热证。因厥阴阳虚，阴浊内阻，少阳郁热，枢机不利，单纯温复厥阴之阳，则少阳郁热更炽，单纯清利少阳，和解枢机，则厥阴之阳更伤，况仲景早有明训：阳虚寒湿者不得单用柴胡汤。故权宜之法，当两解少阳厥阴，以小柴胡汤清解少阳郁热，疏利气机，且助肝疏泄，以桂枝、吴茱萸温肝复阳，可谓一举而两得。

14. 温阳清化法

此法适用于厥阴病期之阳虚寒盛，热瘀互结下焦之证。本证有肾阳虚衰，阴寒内盛，同时又有下焦水瘀热邪互结，浊毒内攻之机。治疗之法，一应温阳祛寒，一应化瘀清热利水，故以桃核承气汤化裁（桃仁、大黄、益母草、桂枝、附子、泽泻等）。

（二）治法特色

1. 着重辨证论治

尽管各种肾病均有泌尿系统病变，但各种病之间毕竟存在着差异，即使患同一种病，如肾小球肾炎，但因病期、体质、时间、地域、感邪轻重等诸因不同，其表现亦完全不同，在病理上存在着极大的差异，有的为太阴病，有的为少阴病，即使同为少阴，亦有寒化、热化之异，更有兼夹之别，因此，治法就不可能相同。治疗的关键，在于根据不同的临床表现，首先分出属六经中的何经病变，而后确定不同的证型，有是证即用是药，突出辨证论治，才能发挥中医药特长，从而疗效更高，此不但是治疗肾病的秘诀，也是治疗各种疾病的关键所在。不可一见肾病，即谓病在中医肾脏本身，而只求归肾经之药，以从肾治，则往往事与愿违，从上可知，肾病之变，可分属六经，累及五脏六腑，决非肾之一端矣。

2. 突出扶助正气

因肾脏疾患之机，关键在于本虚标实，就其发病来说，正是"正气存内，邪不可干"，"邪之所凑，其气必虚"的体现，在各个阶段，各经病变中，均存在着正虚的一面，只不过不同阶段有所侧重而异，如早期病在三阳，以邪实为主，病在三阴，以正虚为重，唯其如此，亦应兼顾，主要体现在如下几个方面：在三阳，以攻邪为主，一则应适当加入扶正之品，顾护正气，使邪不内传，及早截断其内传之机，次则应在攻邪之时，不可伤正，药物宜平稳。病在三阴，以扶正为要，或顾其阳，或滋其阴，正气一复，病有转机，否则邪未祛而正已伤，于病不利。要明白治疗之根本在于使机体阴平阳秘，精神乃治。

3. 重视利水渗湿

各种肾病，尽管其分证不同，但都有其共同的特点和病机，即水湿内停，外在表现为水肿。因此，治疗之主要目的，在于清利体内的水湿之邪，此亦即本病的特殊性。故而，要知小便是排出水湿的重要途径，自始至终，应加入淡渗利湿之品，以通利下焦，使水有外排之道。

4. 贯穿活血化瘀

大量的临床实践及现代研究都证明，瘀血是导致肾脏疾病的重要因素，亦是该病发生发展不可忽视的成分，因此，活血化瘀疗法确能提高疗效。从临床来看，能否恰当地选用活血化瘀药物，直接影响着治疗效果。故而，我们在上述各型之中，均有活血化瘀之法掺和，只是侧重有所不同，在一般情况下，多以佐使之法行施，但对于瘀血突出者，直接用为主法，如病在厥阴期的下焦瘀血即是一例。鉴此，读者不可轻轻读过。

5. 清热凉血须时时注意

因本病之机，有水湿瘀血内阻，气机不利，最容易郁而化火，酿毒入血，在临床上，小便赤涩疼痛，肉眼血尿及镜下血尿更是常发之征，因此，须时时注意热毒，一旦出现征兆，用之当然。即使在尚未出现之前，及早预防，亦属必要。观诸法，虽未明标，但其实质早已融汇其中，学者若能仔细揣摩，不难发现。

6. 封土涩关不可不知

因此类疾病多表现为小便不利，一般看来，开关利窍犹恐不及，万不可涩之闭之。其实不然，从病机而言，该病多有脾虚肾亏，脾失约束，肾失封藏，精微物质时常流失，征之临床，蛋白尿当属司空见惯，如不及时收涩，则正气必将大亏，故在利除水湿的同时，应知关门失约之机早已暗伏其中，故各期各型，均应注意。

五、特殊体征用药规律

肾脏疾病，在发病过程中，常常表现出不同的体征，亦即理化检验结果，这些并非患者自觉症状，难以纳入辨证。对此，我们认为，一般情况下可作为诊断及判定疗效的参考依据，在辨证施治时不必受其约束，但对一些顽固性的病例，在其他症状不明显时，可以根据检验结果，参考现代药理研究及自己的临床经验选加一些药物，现介绍如下：

（一）蛋白尿

在慢性肾炎治疗过程中，蛋白尿往往十分严重，在短期内不易消失，且容易反复发现，即使一般症状消失后，尿蛋白也可能仍然存在。更有部分患者，毫无自觉症状，仅是以尿蛋白为突出表现。所以，能否有效地控制蛋白尿，对慢性肾炎的治疗来说，就显得十分重要。一般按下法治疗：

1. 肾元亏虚，调补阴阳

各种肾病的主要病位在于肾脏，其病变根本在于肾虚。由于肾虚，功能活动衰减，以致水液代谢紊乱，失其封藏之职，元气亏虚，从而出现蛋白尿。临床观察，肾虚以阴虚为多，能否恰当地补肾，是治疗蛋白尿的关键。肾阴虚者，症见腰膝酸软、头晕耳鸣、口咽干燥、脉细数等，用二至丸加生地、山萸肉、桑寄生；肾阳虚，症见畏寒肢冷，腰部冷痛，小便清长，舌淡胖有齿痕，脉沉细等，宜在补肾阴的基础上酌加附片、桂枝、杜仲、菟丝子、淫羊藿等。所谓阳得阴助，则生化无穷。

2. 截流止涩，固摄精微

在肾脏疾病的过程中，由于肾虚失于固摄，从而出现精微的流失，而精微物质的大量流失，又可导致正气亏虚日益严重，形成恶性循环。所以，能否有效地固涩精微，是肾病治疗的重要环节。若见小便清长频数，尿后余沥未尽，女子带下清稀等，应在补肾的基础上选加金樱子、莲须、芡实、潼蒺藜、鹿衔草等收涩精微的药物，以加强固肾的能力。

3. 土封肾藏，补脾强关

我们认为，肾之蛰藏功能，必藉土封，只有土强，肾关方固，故常于补肾的基础上加入补脾之品，如四君子汤加黄芪，以加强脾之约束功能，疗效较佳。

4. 逐湿热瘀血，祛邪安正

因肾性疾患脏腑功能失调，水液代谢不力，气血运行受阻，故常夹有水湿、湿热、瘀血等病邪，此类病邪又进一步影响及肾脾，使蛋白尿等加重，导致疾病迁延难愈，所以及时地祛除病邪，才能提高慢性肾病的疗效，消减蛋白尿。在治疗上，夹有瘀血者，每选生益母草、丹参、红花、丹皮，有湿热者，酌加金钱草、石韦、土茯苓等。

（二）血尿

血尿一症，亦是各种肾病常见体征之一，严重者可有肉眼血尿，较轻者，则为镜下血尿，有时十分顽固，消除血尿对肾脏病的治疗亦甚为重要。但血尿的治疗，并非单一，要根据患者的不同表现，适当地选用药物。

1. 清热凉血

一般来说，邪热炽盛，壅于下焦，由气入血，以致热毒迫血妄行，每见小便灼热疼痛，口干而苦等，此时应在辨证用药的基础上，加用大小蓟、白茅根、丹皮、生地等，以清热解毒凉血，血中毒热消除，血尿自不发生。

2. 温运化瘀，活血止血

血尿之形成，不单由热邪引起，尚有因脾肾阳虚，瘀血内阻而致者，此时若径投清热解毒之品，则血尿将更加严重。是证每见形寒肢冷，少腹发凉等。因此，温运化瘀，血活则流通于经，自无血尿为害。故其治疗，当在辨证论治的前提下，选加炒蒲黄、干姜炭、焦艾叶等，以温运活血，消瘀通脉。

3. 清热止血

肾阴亏虚或肝肾阴虚，内热自生或相火妄动，内扰营血使其失藏而致血尿，症见五心烦热、头晕、耳鸣、腰酸、脉细数、舌红少苔，在肾脏病亦较常见。治宜滋养肝肾，清热止血，用知柏地黄汤加旱莲草、大小蓟、白茅根等；热象不著时，可减去知母、黄柏。

4. 养血止血

血虚经脉周流不畅，亦可导致出血，其证每见心烦，面色不华，头晕眼花，爪甲不荣等，治当补血止血，可在辨证的前提下，选加阿胶、当归身、仙鹤草等。

5. 益气固摄，活血止血

脾主统血，各种肾病，若脾气不足，统血无力，血不归经，流溢于外，而成瘀血，瘀血内阻，加重出血，症见气短乏力，大便稀溏等，在辨证施治的基础上，可酌情加用三七冲服。三七一味，既可化瘀，又能止血，更能壮元气，一举三得，确为对的。

值得注意的是，血尿的治疗，不仅要着眼于"止"，而应时时注意于"活"。止血是目的，也是主要措施，但一味应用止法，往往事与愿违，因过用止涩，则必然导致血瘀，瘀血一旦形成，则又阻塞血脉，使血流不畅，血不归经，更加重出血。故而，在各型之用药中，应选择止血而不留瘀者为好，如丹皮、蒲黄、当归、三七之属均是，此亦为治疗血尿的又一特点。

（三）脓尿

脓尿亦是常见体征，尤其是合并有尿路感染者，则更为常见。其治疗有时相当不易，常易反复发作。尤其慢性疾患，每每感染呈急性发作之状，若治疗不当，易于影响整个治疗大局。究其原因，固然因热毒郁于下焦，腐肉蚀血而成，治当清热解毒。但选择药物上，却有讲究，一般应选凉而不寒者为宜。否则，一味投用苦寒直折之品，虽能图一时之快，但服之既久，则正气损伤，阳气虚弱，加重水肿，尤在慢性患者，更应时时注意保护患者胃气，古云："留得一分胃气，则有一分生机"，此言不虚。苦寒之品，最易损伤胃阳，胃阳一败，一则饮食不入，正气缺乏生化之源，再则药物不入，难以治疗，此其一。其二，应选入有发越性能之品，取其"火郁发之"之意，一则可使火邪消散，自不腐肉，再则亦可使所用寒凉药物不致凝滞气机，酿成瘀血。因此，应在辨证的基础上，选用金钱草、萹蓄、地丁草、连翘、二花、鱼腥草等，取其凉而不寒，轻清发越之性。

对于苦寒药物如黄柏、黄芩、栀子、黄连等，一般情况下不宜多用和久用，但在急性期，火热较烈，且患者体质不衰者投用，以顿挫病热，但必须注意，见好即收，不可过剂，一俟火热收敛，及时换银花、连翘、柴胡等平和之药，以免伤正。

（四）高血压

高血压是各种肾病最常见的继发病，亦是导致疾病恶化的主要因素。现代研究表明，肾脏疾患的高灌注、高血压是导致肾功衰竭的重要环节。因此，能否有效地控制血压，可以说对肾脏疾患的转归具有重要意义。但肾性高血压，又较单纯性高血压难以治疗，往往十分顽固，我们临床主要采用下法治疗。

1. 平肝潜阳

各型肾病，由于肾阴不足，水不涵木，或水邪内阻，肝气郁滞，以致肝阳上亢，发为高血压。症见头胀痛或头晕，伴颜面烘热，耳鸣如潮，两颧潮红等，治当平肝潜阳，可以在辨证的基础上，加入钩藤、天麻、草决明、丹皮、白芍等。若伴见口苦，急躁易怒等肝火上炎之证者，加用龙胆草、夏枯草等。

2. 滋肾活血

肾阴不足，既是导致水肿之因，同时亦是致木亢的主要因素。因肾阴亏虚，一则水不涵木，致肝阳上亢，再者阴亏血涩，形成瘀血，瘀血阻滞，气机不通，即可导致高血压。因此，在治疗之时应注意滋肾活血，可选用桑寄生、怀牛膝、生杜仲、丹参、红花、桃仁等，临床观察，多在经过一段时间的服药后有较好疗效。

3. 利水畅气

水气内阻，泛溢肌肤，可以阻塞人体气机，致五脏六腑之机皆乖，是发生高血压的又一因素，故而，应选择利尿通水之品，通达三焦。可选泽泻、车前子、荜澄茄等。

（五）尿毒症

尿毒症是各种肾脏疾病的终末期，常常使患者丧失生活能力，给社会及患者带来沉重的负担和痛苦。故而，能否积极有效地控制尿毒症，缓解症状，增强体质极有意义。

我们认为，一般轻型者，可以辨证方法治疗，但要注意大量应用泽泻，一般不少于15克，发现长期应用之后，具有良好的改善肾功之作用。若患者症状较重，则应温阳益肾，通腑泻浊，使"清阳出上窍，浊阴出下窍"，给体内浊邪出路，恢复机体的动态平衡，故在辨证给药的基础上，配合中药保留灌肠，药选大黄、附片、牡蛎等常有较满意疗效。

（六）泌尿系结石

肾及膀胱结石症，是临床常见病之一，在肾脏疾患中，占有一席之地。此病之治疗，一应重视扶正，二应重视排石及消溶结石，三应缓解止痛。原则上，应按照辨证论治，即有是证即用是药，实践证明，严格地按照辨证论治精神，长期坚持服药，待全身症状缓解，绝大部分患者的结石亦随之排出或消溶，但若能按照辨证与辨病相结合来治疗，不仅可以缩短病程，而且有利于临床疗效的提高，据临床经验，在辨病方面，应如下而治：

1. 清除湿热

结石之成因，多为湿热蕴结，炼灼津液结为砂石而成，故在辨证论治的基础上，加入清利湿热之品，如金钱草、石韦、萹蓄、车前子、滑石等。现代药理研究证明，上述药物有消溶结石及促进输尿管蠕动的作用，有利于结石的排出。

2. 活血化瘀

结石日久，阻滞气机，必然形成瘀血。而湿热阻滞，壅遏气机，阻塞血脉，必致瘀血，瘀血阻滞，更加重结石，故在辨证论治的基础上，适当选加郁金、元胡、桃仁、川牛膝等，药理研究证明，该类药物可消除尿道的炎症、瘀血、水肿，使输尿管蠕动的频率和幅度增大，同样有利于结石的排出。

3. 滋阴缓急

因该类疾病日久，湿热蕴蒸，必伤阴津，致阴伤火旺，且阴亏则肌肉挛急，多表现为疼痛。此时，应滋阴缓急，药用芍药、甘草，酸甘化阴，缓急止痛。药理研究证明，大剂量的芍药甘草汤，有利于输尿管的扩张，使结石易于排出体外。

4. 消石溶石

对结石较大者若单纯用上法，实难奏效，必须消除之，临床的经验，消石溶石药在清热利湿药的同时，尚有鸡内金、海金砂、郁金、青皮、硝石等，应在辨证的基础上选用。

（七）低蛋白血症

在慢性肾炎、肾病综合征中，常常出现低蛋白血症，此时白蛋白显著降低，球蛋白轻度减少，白、球蛋白比值常倒置。其治疗，一般情况下有效控制蛋白尿，其自可缓解，若单纯降尿蛋白效果不理想时，则应如下法治疗：

一般而言，血中蛋白下降，多是正气损伤的标志，若表现为面色不华，短气乏力，大便溏泻等属脾虚者，治宜补脾胃之气，以四君子汤加黄芪、芡实。若有头晕耳鸣，五心烦热等见症者，为肝肾阴虚，应滋补肝肾，酌情选加滋补肝肾之品，如女贞子、枸杞子、旱莲草、白芍等，效果良好。

（八）乙肝表面抗原阳性

多见于乙肝相关性肾炎或肾病患者又感染乙肝病毒，此病治疗相当困难，因乙肝病毒是一种毒邪入侵，其消退，取决于人体正气的强弱，而解毒、祛瘀有利于扶助正气，加速机体对毒气的排除，使脏腑气机通畅，功能恢复。故而，可在辨证论治的基础上，选加解毒化瘀之品，临床常用自拟之解毒汤：大青叶、连翘、柴胡、白花蛇舌草、三七等，疗效满意。

（九）尿糖、血糖增高

多见于糖尿病性肾炎，就其病机特征来说，仍不脱离六经范围，有是证即用是药。但其发生机理却与下列因素有关。

1. 尿糖不降

多系胃阴不足，燥热炽盛所致，故在辨证的基础上加花粉、乌梅、石膏、玄参以生津降火。同时，已故名医施今墨先生之经验，应以苍术配玄参，其曰："用苍术治糖尿病，以其有'敛脾精'的作用，苍术虽燥，但伍玄参之润，可制其短而用其长。"临床实践确有良效。

2. 血糖不降

多系脾气不足，肾精不藏而致，治当脾肾双调，可在原方的基础上，酌加黄芪、山药、黄精、沙苑蒺藜等。尚有因服用肾上腺皮质激素过久而出现尿糖者，需减停激素，用中药辨证治疗。

（十）血色素低

各种肾病疾患日久，损伤正气，致元气大亏时常见，一般出现血色素低等贫血现象，标示着患肾病日久甚至已到肾功能不全期。究其机理，一则因脏腑气血大亏，功能受损，不能更好地化生精血，再则因体内浊毒内蕴，耗伤正气而致。故其治疗大法，一应补元复本，一应解毒化浊，可在辨证论治的前提下，酌情加入西洋参、黄芪、当归、虎杖、白花蛇舌草，标本兼治，临床验证可有较好的疗效。

（十一）IgA 升高

血清中 IgA 升高，并在肾小球系膜区沉积是导致 IgA 肾病的直接因素。因此，能否有效地清除血中之 IgA，是治疗成败的关键。

我们认为，清除血清中之 IgA 及扫除肾小球系膜区沉积之 IgA 的方法，可在原辨证论治的基础上，从以下两点着眼：

1. 活血化瘀

就临床表现而言，IgA 肾病患者多有瘀血的见证，如脉沉涩、腰部（肾区）疼痛，舌质紫暗或有瘀斑，小便色红等。现代研究证实，此时主要病理变化为血液成分的改变（即血清免疫球蛋白升高，尤其是 IgA 升高）和血管壁的改变（即免疫球蛋白及其抗原体复合物在毛细血管区的沉积），肾小球内促凝物质活性增加，血浆内有大和中等直径的 IgA 形成，肾小球内有单体 IgA 沉积，而后者能与循环中的多聚 IgA 结合，从而加速多聚 IgA 在肾小球内沉积。血液流变学检查发现，此时患者的全血黏度、血浆黏度明显升高，红细胞形态明显变形，且变形的红细胞与血尿、肾小球滤过率相关等，都证明了 IgA 肾病中的瘀血存在。故应加入活血化瘀之品，临床常以丹参、三七、红花、益母草、泽兰等随证加入，取效较好。

2. 清利湿热

IgA 肾病的另一特点是湿热内阻，患者常表现低热、咽喉肿痛、脘腹胀闷、不思饮食、咳嗽等湿热内郁之征。现代研究证实，IgA 肾病患者的咽部提取物中获得了腺病毒、疱疹病毒、水痘、带状疱疹病毒和Ⅲ型流感病毒，因而认为 IgA 肾病患者上呼吸道抗原刺激可能是由于几种不同类型的 DNA 病毒或为 RNA 病毒所致。有人对 IgA 肾病与乙肝表面抗原的关系的研究显示，乙肝可能是 IgA 肾病加剧与恶化的重要因素，能否恰当运用清热解毒之品，是消除 IgA 肾病中抗原体复合物的一大环节。我们在辨证论治的基础上，加入连翘、白花蛇舌草、大青叶、柴胡、山豆根、金银花、地丁草等。

（十二）肾囊肿

多囊肾常为双侧性，是一种先天性肾脏畸形病。囊肿可逐渐扩大，压迫肾组织，出现腰痛、血尿、高血压，易并发感染，最后可导致肾功能不全。因此，临床上一旦有症状，经 X 线肾脏平片及肾超声波等可对本病确诊。此时应立即治疗，原则上仍用六经辨证的方法论治，但亦有其特殊的规律，故在辨证论治的基础上，应注意以下两点：

1. 活血化瘀

多囊肾患者，多有腰部胀痛或刺痛，部位固定，腰部痞块等。究其机理，乃因气血瘀滞日久，凝结而成。治当理气活血，一般可用桂枝茯苓丸，酌加香附、红花、川牛膝；若瘀血严重，可选加三棱、莪术、土元等以破瘀散结。

2. 理气化痰

由于肾阳不足，水湿停聚，郁而生瘀，痰湿不化，阻塞经脉，故每见腹部痞块，触之不硬等征象，故在治疗时，应加入理气化痰、软坚散结之品，如陈皮、枳壳、川朴、半夏、昆布、生牡蛎等。

若合并感染，出现脓血，甚至发热恶寒、身痛等，可用四苓汤合五味消毒饮而用之。若损及肾实质，导致肾功能衰退者，可按肾衰辨证施治，然后再考虑消囊肿。

（十三）高脂血症

高脂血症多见于肾病综合征患者，血浆胆固醇、甘油三酯和磷脂均明显增加，低密度及极低密度蛋白浓度增加，高密度脂蛋白正常或下降，它是慢性肾炎肾病型及肾病综合征患者动脉硬化性并发症较多的原因。因此，有效地控制高脂血症，不仅对该病本身的治疗，而且对其并发症的治疗均有重要意义。该病之治疗，一般进行辨证论治可以使高脂质减轻或消失，但若能针对其特点选加药物，疗效将更高。

我们认为，高脂血症一般与瘀血、浊毒及阳气不足有关。因阳气不足，气化不行，水湿内停，聚而化毒生瘀，而瘀血痰浊又可影响气机，消灼阴津。故其治疗，应随机加入丹参、泽泻等以活血化瘀、利湿降浊。加巴戟天、淫羊藿等温壮元阳，取效更佳。

值得指出的是，上述体征往往合并出现，可据其不同情况一并处理。

六、异常情况的处理方法

在肾脏疾病的发病过程中，往往出现一些异常情况，亦需要单独处理，以加强疗效，现将我们的临床经验体会介绍如下：

（一）急进性肾炎

在临床治疗过程中，患者突然出现少尿（尿闭）、血尿（常见肉眼血尿、化验 RBC 在＋＋＋以上）、尿蛋白量多（＋＋以上）、舒张压多在

13kPa 以上，以常规处理方法，未见好转，而呈进行性加重者，多为邪实内阻，浊邪急壅而致，故应配合用温阳活血、清热泄浊之剂的灌肠疗法，以顿挫病势。常用：大黄 15g，附片 9g，牡蛎 24g，蒲公英 18g，鹿衔草 24g，红花 12g，丹参 30g，泽兰 30g。水煎 2 次，滤汁灌肠，视其病情轻重，或每日一次或隔日一次，多有良好效果。

（二）易感冒问题

各种肾病，由于机体抵抗力低下，在慢性期及急性肾炎的恢复期易感冒。可针对具体情况处理，一般情况下，证情偏气虚、偏阴虚者，轻型感冒，可在原方辨证基础上加数味药以调理，待其外邪解后，自可清除。若证情偏阳虚，如脾肾阳虚或肾阴阳两虚阳虚偏重者，可在方中加温经解表药；如系阴虚外感者，可合归葛饮（当归、葛根）加荆芥、桑叶而用之。重证感冒宜先治感冒，待愈后再专治肾炎。

风寒袭表：恶风或恶寒，无汗、鼻塞或头痛，应加苏叶、荆芥各 9g 以疏风散邪。

风热袭表：发热或发热恶寒，或汗出，或舌边尖红，或脉浮数等，加柴胡 10g，二花 15g，连翘 12g，葛根 12g 等。

肺气不宣，症见咳嗽，咳白黏痰，加杏仁 10g，若咳嗽，咳痰黏稠，加桔梗 10g，鱼腥草 30g，黄芩 9g，以宣肺清热。

（三）水肿不退，小便不利者

一般而言，各种肾脏疾病患者多有水肿及小便不利，若能针对病机，进行辨证论治，多能获效。但严重的水肿，如伴见腹水、胸水及应用常规治法而小便仍不利者，需随证予以特殊处治。

1. 攻逐水饮

若在辨证论治过程中，突然出现腹水、胸水，或原有胸水、腹水不能消失，则应急开支河，在五苓散、五皮饮疗效不显著时，可适当依据病情选加逐水之品：如二丑、葶苈子等中度峻利之药；若仍不效，可加用商陆、大戟、芫花攻逐水饮。但应注意，此类药物毕竟为攻破之品，易损伤真元，一旦奏效，应先减其量，进而逐渐更换药物，不可过剂，否则易形成变化。

2. 调畅气机

一味淡渗利湿，选用泽泻、茯苓等药不效者，其根本原因在于气机不通，水邪未能达于膀胱。此时，即使你再用攻逐之品，亦难奏效，因此，应在治法上根本转变，应着眼于气化，察其气机是否通畅，适当加入行气温化之品，促进膀胱气化功能，则水液自然外排。据大量临床实践证明，该法确有事半功倍之效，我们常用荜澄茄、沉香、花槟榔、桂枝、大腹皮之属，意正在此。

（四）关于激素的应用及撤减问题

西医对多种肾脏疾患，多用肾上腺皮质激素治疗，固有较好的疗效，但因激素的副作用及撤减的困难，在临床上形成了极大的难点。我们认为对病情严重，或对激素敏感者，或已应用激素，减量或停药后症状及尿蛋白出现明显反跳现象者，可以继续应用激素的同时，适当给予中药疗法。待疗效稳定后，再逐步减少激素用量，渐至撤去激素，继续服用中药。待无反跳现象，再单独用中药巩固 2～3 个月，然后停用中药。但值得注意的是，对激素敏感者，在撤西药时，一定要慎重、缓慢，否则欲速则不达。

1. 滋肾清火

在长期临床实践中，我们认识到激素对人体的副作用，多相当于肾阴不足、相火妄动的表现：如颜面潮热，手足心热，烦躁，面部及胸背部起痤疮或口干、耳鸣等。故应以滋肾清火之法，在辨证论治的基础上，加入女贞子、旱莲草、生地、知母、粉丹皮等。

2. 壮肾气

对于服维持量激素或减量激素，从而出现腰痛或腰腿酸软，但其寒热之象不明显者，此为肾气不足而致，故应加入桑寄生、杜仲、鹿衔草、淫羊藿等。从临床看，很少因服用激素而致肾阳虚者，若久服之后，亦多致阴虚为主，而后才形成阴阳两虚。故在治疗上，仍应以滋肾阴、壮肾气为主，以防减停激素后，出现肾上腺皮质激素分泌不足而产生的肾上腺皮质功能低下的类似肾气虚证候。

（五）小儿用药问题

各种肾病，小儿并不少见，因儿童期间，年龄区段较大，不同年龄对药物的耐受量不同，故应区别对待，其用药情况应遵不同年龄和不同体质而异，我们常分两种情况对待：

1. 一般情况

发育正常、身体素质较好者：8～14岁，用成人2/3量；6～8岁，用成人1/2量；6岁以下，用成人1/3量。

2. 特殊情况

（1）体质较弱，发育不良，后天失养，易罹患疾病者，用药应慎重：8～14岁，用成人1/2量；6～8岁，用成人1/3量；6岁以下，用成人1/5量。

（2）发育一般，病情顽固，一般经治后服药20～30剂，病情变化不大，自觉症状无显著改变，尿蛋白或尿RBC不降，8～12岁即可用成人量。

（六）妇女月经、妊娠期用药

因妇人生理特点不同于男子。

1. 月经期

已辨为太阳表证、少阳病证及阳明经腑证等各证型时，尿中RBC＋＋或有瘀血，方中用有过于寒凉之品、活血化瘀药，如丹参、赤芍、红花，以及凉血止血药生地、大小蓟、蒲公英等，宜停用或减量，以免致经血过多或骤停。全方中的寒凉或辛热太过之品，宜停用3～5天，以免凝滞经血或血热妄行。

2. 妊娠

患有肾脏疾患，如肾盂肾炎、肾小球肾炎等属慢性者，一般不宜怀孕，如已怀孕之肾功能不全、各型肾炎患者，若不终止妊娠，则碍胎药不宜用，以免流产或生其他变故。如红花、丹参、附子、桂枝、三七等不宜用或不应量大（宜减1/3量）；若妊娠5个月以前，则生益母草、川牛膝、大黄亦不能用，以免流产。

（七）皮肤瘀斑

过敏性紫癜性肾炎可出现皮肤瘀斑，其他肾病若血小板减少，亦可出现皮肤大块紫斑。如病情轻者，恰当施治，预后一般较好。但部分病人病情顽固者，易发展成为慢性肾衰竭；若病势严重，呈急进性肾炎状态者，每伴有迅速发展的肾功能损害，此时若治疗措施不力，病人大多于半年到一年内死亡，应引起高度重视。对其治疗，原则上仍按六经辨治，但毕竟该病为血分热毒为患，故应重视凉血止血，解毒散瘀，在上述分型论治的基础上，随机佐入生地、丹皮、生益母草、大小蓟、丹参、白茅根、仙鹤草之属。若为单纯血小板减少引起，则应补脾益气，酌加黄芪、白术、当归、三七、仙鹤草等。

本文原发于《伤寒门径》2001 年 6 月版及《肾脏病六经辨治》2006 年 10 月版。

太　阳

太阳非皆表证　里证昭然若揭

——《伤寒论》太阳病里证论

【编者刘观涛按：对于本篇文章，颇有新意，更重要的是对临床指导意义很强！读者阅读此文时或有疑惑，编者在此特做说明：

所谓太阳病等"六经"称谓，不过是病机的反映而已。所以，历代各家对于六经内涵的界定，并不完全一致。倘若您习惯于以表证来指代太阳病，那么，里证就肯定不属于太阳病。本书作者张喜奎先生所云太阳病，则既含表证，又含部分里证。张氏太阳病定义，恐怕不同于一般读者心目中的太阳病定义。读者一定要明白此中滋味，否则，学术争辩很容易变为"鸡同鸭讲"。】

内容提要：《伤寒论》之太阳病，早被古今医家奉为表证经典，遇之施汗，金科玉律，并广泛用以指导中医临床各科。验之临床，效者固多，偾事者亦时时间出，其理安在？是文就此问题，以《伤寒论》原文为据，指出仲景所述之太阳病，本即非尽表证，里证尤多，治法亦非单一发汗，内容丰富，进而举其一隅加以分析，阐释了太阳病里证的主要机理、辨识要点及治疗原则，以期纠正以往错误认识，澄清理论是非，返仲景之真，为临床提供理论依据。

《伤寒论》之太阳病，早被历代医家定为表证之规绳，逢之当汗，已属定律，古今咸无疑义，并被收入各版中医院校之内、外、妇、儿、中基、诊断等教材，以为医者学用之章程，而广泛应用。验之临床，亦非尽然，效者固多，不效甚或偾事者亦屡见不鲜，反复验证，辨证不谓不准，用药亦合乎法度，而不效者何？不禁疑窦重重，于是，重温仲景旧著，揣摩再三，略有心得，始知太阳病非尽表证，里证尤多，仲景昭昭于前，惜未全悟故而；鉴此，本文就太阳病里证结合原文阐述于后，以冀澄清理论是非，减少误诊误治，提高临床疗效，如有不妥，尚希指正。

一、《伤寒论》太阳病里证析

1. 太阳病之概念简说

在讨论本问题之前，有必要弄清太阳病的概念，即其诊断标准。《伤寒论》第 1 条曰："太阳之为病，脉浮，头项强痛而恶寒。"古今皆认为此条系太阳病之提纲，并补出发热一症，作为印定太阳病的标准，即凡具备发热、恶寒、脉浮、头痛者，"不问何气交之，而但兼此脉此证，便可作为太阳（病）处治"（程郊倩语）。对其性质，千口一律，以五版《伤寒论》教材为例："风寒之邪侵袭人体，体表受邪，则可出现太阳病。""诸症反映外邪侵袭，太阳经脉、人体之表受邪，致卫外不固，正邪交争于浅表，故为太阳病的主要脉证。"此论正是将太阳病定为外感六淫、病变在浅表，才致后世据此推论出太阳病等同于表证之标准而规范各科的。

诚然，这种认识无疑具有其正确的一面，对外感类疾病的防治，确可起到一定的指导作用，若确系外邪袭表之太阳病，恰当地运用汗法，每有立竿见影之效。然而，正是此种认识建立在"太阳主一身之表""六经藩篱"的基础上，从而推断太阳病必然是外邪侵袭的结论，一个较大的漏洞恰恰是它忽视了邪自里而发亦可致太阳病，非单单从外之一途，因此，就失去了它的全面指导作用，仅仅可以指导地地道道的邪在肌表一类疾病，一旦超出了这个范围，这种理论就显得捉襟见肘，难以适应了，若见太阳病汗之不效，不禁使人怀疑仲景理论之可信度，此亦即近时所谓"经方不治今病"之根源所在，其实，这完全是一种误解。

2. 太阳病里证条文拾零

人体是一个有机的整体，表里之间常常相互影响，外邪袭表，表气不和，每有在里脏气的病变。如 276 条"太阴病，脉浮者，可发汗，宜桂枝汤"，235 条"阳明病，脉浮，无汗而喘者，发汗则愈，宜麻黄汤"等皆是，这些病证，从某种意义上来讲，确系邪在肌表的表证。同理，病邪郁积于里，亦常常影响体表太阳，从而出现太阳经气不利、营卫不和的太阳病，故而，发热、恶寒、头痛、脉浮之太阳病，既可是普通的外邪袭表，又可是里病的反映，从临床来看，有时恰恰是一些危重疾病的前驱或伴见症状，此时岂可以表证视之？若胶柱于"在皮者汗而发之"，则祸不旋踵矣。对此，仲景早有论述，现举数例：

（1）霍乱邪居中州，气机紊乱证

383条曰："问曰：……此属何病？答曰：此名霍乱。"此证头痛、发热、恶寒、身疼等太阳病主要证候已具，当属太阳无疑，然此病非系肌表病变，确系邪阻中州，升降失序，机体气机紊乱所致，即自里而达外之反映，故其治疗，不可发汗。386条补曰："霍乱头痛、发热、身疼痛、热多欲饮水者，五苓散主之，寒多不用水者，理中丸主之。"对此，多认为系表里同病，其实不然，未见表里同病而治里表自和者，凡治里而表自解者，外无邪可言。对此，魏念庭注曰："人知霍乱不同于伤寒之病矣，抑知所以不同伤寒之理乎？伤寒者外感病，霍乱者，内伤病也。伤寒发热头痛身疼恶寒，风寒在营卫；霍乱之发热头痛身疼恶寒，必兼吐下，风寒在胃府也。"可谓独具慧眼。

（2）热壅胃肠、里气不和证

94条："太阳病未解，脉阴阳俱停，必先振慄汗出而解。但阳脉微者，先汗出而解；但阴脉微者，下之而解。若欲下之，宜调胃承气汤。"关于本条，历来争议较大，一是关于"脉阴阳俱停"，有言调和者，如成无己。有言停止不动者，如黄坤载。有言沉伏不出者，如《医宗金鉴》。关于"阳脉""阴脉"，多指寸脉和尺脉。正是由于本条难解，故诸版教材均未收载。其实，本条所述，正是太阳病之表证和里证之辨。"脉阴阳俱停"是指一时性的闭伏不出，乃是由于正邪交争之故，为战汗前之一时反应，必将随着战汗而解。而阴阳脉，则非指寸、尺，而是上部人迎和下部跌阳，人迎脉以候上、候外即候表，跌阳脉以候下、候内、候脾胃。本条脉证，外有发热、恶寒、头痛等，内有不大便，即"太阳病未解"，属太阳病无疑。然此太阳病是属里证还是表证？当据脉分析。若"但阳脉微者"，即人迎脉微动者，系太阳表邪不解，营卫失和证，则当以汗解，从后文看应以桂枝汤轻汗之，外邪一去，诸症自解。"但阴脉微者"，跌阳脉微动，则说明此太阳病为阳明实邪阻滞，内则腑气不通故不大便，外则营卫不和，故见发热恶寒、头痛等，治当以调胃承气汤下之，大便一去，里气自通，则表气自和，不仅大便通畅，且外在发热恶寒等亦将随之而解矣。类似证候如56条："伤寒不大便六七日，头痛有热者，与承气汤，其小便清者，知不在里，仍在表也，当须发汗，若头痛者，必衄，宜桂枝汤。"本条辨证甚为明了，太阳病证具，而又有六七日不大便，对斯证属表属里实难断定，是里气不和影响于表气致太阳病？抑或是邪在表影响于里之不大便？辨证以小便是否清利为着眼点，从而决定攻里发汗，再次证实仲景关于太阳病非尽表邪之认识。类似本条之热壅胃腑证，尚有 26 条"服桂枝汤，大汗出后，大烦渴不解，脉洪大者，白虎加入参汤主之"等。

（3）瘀热互结、下焦气化不利证

124 条："太阳病，六七日，表证仍在，脉微而沉，反不结胸，其人发狂者，以热在下焦，少腹当硬满，小便自利者，下血乃愈，所以然者，以太阳随经，瘀热在里故也，抵当汤主之。"对此条"太阳病六七日，表证仍在"，仲景唯恐后人不识其机，一再强调"以热在下焦""以太阳随经，瘀热在里故也"，并以"抵当汤主之"，径取在里之瘀热，其用心明矣，然后人多胶柱于"表里同病"之说，显然有悖于仲景原旨。

（4）里阳大亏，卫外失固证

69 条："发汗，若下之，病仍不解，烦躁者，茯苓四逆汤主之。"82条："太阳病发汗，汗出不解，其人仍发热，心下悸，头眩，身𥆧动，振振欲擗地者，真武汤主之。"此两条所示，初均系太阳病，当有提纲证之脉表现，然此非邪在肌表之表证，故虽经发汗，"病仍不解"，"汗出不解"，方证不符之故，从其用药来看，病系真阳大衰证，否则一汗之后，不可能即有如此危重之证故而，不管外有何证，其病机之关键里阳大亏，当以温阳为要。对照仲景原文，汗后变证蜂起，分析其因，固有汗不如法者，但绝大部分这种太阳病之初，即非邪在肌表，而系里证之太阳病，发汗非是对证，而纯属误治，故其"变证"多是疾病的自然转归，即使"正确"使用汗法，或不经发汗，皆可出现在里之真象，这些即是严重疾病前驱期或伴见证。是故，《伤寒论》原有《辨可发汗脉证并治》《辨不可发汗脉证并治》及《辨发汗后脉证并治》三篇，意在标示何种系表证太阳病可发汗，何种系里证太阳病不可发汗，唯认太阳病为表证者特多，故留后篇以纠偏，用心可谓良苦。

（5）水蓄下焦、经气不利证

74 条"中风发热，六七日不解而烦，有表里证，渴欲饮水，入水则吐，名曰水逆，五苓散主之"，以及 73 条"伤寒，汗出而渴者"等，均系外有太阳病提纲证之表现，而病机之关键在水蓄于里，经气不利证，故治以五苓散，化气行水，水去则病自解。

（6）邪热壅肺证

63 条："发汗后，不可更行桂枝汤，汗出而喘，无大热者，可与麻杏石甘汤。"本条即曰："发汗后，不可更行桂枝汤。"从外在表现来看，必有太阳中风的见证，否则不必强调提出，而该"太阳中风"之病机，非是表证，而系邪热壅肺，肺失宣散。故投以麻杏石甘汤直清肺热，热去则太阳病自解。联系临床，此证小儿极为常见，多类似于现代医学之肺炎，初起具备发热、恶寒、头痛、脉浮等太阳提纲证，但投桂枝汤之类解表，往往不效，后期则病情加重，应当重视。

（7）邪结心下、胆腑不和证

165 条："伤寒发热，汗出不解，心中痞鞕，呕吐而下利者，大柴胡汤主之。"此条所述，乃邪结于胆腑心下之证，虽经发汗，但"汗出不解"，又有心中痞硬，呕吐下利之证，仔细审视，病机重在于里，故投以大柴胡汤和解攻下，邪去自安。联系临床多类似于现代医学之急腹症，如急性胆囊炎、急性胰腺炎等，初起每有发热、恶寒、脉浮、头痛等太阳见证，颇似表证，但汗法不效，故有"汗出不解"之论，极当径治于里，不可因循。

（8）心阴阳两虚证

177 条："伤寒，脉结代，心动悸，炙甘草汤主之。"本条叙证简略，但冠以"伤寒"，当符合太阳病提纲证，而不投以汗剂，断然予通阳复脉，滋阴养血之炙甘草汤，足以发人深省，联系临床，多见于急性病毒性心肌炎。初起发热、恶寒、头痛、脉浮具备，颇似普通感冒，但变化迅速，病情急重，如不识真象，胶柱解表，则后果可想而知。

仲景所述之太阳里证条文，比比皆是。如 135、136、137 条之结胸证，148 条之阳微结证，99 条之小柴胡汤证、十枣汤证、痉病等，限于篇幅，恕不一一列举，当有另篇专述。对此，多认为系表里同病使然，笔者认为，以表里同病括之，似有不当，只有表里齐治而解，或治里而表仍不解者，方可认为确有表邪，而治里表自和者，纯属里证，否则，表邪之说就难以解释。

二、太阳病里证的辨识要点

如上所述，太阳病本身有表里双重属性，如何辨别何者为表，何者为里，是辨证施治的关键所在，一般而言，太阳病里证有如下特征：

1. 多有明显的里证表现

单纯的太阳表证，每每有病在表的特征，即使有兼夹证，亦不突出，如桂枝汤的鼻鸣干呕，麻黄汤证的喘等。而太阳病里证，提纲证表现系其在里病变的反映，故每每有严重里证的表现，且较突出。如霍乱的吐利，阳衰的肢厥，心阴阳两虚的心悸、脉结代，蓄水证的少腹急、小便不利，蓄血证的发狂，热壅胃的不大便、烦渴，大柴胡证的剧烈腹疼，刚痉的抽搐，结胸证的心下硬痛，十枣汤证的胸痛、咳嗽，热壅肺脏的咳喘气急等。同时，舌象亦不尽相同，伴见证候不一，这些均系辨证之着眼点。

2. 来势凶猛，变化迅速

一般而言，太阳病里证多发病急，变化迅速，虽初表现为太阳病的一般表现，则旋即出现在里病机的反应，且立即明显。如心阴阳两虚证，初起发热、恶寒、头痛、脉浮，继而出现心脏的表现，如脉结代、气喘、心悸等，霍乱则在发热、恶寒等的同时，因吐泻交作，迅速出现阴虚液竭之征等，均有助于我们的诊断。

3. 发汗不效

一般而言，太阳表证汗后多感轻松，而太阳里证因外无表邪，故用汗法往往不效，或取效甚微，或汗后热退，而旋即又作，甚或愈治愈烈，并出现其他相应的在里表现。此时，当仔细审视，看是否辨证准确，及时调整用药方向。《伤寒论》专列《辨发汗后脉证并治》共列 21 条原文，皆系汗后不效，可供参考。

4. 仪器检测多有阳性结果

随着诊疗手段的发展，疾病的确诊率在不断提高，我们完全可以参考附属设施以帮助诊断。一般而言，大部分太阳里证皆有较为明确的在里病变部位，如急性心肌炎之血压、心电图、心脏大小，急性胆囊炎的 B 超图像，急性胰腺炎的淀粉酶，肺炎的 X 光片，胸膜炎的胸腔 X 线显影等，在初期症状不典型时，可借助于仪器确诊，一旦查清病位，当参合临床症状辨证，往往能取得满意结果。

三、太阳病里证的治疗原则

太阳里证在辨证准确之前提下，治疗注意以下特点：

1. 首当禁汗

因太阳里证病位在里，汗法适应于"在皮者"，故用之属误治，应纠正以往一见太阳病即投汗剂的错误；否则，一汗之后，轻则药不对症延误病情，重则损伤正气伤阴耗阳，加重病情。于此，仲景专列《辨不可发汗脉证并治》一篇，所述原文 32 条，阐发颇为详尽，其误汗后变证繁多，致危致死甚众，虽不尽均系太阳里证，但值得我们借鉴。

2. 辨证论治

太阳里证证情复杂，病机不一，涉及多脏腑，很难用一方一法统治，故治疗当遵仲景"太阳病，已发汗，若吐，若下，若温针，仍不解者，此为坏病，桂枝不中与之，观其脉证，知犯何逆，随证治之"之旨，是何证即用何药，参考仲景有关论述，对其已述及并疗效确切者，遵而行之；对未述及者，可参考历代医家经验，尚须结合现代药理研究成果，力争辨证入微，用药精当，使病、证、法、药丝丝入扣，以提高临床疗效。同时辨证论治的前提下结合辨病论治，以补充单纯辨证之不足，使治疗更具针对性。

综上所述，太阳病之里证仲景早已阐述，惜未引起足够的重视，以致误将太阳病与表证等同起来，使临床遇此，难以决断，汗之则不效，不汗与医理相悖，今将里证明析，以期对临床有所裨益。

本文原发于《中国中医基础医学杂志》，1996，2（1）：20～21。

太阳岂尽外感　杂病比比皆是

——试论《伤寒论》太阳病的杂病属性

　　《伤寒杂病论》自叔和重新编次更名《伤寒论》以降，长期以来，被认为系指导外感病之专著，特别明清温病学之兴起，更将其局限于风寒外感，大大削弱了其应用价值。其实，《伤寒论》所述内容绝大部分属杂病、疑难病之范畴，即使传统认识上属表证之太阳病，亦非纯为外感，多是杂病。今就此问题探讨于后，不妥之处，尚希指正。

一、太阳病的标准及其传统认识简述

　　在讨论太阳病杂病属性之前，首先须印证太阳病之诊断标准。于此，《伤寒论》第1条曰："太阳之为病，脉浮，头项强痛而恶寒。"此系太阳病之提纲，对此，古今看法一致。亦即，具备上述脉证，即当以太阳病论处。徐大椿氏曰："脉浮头项强痛恶寒八字，为太阳一经受病之纲领，无论风寒湿热，疫疠杂病，皆当仿此，以分经定证也。"程郊倩氏注得更为明白："使后人一遇卒病，不问何气之交，而但兼此脉此证，便可作太阳病处治，亦必兼此证此脉，方可作太阳病处治，虽病已多日，不问其过经已未，而尚兼此脉此证，仍可作太阳病处治。"惟因太阳病发热有迟早，故提纲中未列入，但太阳病有发热，已是医学共识，如陆渊雷氏说："恶寒既常与发热具，且伤寒以发热为主，则知经文恶寒二字，即含发热在内。"由此，凡疾病只要具备发热、恶寒、头痛、脉浮者，无论何种病证，均可以太阳病处治。

　　对于太阳病的属性，古今医家皆认为系外感表证，咸无疑义，且多认为系风寒之邪而致之太阳表证。无论各种著作，即使是中医院校各版教材，都持此说，公认观点平匀的五版教材虽对六经辨证适应范畴的认识有了改变，但仍认为"风寒之邪侵袭人体，体表受邪，则可出现太阳病"，"诸症反映外邪侵袭，太阳经脉、人体之表受邪，致卫外不固，正邪交争

于浅表，故为太阳病的主要脉证"。毋庸讳言，此种观点根深蒂固，一直是医界的普遍的、正统的看法。正是基于此种认识，才导致将太阳病作为外感表证的准绳，而放之于中医内、外、妇、儿、中基、中诊诸科，以指导临床用药。

二、来自临床的疑惑

如上所述，在太阳病属性的认识上，皆认为系风寒（外邪）袭表而致营卫失和的体表病变，其治疗方法，当遵循其"在皮者汗而发之"之原则，汗法当是正施，即根据太阳病的分类，表实者以麻黄汤，表虚者以桂枝汤，表郁轻证以桂麻各半汤，温病当辛凉解表等，此无疑具有正确的一面。临床上恰当运用汗法，对确系外邪袭表之表证，每有立竿见影之效。然而，亦非尽然，很多类疾病完全具备了太阳提纲之脉证，然而却汗之不效，甚或愈治愈烈者亦不鲜见，笔者曾有深刻体会。

如1992年夏笔者返里，曾遇一壮年女性，平素健康，数日前发病，头痛，发热，恶寒，脉浮，周身骨节疼痛，右上腹不适，纳食减少，偶有恶心。曾自服"解热镇痛"药不效，在当时医院亦按"感冒"治疗乏效，而来求诊。察其别无阳性发现，即以太阳病处之，投以发散之剂，患者服后周身汗出，诸症暂缓，旋即又作，连服3剂后，诸症依然。再次来诊，观其寒热头痛如故，自云近日右上腹痛明显，查之胆囊压痛明显，疑有胆囊病变，即嘱其作B超检查，诊为"胆石症，胆管不完全阻塞"。始知病在于里，属杂病范畴，即投以清热利湿、排石止痛之剂，连服10余剂，诸症始退。

又如曾治李某少女，14岁。患者自诉数月前即"感冒"，头痛，发热，恶寒，周身痛，鼻塞，10余日始罢，此后曾反复2次，病除时间延长，每次约10～20天。此次于3天前开始，初有微热，渐次增剧，恶寒，周身不适，时常汗出，观其面黄体瘦，脉浮，余可。当系太阳中风证，即投以桂枝汤化裁，数剂后病情依然。反复思量，未有所获，猛思14岁少女，当是月经来潮之时，即予询问，答曰，未，但觉少腹部不适，有胀感。即问是否每次"感冒"均有？曰，是。当即令其做妇科检查，其母闻之骇然，面有愠色。笔者忙予解释，勉强就诊，经查果系经血不能外排之故，径施手术，病情霍然，后未再作。

再如1988年夏，笔者暑期回乡休假，曾治同学刘某之子，2岁，发热、恶寒近年，曾赴北京、郑州及地、市、县、乡各医院就诊，中西药物迭进，病情未见好转，视其所用中药处方，厚达数十页，大多系解表剂，间有清热、滋阴、活血、补气，甚或有清退虚热之剂，据云服后均不见效，西医未能确诊。查体温 38.2℃。虽夏日炎炎，依然要求穿衣，周身毛肌紧缩，形体消瘦，自述周身疼痛，脉数，指纹红紫。初看极似太阳病，而服过之后，解表剂悉备，毫无效验，当知非表。观其舌苔，厚干，中稍红，舌质红，腹部灼热，手足微汗，即问其大便情况，据云因饮食偏少，大便数日 1 次，量少而干，难行。即思患儿诸方均已服尽，未见有通便者，是否为食积？未敢一定，即试处调胃承气加连翘、竹叶，当即取来，轻煎，令其少服，约 1 小时顷，患儿便意已频，但难以排出，嘱其再进，约半小时，患儿排出大便许多，初硬如石，色黑，后溏。便后热势渐退，即主动进食。再进上方 1 剂，寒热俱消，后未再作。

类似之例，比比皆是，恐医者均有同感。此种太阳病，汗之不效，不汗而又与传统认识难以吻合，似有违医理。一遇是证，皆认表证，多思自己辨证不准、用药有差，很少疑及理解有误。也正是这种传统认识的偏差，很易使人怀疑仲景著作的可信度。此即是近时所谓"古方不治今病"的根源所在。

三、太阳病非尽外感，亦有杂病

分析传统认识的观点，得出太阳病为外感表证的基础在于"太阳主一身之表，统摄营卫"和"太阳为六经藩篱"，从而推论出太阳病必定是外邪侵袭，自外而受的结论。这种推论的逻辑错误在于仅仅注意了"外"之一面，而忽视了"里"，即里邪内结，发散于外，同样可以影响于表，导致太阳经脉、脏腑受病，功能失常，从而发为太阳病。外感、内伤皆可致太阳病的结论，更符合中医关于人是一个有机的整体，脏腑气血相互影响，一因可以多果，一果可以多因，同一种病机可以有不同的临床表现，而同一种临床征象可以有不同病机的理论。

对此，仲景早有论述，惜未引起应有的重视。考《伤寒论》专列《辨不可发汗脉证并治》《辨发汗后脉证并治》等，其中不可发汗者，后世多以表里同病释之，诚然有表里同病而里证为急者，然而，其中之杂病部分则俯首皆是矣。如"疮家，虽身疼痛，不可发汗，汗出则痉"，多释为素有疮疡，复感外邪，而以气血亏虚，发汗则更伤气。其实，这完全是一种附会。所谓"疮家"，必然是素患严重疮疽者，否则何以称"家"？要知这类病人，往往有发热、恶寒、头身疼痛之症，非是外感，而系疮毒的全身反应。即使非"疮家"，亦有太阳病之表现，如《金匮要略》中说："诸浮数脉应当发热，而反洒淅恶寒，若有痛处，当发其痈。"这里之痈，有内有外，即使是外痈，亦当清热解毒，何况内痈？故而，此类证候释为杂病更合适些。再说"淋家，不可发汗，发汗必便血"。淋家亦是指素有淋病者，或为热淋，或为石淋等，多类似于现代医学之慢性肾盂肾炎、泌尿系感染、肾或膀胱结石等一类疾病。这些疾病，往往出现发热，恶寒，脉浮，头身疼痛，且反复发作，时轻时重，这是临床常见的事实。究其原因，非是外邪袭表所致，而系下焦热毒的反应，故治疗当以清热利湿通淋为主。湿热去，瘀毒尽则寒热头痛等自除，故仲景曰："不可发汗。"这类太阳病，当然属杂病无疑。他如文中之"亡血家""衄家"等，均系杂病而有太阳病提纲见证，这类疾病亦无疑属太阳病范畴。

若此不足以说明问题，那么，《辨痉湿暍脉证并治》中论述更为明确，开篇即曰："伤寒所致太阳病，痉湿暍此三种，宜应别论，以为与伤寒相似，故此见之。"明确指出"伤寒所致太阳病"（即风寒外感类）与痉湿暍同属太阳病，只是后三者"与伤寒相似"，因机不同，故当分别讨论，说明导致太阳病非只外感一端，杂病亦多。即以痉病而论，与其说是外感，莫如说杂病更为常见，其归属问题，仲景更有明言："太阳病，发热无汗，反恶寒者，名曰刚痉。"毋庸置疑，当属太阳病。现今临床之高血压病、颈椎病等，每见颈项强痛者，导师陈亦人教授认为系太阳之病，故治疗在辨证论治的基础上佐入葛根，引药入太阳，每取良效，即从此而来。湿病亦然，此属太阳病，仲景曰："太阳病，关节疼痛而烦，脉沉细者，此名湿痹。湿痹之候，小便不利，大便反快，但当利其小便"，显然，非是外感表证，其成因，仲景曰："此病伤于汗出当风，或久伤取冷所致也。"其"久伤取冷所致"者，岂非杂病？

考《发汗后脉证并治》所列证候，除汗后仍当发汗者外，其余大部分证候显非外感表证，一开始即是里证。至于发汗方法，因此类太阳病并非是外感表证，许多证候恰恰是一些严重里证的前驱期或伴见证，所以，属药证不符，纯系误治，不存在发汗是否得法问题。而这类疾病又肯定有太阳提纲的见证，否则，医者断不会误作外感表证而施汗。对此太阳病，汗法只能是延误病情，有相当一部分，即使不用汗法，也会出现目前的见证，这是疾病的自然转归，故应活看。如82条："太阳病发汗，汗出不解，其人仍发热，心下悸，头眩，身𥆧动，振振欲擗地者，真武汤主之。"对此条诸家多随文注为太阳病施汗不当，过用汗法，使汗出淋漓使然，显然这是一种想当然的主观臆断，若果系风寒之邪束表之太阳病，即使口服麻黄汤汗出过多，也不可能立即出现真阳大衰证，此反证该病之初即系里证，此太阳病属杂病所致者，故"汗出不解"，须径投温阳之剂，方可无虞。

再如："发汗不解，腹满痛者，急下之，宜大承气汤。"斯条亦多释为误汗伤津而成，显系随文敷衍。其证属杂病无疑，当有太阳病之一般见证，否则汗法无的。这类病亦非是外邪袭表之太阳病，多类似于现代医学之急腹症，初起有类似外感的太阳病表现，旋即出现腹满而痛，其病属燥屎搏结于里，腑气不通，影响于外所致，故不当胶柱于发汗，当急用大承气攻下，腑气一通，内外症状悉除等，均系杂病性质的太阳病。正因该类疾病均非外感表证，汗法肯定不效，是以《伤寒论》中以大量的篇幅论述了太阳病误汗后的辨治方法，可惜后世仅认为这些疾病本应为太阳表证，只是汗不如法（如发汗太过，或发汗不及）所致。诚有因汗不如法者，但绝大多数均非所宜，不知太阳病本身即有外感表证和杂病表证的双重属性，后者应禁汗，对此往往被医者所误，故仲景专列《辨不可发汗脉证并治》一篇，用心可谓良苦，而医者却视而不见，当属憾事一桩！

四、太阳杂病证治举隅

如前所述，仲景所论之太阳病，有相当一部分属杂病性质，其在原文中多有明确阐释，现就太阳病杂病证治择要叙述如下。

（一）霍乱

383条曰："问曰：病发热头痛，身疼恶寒，吐利者，此属何病？答曰：此名霍乱。"此条发热、头痛、身疼、恶寒，太阳病主症已备，应属太阳病。然霍乱本身当属内伤杂病，究其病机，乃因邪居中州，升降失序，气机紊乱，表气不和使然，若胶柱于表证存在，则于理难通。其辨证之要点，在于具备太阳病特征之外，具有剧烈的呕吐泄泻。其治疗当分别对待，如386条"霍乱，头痛，发热，身疼痛，热多欲饮水者，五苓散主之；寒多不用水者，理中丸主之"，和383条"吐利汗出，发热恶寒，四肢拘急，手足厥冷者，四逆汤主之"等，应主以温里复阳，切不可发汗。

（二）蓄水证

71 条曰："太阳病，发汗后，大汗出，胃中干，烦躁不得眠，欲得饮水者，少少与饮之，令胃气和则愈。若脉浮，小便不利，微热消渴者，五苓散主之。"此条颇有辨证意义。同为太阳病，同经发汗，但具有不同的结果：前者系外邪袭表之太阳表证，故汗后邪解，口渴系津液未复之故，仅需稍补水分，即可平复。而后者显系杂病，因无表邪，故汗法不效，发汗后病仍不解，仔细辨证，系水蓄下焦，气化不行，致太阳经气不畅，从而外有太阳见证，而非是太阳表邪不解。该证临床常见水肿，小便不利，是其辨识要点。多类似于现代医学之急慢性肾炎、肾盂肾炎等内伤杂病，是类疾病多有太阳病之见证，故治疗当以通阳化气、利水消肿为大法。

（三）结胸证

137 条："太阳病，重发汗而复下之，不大便五六日，舌上燥而渴，日晡所小有潮热，从心下至少腹硬满而痛不可近者，大陷胸汤主之。"此条诸家多以太阳病发汗过之，其实不然，此"重发汗"系指反复发汗，若初确为太阳表证，当一汗而解，不须反复发汗，才又复误汗。从临床来看，此证多类似于现代医学之急腹症所出现的"板状腹"——腹膜刺激征，或胸膈积液等一类疾病，多有在里之固定，初起往往先以发热、恶寒、头痛、脉浮等太阳见证，渐而出现胸、腹部疼痛，故当泻热逐水破结，水热去则诸症皆消。

（四）发黄证

125 条："太阳病，身黄，脉沉结，少腹硬，小便不利者，为无血也。小便自利，其人如狂者，血证谛也，抵当汤主之。"此证系瘀热在里之发黄，以外有太阳病见证，而又具周身发黄、如狂、少腹满等，系内伤疾病，故其治疗当径清在里之瘀热，瘀热去则太阳病自解。黄疸病临床多有太阳病见证，这是常见的事实，不可一见发热恶寒等太阳病提纲证，即谓表证而施汗，当全面分析，辨证施治。仲景在《金匮要略》中一再对此进行了论述，如其曰："疸而渴者，其疸难治，疸而不渴者……阳部，其人振寒而发热也。""谷疸之为病，寒热不食……茵陈蒿汤主之。""黄家日晡所发热，而反恶寒，此为女劳得之……硝石矾石散主之"等皆是。259 条则叙述了另一种证型，其曰："伤寒发汗已，身目为黄，所以然者，以寒湿在里不解故也，以为不可下也，于寒湿中求之。"对此条之注，多认为系伤寒发汗太过而致，其实该证原本即属于杂病，故发汗当然不效。观是类证候多是素体脾虚弱，脾湿不化，阴寒内结者，故仲景曰："以寒湿在里不解故也"，其治疗当"于寒湿中求之。"

（五）宿食

56 条曰："伤寒不大便六七日，头痛有热者，与承气汤；其小便清者，知不在里，仍在表也，当须发汗；若头痛者，必衄，宜桂枝汤。"本条论述最为明了，太阳病主症已备，又有不大便六七日，系外感或是宿食内结之杂病？难以决断，当视其小便，若小便清利，则系邪在肌表，表气不和而致里气不通，以桂枝汤解表则里自和。若小便黄赤短少，则说明此太阳病系杂病宿食内结，腑结不通，表气不和而致，故当以承气汤，通大便，祛邪热，里畅外和，诸症自解。对宿食而致太阳病，《金匮要略》中亦有论述，其曰："脉紧，头痛风寒，腹中有宿食不化也。"

（六）阴阳两虚证

29 条曰："伤寒，脉浮，自汗出，小便数，心烦，微恶寒，脚挛急，反与桂枝欲攻其表，此误也，得以便厥，咽中干，烦躁，吐逆者，作甘草干姜汤与之，以复其阳；若厥愈足温者，更作芍药甘草汤与之……"对此条注解分歧较大，因本证虽有太阳病之表现，实非邪在肌表，而纯系里证，汪苓友曰："此条伤寒，乃中寒证。脉浮，自汗出，小便数者，阳虚气不收也；心烦者，真阳虚脱，其气浮游而上走也；恶寒日微，此真寒之形已见；脚挛急者，寒入阴经，血脉凝泣而缩急也。"当其时，因外有太阳病见证，极易被人误作表证而发汗，故仲景曰："反与桂枝欲攻其表，此误也！"唯其如此，仍恐后人不明，30 条重又指出："证象阳旦，按法治之而增剧，厥逆，咽中干，两胫拘急而谵语"，阳旦即桂枝汤也。可见，在当时亦有不少将太阳病纯作表证而发汗者，故专列此两条，明确指出，此种太阳病，因系杂病，当须辨证施治，不可误汗，意义颇为深远。

仲景对太阳病杂病之里证论述颇多，如痉病、湿痹、内痈（肺痈、肠痈）、痰饮、脚气等，治法不一，限于篇幅，恕不一一列举。总而言之，对杂病性质的太阳病，治疗当灵活对待，有是证即用是药，慎用发汗，仲景指出："太阳病三日，已发汗，若吐，若下，若温针，仍不解者，此为坏病，桂枝不中与之，观其脉证，知犯何逆，随证治之"正是此意。

综上所述，《伤寒论》之太阳不仅有表证，亦有里证，不仅有外感，且有杂病，我们当全面领会，对临床才具有重大的指导意义，否则，若胶柱于太阳病表证表邪说，一见太阳病，即用汗法，必致祸不旋踵矣。至于说"《伤寒论》为外感性专著"之说，不攻自破矣。

本文原发于《国医论坛》，1996，11（2）：1～4。

太阳中风有热　原著临床可证

——试论《伤寒论》太阳中风的阳热属性

《伤寒论》之太阳中风证，从古至今，医家皆认为属风寒表证，逢之施以辛温，主以桂枝汤，已成定律，即使新中国成立后各版中医院校教材，亦持此说，咸无疑义。然就临证所见，风寒表证固有，而属阳热证者亦不鲜见，分析《伤寒论》有关原文，此意更为明了。故深入研究其寒热属性，全面理解其实质内涵，不仅有利于澄清是非曲直，更有利于指导临床实践，意义深远。鉴此，笔者不揣愚鲁，就此问题初探于后，以为引玉之举。

一、太阳中风的诊断及其传统认识

（一）太阳中风的诊断标准

在讨论其属性之前，首应明确其诊断标准，即具备何脉何证，始可指认为太阳中风。对此，《伤寒论》第2条曰："太阳病，发热，汗出，恶风，脉缓者，名为中风。"此系太阳中风的提纲证，亦即规定了太阳中风证一般的主症主脉，诊断标准。于是，古今认识相同，凡病具备了上述脉证，即可断为太阳中风证。如方有执说："此承上条而又再揭太阳分病之纪一，篇内首称太阳中风者，此又皆指此而言也。"柯琴更明确指出："若太阳初受病，便见如此脉证，即可定其名为中风。"章虚谷亦曰："下凡称中风者，皆指此条之脉证也。"至此，结合第1条太阳病提纲，凡病具备了头痛，发热，汗出，恶风，脉浮缓者，无论何种病证，均当诊为太阳中风，从而依法治之。

（二）传统认识

古今医家多指认其为风寒表证，主以桂枝汤，自成无己提出"风，阳也，寒，阴也。风则伤卫，发热汗出恶风者，卫中风也。营病发热无汗不恶风而恶寒；卫病则发热汗出不恶寒而恶风，以卫为阳，卫外者也，病则不能卫固其外而皮腠疏，故汗出而恶风也。"后世极多效之者。再者，早在宋之朱肱即提出"大抵感外风者为伤风，感寒冷者为伤寒，桂枝主伤卫，麻黄主伤营，大青龙主营卫俱伤故也。"继而许叔微编为歌诀："一则桂枝二则麻黄；三则青龙如鼎立。"明·方有执更据三者重新划分太阳病篇，清·喻嘉言进一步宣扬三纲分篇的优点"鼎足大纲三法，分治三证，风伤卫则用桂枝"，至此，正式将太阳中风与桂枝汤紧密结合起来，形成了对应关系。尽管后世对三纲鼎立说进行了批判，但太阳中风主用桂枝汤得到肯定，如柯琴说："不知仲景治表，只在麻桂二法，麻黄治表实，桂枝治表虚"，尤怡亦曰："桂枝主风伤卫则是。"这种观点，流传极广，今日之各版教材，亦将太阳中风定为风寒表证，主以桂枝汤，如六版教材释曰："太阳中风证又称太阳表虚证……这种体质的人感受风寒后……""太阳中风证的病因病机是风邪（兼有寒邪）外袭于皮毛腠理，体表的营卫之气受邪"，"太阳中风证的治疗大法是调和营卫，祛风解肌，方用桂枝汤。""桂枝汤证在太阳病早期，即太阳中风证"等，此系医界普遍的、正统的看法，将太阳中风与风寒表证成隶属关系，认定桂枝汤系治疗太阳中风的唯一药方。

二、来自临床的困惑

如上所述，太阳中风证古今皆认同为风寒表证，主以桂枝汤，然而临床依法治之，效者固多，不效、甚或愈治愈烈者亦时时间出。对此结果，效者认为辨治立法准确，当属必然，不效者或认为发汗尺度不当，很少从辨证立法角度深究者。笔者初入医道，对此理论深信不疑，但随着实践之深入，发现众多患者，完全具备了头痛、发热、恶风、汗出、脉浮缓的太阳中风脉证，但投以桂枝汤后不效，甚或更烈，不禁疑窦重重，促使对此问题深入探究。

如1992年，笔者暑期返里，曾诊邻里一壮年男性，农民，患低烧伴恶寒、汗出3个月，已在当地多处就医，服中西药物乏效，闻我归家，特来就诊，患者平素体健，3个月来日渐消瘦，发热以午后为重，体温常波动在37.5℃～38.5℃之间，明显恶寒，虽夏日仍穿戴严实，周身微微汗出，连绵不绝，稍动后加剧，身困乏力，头时闷痛，口干不渴，咽部不利，不思饮食，入夜盗汗，舌质稍红，苔厚而腻，脉浮数而松缓，不咳。接诊后首疑为结核，经 X 光及实验室检查无阳性结果。据证当属太阳中风证，予桂枝汤化裁的对，然检视病例，以前多医曾投以桂枝汤或加以除湿之品，询以效果，曰服后热可稍退，但旋即又起，周身不适，心烦难耐，遂罢复用桂枝之念。然究属何证，颇费思量，斟酌再三，无从着手，即嘱患者平卧，仔细全面检查，仅在右下腹处有轻微压痛，手下约 10cm×8cm 大小有波动感。再三询问，患者忆起，3 个月前田间劳作，农具误伤此处，当时疼痛，自未在意，继之疼痛加剧，伴恶寒，发热，意为感冒，即自购"安乃近"服之，疼痛逐渐消失，而寒热历久不退。月余前，始就医诊治。自是始疑腹内壁脓肿，即予以穿刺，抽出脓液约 50ml，再投清热解毒，化瘀排脓，托毒生肌之品，配合抗生素治疗，渐愈。

再如 1998 年春陕西咸阳局部地区流感流行，患者极多，至 7 月份，仍间相染易。此次发病症状多相似，热势不高，头痛，身酸楚，恶风寒，汗出连绵。余返咸阳小住，求医者颇多，多云服用西药效差，据证断为太阳中风，初皆以桂枝汤加味，效与不效者各半。旋即笔者被染，头痛身焚，鼻塞不通，恶寒怕冷，发热（38.5℃），汗出连绵，稍动则汗出湿衣，口干而不欲饮，纳差，舌尖稍红，苔薄白，脉象柔和稍数。据证当为太阳中风，即自投桂枝汤加味，药进二剂，热象转剧，咽干而痛，仍恶寒怕冷，汗出不绝。改投辛凉解表，药尽三剂而愈。据此，改法转治他人，据舌脉征象给药，舌淡苔白，无咽干口燥者给桂枝汤加味，有口干咽燥，舌质红者给辛凉解表，疗效大增。

类似之例，恐医者深有同感，其机理为何？极当究之。

三、太阳中风阳热病性浅析

（一）风邪袭人，多有兼夹，有风寒、风热双重属性

从中医学角度而论，阴阳激荡而成风，故其很少单独致病，多有兼夹，依八纲而定，不是风寒，便是风热。用桂枝汤所主之太阳中风，属风寒表证，无疑是正确的，如 12 条"太阳中风，阳浮而阴弱，阳浮者热自发，阴弱者汗自出，啬啬恶寒，淅淅恶风，翕翕发热，鼻鸣干呕者，桂枝汤主之"。正是此条的定，才使诸家误认为风邪袭人，纯来寒邪，从而确立了太阳中风风寒性质，如柯琴注曰："盖风中无寒，即为和风，一类寒

邪，中人而病，故得于伤寒相类，亦得以伤寒名之。"此说无疑有正确一面，故被历代各家所接受，但其只重视了风寒的一面，而忽略了风热之性，从而失于偏颇。陈平伯氏指出"风不兼寒，即为风火"。诚能补此说之不足。

其实，风的这一阳热属性，仲景亦早已有述，如"阳明中风，口苦咽干，腹满微喘，发热恶寒，脉浮而紧"（189 条），"阳明病，若能食，名中风，不能食，名中寒"（190 条），"少阳中风，两耳无所闻，目赤，胸中满而烦者"（264 条），皆是标示中风阳热属性的明证。由于风邪致病多有相兼，故早在《内经》时代，即有"风为百病之长"之论，仲景著作中，有风寒、风热、风湿等相合，一脉相承也。是故，风寒、风热致病，既符合临床实际，亦符合仲景原意，更符合中医基本理论。

（二）体质有寒热，病证有随化

中医学历来重视人的体质在发病中的作用。由于体质有寒热，同一病因作用于人体，可产生寒、热不同的病证，阴寒体质者可随寒而化，阳热体质者可随热而化，此即所谓从化也。观《伤寒论》有关条文，莫不体现出这一学说，如少阴病有寒化、热化之异，阳明有阳热、阴寒之别等，即使同为太阳病，同一方法误治，所产生的变证又各个不同等，此固然与感邪性质、误治的程度有关，但与个人体质的寒热特性不无密切关系。同理，即使有风邪单独致病，亦可产生寒、热不同的证型，于是，张介宾氏指出："至于中风一证，谓其脉缓有寒而复发热者，其病本不多见，即有之，亦必外因者少，内因者多也。"是说虽有一定的偏颇，但以体质而论中风却颇有见地。

（三）病证表现有寒热之属

中医确定初始病因，并非直接弄明原因，而多是依据疾病发作后的不同表现特征来推测的，正如钱天来氏所言："受本难知，发则可辨，因发知受。"故欲分析太阳中风的阳热属性，仍应从其"发"——症状表现来分辨。

1. 发热一证，风寒证可见之，风热证则为必备

发热原因颇多，就外感而言，风寒可致之，风热则为必备。风寒侵袭，正气奋起抗邪，正邪相争，即可发热，但感风寒较重者，卫阳郁闭较

甚，未能及时达表抗邪，则暂不发热，故无论初起有无发热，只要其他证候存在，即不影响风寒之诊断。风热所为者，一则为邪正相争之反映，再则为热邪郁表之征象，故发热必见。观《伤寒论》条文，第 1 条为整个太阳病提纲，未列发热，第 2 条"太阳病，发热……名为中风"，将发热列为第 1 位。第 3 条"太阳病，或已发热，或未发热……名为伤寒"，将发热列为可有可无之地位，两者对比之意甚为明显，暗含中风有阳热之证，故发热为其必见也。

2. 恶风较恶寒为轻，风热、风寒皆可致之

恶风寒为通称，一般而言，外邪侵袭，卫阳被遏，不能正常温分肉，即可见恶风寒之症，风寒、风热皆可致之。但风寒侵袭，寒性收敛，卫阳被遏较重，加之同性相恶，故恶寒较著；风热所致者，卫遏较轻，加之热邪之性，故恶寒轻微，故仲景在述中风时则曰"恶风"，言伤寒时则曰"必恶寒"，其意甚为明了。恶寒与恶风有程度区别，恶寒无寒自恶，见风更甚；恶风无风坦然，遇风恶之。仲景以"恶风""必恶寒"标示二者之程度差异，用心良苦。正是因为太阳中风有风寒、风热双重属性，故在 13 条用桂枝汤主之的太阳中风条文，使用"啬啬恶寒，淅淅恶风"之词，用以标示以桂枝汤主之者，为风寒性质，故恶风寒较风热证者为著，当以注意。

3. 汗出为营卫不和之象，风寒、风热皆有

汗出一症，乃是中风伤寒的重要鉴别之点，就中风而言，风寒袭表，卫不外固，营不内守者，可致之；风热袭表，其性升泄，伤津迫蒸，亦可致之，风热表证汗出极为常见。

4. 脉浮缓风寒者具之，风热者更为常见

太阳中风之"缓"非为至数，而为体松宽，就至数而言，多为数脉（因体温升高），故浮数宽松之脉，风热表证却极为常见，已是医学所共识，故不赘述。

如上所述，太阳中风之发热、汗出、恶风、脉浮缓、头痛之证，风寒可见之，风热侵袭者亦可见之，它能概括风寒、风热两种证型，揭示了它们的共性，故可作为太阳中风的提纲。

四、《伤寒论》有关论述浅释

《伤寒论》中，仲景已列举了太阳中风阳热证的条文，现浅释如下：

（一）太阳中风阳热误治证

由于太阳中风阳热证易与风寒证相混，故诸多医者不辨，每投辛温之剂治，仲景于此，特别示警。如111条："太阳病中风，以火劫发汗，邪风被火热，血气流溢，失其常度。两阳相熏灼，其身发黄。阳盛则欲衄，阴虚小便难。阴阳俱虚竭。身体则枯燥，但头汗出，齐颈而还，腹满微喘，口干咽烂，或不大便，久则谵语，甚者至哕，手足躁扰，捻衣摸床，小便利者，其人可治。"对于此条，多版教材未予正式收载，即使收入者，对太阳中风的性质，亦含糊作解，仍指出此当用桂枝汤发汗解肌，若如是，桂枝汤毕竟为辛温之剂，与火邪何异？岂不"桂枝下咽，阳盛则毙"？！从误火所出现的种种表现判断，本条太阳中风当属阳热证无疑，因初为阳热之邪，治当辛凉，医者误用火法取汗，"邪风被火热，两阳相熏灼"，风热得火之助，热势燎原，伤津耗气，劫夺真阳，从而出现发黄、衄血、小便难、身枯、头汗、口干咽烂、谵语、哕、手足躁扰、捻衣摸床的严重症状，其治疗及预后，"小便利者"，津液未竭，尚有生机，"其人可治"，此存阴津之学术思想，被后世温病学家所继承，得出"存得一分津液，便有一分生机"之结论。从而揭示，太阳中风阳热证，首禁辛温，以热治热，祸不旋踵矣！

（二）表热郁闭症

38条："太阳中风，脉浮紧，发热恶寒身疼痛，不汗出而烦躁者，大青龙汤主之。若脉微弱，汗出恶风者，不可服之，服之则厥逆，筋惕肉瞤，此为逆也。"对于此条，由于冠以太阳中风，而证候表现却为一派太阳伤寒表实的征象，故古今医家多认为系表寒里热证。仔细阅读原文就不难发现，此条前后两段所述的正是太阳中风表热证两种不同的见证及治法。后者为其常也，即发热、汗出、恶风、脉浮缓，而前者为其变也，症见脉浮紧，发热恶寒身疼痛，无汗、烦躁，乃风热之邪袭表，表气郁闭，风热之邪不得外扬，逼迫于内，故外见寒热疼痛无汗，内见烦躁，故当辛凉以散之，用麻桂之属配石膏，辛味不改，而温热变凉，开发腠理，以逐邪外出，风热外散，则里烦自解。如《赤水玄珠》所言："伤寒邪热在表，不得汗出，其人则躁乱不安，身心如无奈可，如脉浮紧或脉数者，急用此药发汗则愈，乃仲景妙法也，譬如亢热已极，一雨而凉，其理可见矣。"是知大青龙所治之太阳中风,确为表热郁闭之症。至于后半条所述为太阳中风热证又一类型,因有汗出,脉微弱,虽为风热在表,但不可投大青龙,因该方麻黄六两以配以桂枝,发汗力强,服后恐有变也,当用辛凉剂,宣邪可也。

(三)邪热壅肺经

63条:"发汗后,不可更行桂枝汤,汗出而喘,无大热者,可与麻黄杏仁甘草石膏汤。"以及162条,误治方法不同,证候相同。从两条皆曰"不可更行桂枝汤"来看,必然有桂枝汤的见证,如发热、恶风、汗出、头痛等,但喘之一症,表明此乃表热已郁肺脏,故不可辛温,当以辛凉宣肺,用麻杏石甘汤清热透邪,宣肺平喘。此证临床极为常见,初起每有发热、恶寒之表现,不可误用桂枝汤类辛温之品,以热治热必将产生变证。

(四)热入血室证

143条:"妇人中风,发热恶寒,经水适来,得之七八日,热除而脉迟身凉,胸胁下满如结胸状,谵语者,此为热入血室也,当刺期门,随其实而取之。"144条:"妇人中风七八日,续得寒热,发作有时,经水适断者,此为热入血室,其血必结,故使如疟状,发作有时,小柴胡汤主之。"此两条之中风,皆为感受了风热之邪,适逢经水来、断,邪热乘虚入于血室,故治当刺期门泻热和血,投小柴胡汤清解邪热。

类似的条文颇多,如152条之十枣汤证、134条之大陷胸汤证等俱是,限于篇幅,不再一一详述。

五、太阳中风与伤寒、温病的关系

如上所述,太阳中风有风寒、风热双重属性,若以此论,恐引起分类学、诊断学的混乱,对此,仍应从《伤寒论》有关条文加以探讨,以期界定彼此的概念。

首先,从外感病的证型上,《伤寒论》将风寒证、风热证以伤寒、温病定为两极,由于感邪有轻重,体质有差别,所表现的证型不同,寒、热之间,常有一些过渡证(笔者称为中介证,下有专论),这些过渡证的论述,为我们动态把握疾病的规律,提供了依据,从而也更贴近临床实际。就太阳病而言,由寒到热,依次为伤寒→太阳中风(风寒证)→麻桂各半汤证→桂二麻一汤证→桂二越一汤证→太阳中风（风热证）→温病。

从病机而论，属风寒证者，以伤寒最重，以风寒外束，卫阳被遏，营阴郁闭为主机，故见恶寒重，无汗，发热，身疼痛，喘，脉浮紧。太阳中风风寒证以风寒外袭，卫阳不固，营不内守为主机，症见恶风（较恶寒轻）、发热、汗出、脉浮缓。表郁轻证则以微邪留连，正气相对不足为特征，症见寒热时作，一日二三度发，面赤，身痒等；属风热者，以温病为其极，以风热袭表，邪热化火伤津为主机，证以发热较高，不恶寒（轻微），突出口渴，咽干，甚或咽痛，其脉浮数为特征。其次为太阳中风阳热证以风热袭表，营卫失和为主机，则津伤不甚明显，症见发热、恶风、汗出、烦躁、口干、脉浮缓等。桂二越一汤则表热轻微，风邪为著，故见发热恶寒，热多寒少，呈持续性为特征，从而构成了横断面的连接。

其次，从主要症状上，恶寒以伤寒最重，中风则恶风，表郁轻证则一日二三度发，桂二越一汤证热多寒少，中风阳热证恶风较轻，温病不恶寒。发热以温病最著，中风次之（风热证），桂二越一汤"热多"，表郁轻证一日再发，一日二三度发，中风（风寒）较轻，"翕翕发热"，伤寒初起则可见"或未发热"。从舌象而言，风寒者必当淡而不红，风热者红，风温则多红而干等，皆当审之。

综上所述，太阳中风证不仅有风寒证，亦有阳热证，对于阳热中风证，治当辛凉，不可辛温，限于当时的医疗水平，《伤寒论》中未能列出诸多方药，我们可据其意，参考后世温病学的有关内容加以辨治。

本文原发表于《中国医药学报》，2000，15（4）：9～13。

太阳征象辨微　理论临床有益

——也谈《伤寒论》35条中"发热""恶风"二症

《山西中医》1988年第4期发表了"《伤寒论》中的太阳伤寒证与麻黄汤证"一文，拜读后受益匪浅。但对35条"发热""恶风"二症的见解，不敢苟同，今略陈管见。

文章在解释《伤寒论》35条的"发热"时说："发热是体内营卫振奋达表抗邪的反映，如不发热，则无论其他症状如何，尚不称其为定性的太阳病。"笔者认为，任何一症，只有与其他症状结合在一起，才具有辨证施治的意义，一旦他症发生了变化，其辨证意义也就相应地发生变化。发热一症，三阳皆有，且不论少阳之热，仅阳明病之发热，即不必释为"体内营卫振奋达表抗邪的反映"，乃因阳明里热亢盛，蒸腾于外所致。正因发热不能单指是营卫振奋达表抗邪的反映，所以《伤寒论》第1条太阳病提纲证才说："太阳之为病，脉浮，头项强痛而恶寒。"从而筛选掉了"发热一症。"脉浮"为外邪袭表，卫气向外抗邪，提示病位在表，正气未虚；"头项强痛"乃示风寒外束，太阳经气运行受阻；"恶寒"与"脉浮""头项强痛"互见，为卫阳郁遏、失温分肉之象。提纲昭昭说明，只有具此症，才可定为货真价实的太阳病，而"发热"一症，是无论如何也不能取代此三症和作为太阳病的判定标准的。对于确定太阳病来说，发热可无，而三症不可少。于此，不能不说文中"如不发热，则无论其他症状如何，尚不称其为定性的太阳病"的论断，大有拘牵之嫌。

文章接着说："本条先揭发热，即表明只衔接3条的'或未发热'。进一步明确其方治。至于尚处在'或未发热'的，因还算不得是客观实在的太阳伤寒证，故不在此例。"再次强调了太阳伤寒证应必备发热，否则不能定性为太阳伤寒，从而亦不可用麻黄汤治疗。表证出现发热固属其常，但感邪有轻重，体质有强弱，临证还可见到这样的太阳伤寒证：即感邪初起，正气不虚，卫气抗邪于外，致邪不得入，正亦无法鼓邪外出，处在暂时的僵持状态，出现恶寒、身痛、呕逆、脉浮等症，唯不见发热。这种情况，能说"还算不得客观实在的太阳伤寒证"吗？仲景独识此证，于《伤寒论》第3条中说道"太阳病，或已发热，或未发热，必恶寒，体痛呕逆，脉阴阳俱紧者，名为伤寒"。明确指出了太阳病中"或未发热"者，只要有必然三症亦是地地道道的太阳伤寒证。至于其治法，自不待言，应以发汗解表，驱邪外出，如51条云："脉浮者，病在表，可发汗，宜麻黄汤。"细玩经趣，51条当是接在35条之后，两条共同对第3条太阳伤寒典型脉证进行补充。35条云"发热"，暗合3条之"或已发热"，51条云"脉浮"，以脉代证，不言具体证候，暗述"或未发热"的方治。

对于尚处在"或未发热"之时的太阳伤寒证，文章认为"还算不得是客观实在的太阳伤寒证，故不在此例"（即不用麻黄汤主治）。此说不仅过于泥"热"，态度亦堪消极。众所周知，表证的发热是卫气奋起抗邪的反映，亦是疾病发展的结果，从外邪始侵到身体的发热，往往需要一定的时间，但在这段时间，邪已着体，体已受病，他症渐出，此时是果断投药施治，还是坐等发热使其成为"客观实在的太阳伤寒证"后再治以麻黄汤？显然，只要有恶寒，体痛，呕逆，脉浮紧或浮等症，无论其"或已发热，或未发热"，皆可依太阳伤寒之法，治用麻黄汤或其他发汗解表之品，不可贻误战机。此即《内经》所谓"善治者治皮毛"之意。仲景亦有明训："适中经络，未流传脏腑，即医治之。四肢才觉重滞，即导引、吐纳、针灸、膏摩，勿令九窍闭塞。"示人未病先防，既病防变的早期治疗思想。

至于文章对35条"恶风"的解释，"提出恶风妙在与12条'啬啬恶寒'两两互发，共同阐明太阳中风以恶风为主，兼以恶寒；太阳伤寒以恶寒为主，兼以恶风"。笔者认为，"恶风"与"恶寒"虽然在字面上可以区别开来（恶风是指怕风，恶寒是指怕冷），但在临床上每每同时互见，怕风常常怕冷，怕冷亦时时怕风，实难指明一个太阳病人究竟是以怕风为主抑或怕冷为主，因而也就很难依"恶风"和"恶寒"去判属太阳中风还是太阳伤寒。若从文章之说，12条的"啬啬恶寒，淅淅恶风"，如何辨其是以"恶风为主，兼以恶寒"，还是以"恶寒为主，兼以恶风"呢？这样穿凿，无疑会把一部活泼的《伤寒论》引入死板，使初学者益发难解。"恶寒"也罢，"恶风"也罢，其机理皆为外邪袭表，卫阳被遏，不能温养分肉，故太阳伤寒或太阳中风皆可见到恶寒、恶风之症。人的体质有强弱，感邪有轻重，从而临床见症也就各异，因此在理解时，不可只认太阳中风以恶风为主，恶寒为次，太阳伤寒以恶寒为主，恶风为次，正像38条"太阳中风脉浮紧"与39条"伤寒脉浮缓"一样，示人以灵活机变，不可死煞句下。

（笔者按：恶风恶寒无本质区别，但恶寒程度较重，恶风程度较轻，已如前述。）

本文原发表于《山西中医》，1989，5（2）：47～48。

阳　明

阳明燥实固多　实寒之证当析

——阳明寒证浅说

阳明病第 180 条："阳明之为病，胃家实是也。"对此，系阳明提纲说古今咸无疑义，然对其病机所指，则皆曰实热，即使今日之各版教材也多持此说，认为阳明病即是热证、实证。其实，这是一种误解。阳明为胃肠病变，其病机特征系邪气盛实证，也无疑是正确的。任何一经病变都有寒热之化，阳明也不例外，当分为热、寒两大类，而阳明之寒，只不过是实寒罢了，与太阴均为中焦寒证，但一实一虚，自是分明，论中已有明断，请析之。

一、阳明提纲证代表了寒热二证

阳明提纲之"胃家实"是指胃肠的邪气盛实，已如前述。阳明病是唯一一个用病机作为提纲的，因病机系疾病在内的病理总括，需要通过正确四诊收集病材、准确辨证分析才能得出，往往容易出错，不像脉证那么直接，提纲作为一经病的诊断标准，要求既能反映共性，又要简便易行、直接明了，才能确保诊断无误，正因如此，其他五经提纲均采用了脉证，由此可见，阳明病以病机作为提纲，定有其隐衷。因阳明病寒热二证性质截然相反，一属燥热内盛行，充斥表里，即使同为实热，亦有无形邪热和有形邪实之别，症状繁杂；一为寒邪内阻，凝敛胃阳，一派寒象，表现亦多不同。寒热二证加上实热之有形无形之别，在表现实难同一，故难以脉证作为统一诊断标准。然二者亦有统一之共性，首先在病位上都属胃肠病变，其二，尽管二者有寒热之异，但均为实证，故以胃家实病机作为提纲，以标示阳明病之特征，实为不得已而为之，只好退而求其次了。临证若将疾病断为"胃家实"而归入阳明，但阳明有寒热二极之别，若不小心分辨，必将祸不旋踵，必须首分寒热。先是热证，尽管有有形无形之别，表现不尽统一，但二者俱为燥热内盛行，脉证必有共处，燥热内炽，必有发热，无形邪热多为壮热，有形邪实多为日晡潮热；二者内热蒸腾，迫津外泄，故均见汗出；无论有形无形，均已入阳明之里，故皆不恶寒，反恶热。是故182条总结说"阳明病外证云何？答曰：身热，汗自出，不恶寒，反恶热也"。正是阳明实热证的共同特征，可视为阳明实热证的分提纲，以此可证"胃家实"不是单纯的阳明热证提纲。热证提纲已定，如何区别寒实证？仲景经过反复研究，得出如下要点，190条："阳明病，若能食，名中风；不能食，名中寒。"确为区分阳明寒热证简明扼要、准确无误的纲要。

二、阳明寒证的特征

正是由于太阴阳明同居中焦，而太阴病以虚寒证居多，阳明寒证中又多次提及"胃中虚冷"，从文字表面看来，实难区分，故多将其与太阴混为一谈，长久以来，阳明病提纲只言化燥化热成实，一提阳明病即曰热证、实证，论治也只讲当事清、下二法，似与温法无涉，相关寒证条文或一带而过，或曰等同太阴之虚寒，尤其阳明寒湿发黄，更是归入太阴，以致阳明寒证极其实用有效的证治法度隐而不彰。概念上的混淆，导致临床上难以准确施治，仲景有关阳明寒证的理法方药，束之高阁，造成了严重后果，实有必要加以理清。那么，就中焦寒证而言，何者为太阴，何者为阳明？其实，《内经·太阴阳明论》中就已说得明白，"阳道实而阴道虚"，即所谓之"实则阳明，虚则太阴"，阳明之寒，无不突显出"实"征，这是临证之着眼处。

首先，病因发病上突显出外邪直中、病程较短。190条："阳明病，若能食，名中风；不能食，名中寒。"这是阳明寒、热证的辨治纲要。以患者能食与否辨系风（热）、寒邪侵袭阳明胃腑，风为阳邪而主动，寒为阴邪而主静，故阳热所中，可化谷消食，阴寒所中，则气收机凝，不能化谷。这里需指出的是，无论热证寒证，都是邪从外入，而非内生，故曰"中"，与太阴中焦虚寒，本已先虚，邪自内生，自是不同，突显出病因以外邪直中、病程相对较短的特性来，征之于临床，阳明寒证多是触冒寒邪，如在低温下劳作，突发胃痛而不能食，或过食生冷，致寒湿犯胃而突然发病。与太阴脾虚病程较长自是不同。

其次，症状表现上突显出证情急重、多似承气。如190条所述之"不能食"及243条之"食谷欲呕"，系胃中疼痛，未能进食，与273条之"食不下"食少纳差相较，自显急重也。191条"阳明病，若中寒者，不能食，小便不利，手足濈然汗出，此欲作谷疸，必大便初硬后溏。所以然者，以胃中冷，水谷不别故也"。195条"阳明病，脉迟，食难用饱，饱则微烦，头眩，必小便难，此欲作谷疸，虽下之，腹满如故，所以然者，脉迟故也"。其中所述之"不能食""手足濈然汗出""脉迟""腹满"与阳明腹实之大承气汤证同，若不仔细辨别，则可因诊断失误而致治疗失败。

再者，病机上突显寒实，间指其"虚"。有诸内必形诸外，外在的表现大多反映其内在病机。如上所述，阳明寒证表现上多为急重，而证候又与承气相似，故其内在病机多以实为主，如191条所述，病因上因"中寒"而起，表现上以"不能食""手足濈然汗出""小便不利""大便初硬后溏"等一派寒实之象，其病机必然是"以胃中冷，水谷不别故也"，即寒邪中胃，中阳受伤，水津布化失常，一则阳明主四肢，阳不摄津，水溢手足，二则阳明胃肠传导失职，水从肠下，大便溏泻便少。就其病机而言，总以寒邪中胃为主，而寒为阴邪，凝敛气机、损伤阳气，阳伤为次。唯其有不同程度的阳伤，故又云其"虚"，此亦正如阳明腑实燥热伤津一样，总以邪实为主，津伤为次，故文中又多次提到"胃中虚冷"。然文中所指"胃中虚冷"，又有特情者，如194条"阳明病，不能食，攻其热必哕，所以然者，以胃中虚冷故也。以其人本虚，攻其热必哕"。本条之"胃中虚冷"，除上述原因外，一是本为寒证，以寒治寒，二是"以其人本虚"，患者原本就胃不康健，又中寒邪，虽是寒实为主，但已有微虚在先，更不可犯寒寒之戒。

最后，治法上以散寒为主，不可攻伐。正是由于阳明寒证病机上有实的一面，且与大承气表现相似，故在治疗上易犯攻下之误，文中才多次提到"虽下之，腹满如故""攻其热必哕"，意在昭示，阳明寒证，虽为实证，但一不可误认承气证而攻之，更不可误认为热而清之。正确的治疗只能是温散寒实，文中虽仅提一条治例，且又是变证，然对本证之治，已树典范，如243条"食谷欲呕，属阳明也，吴茱萸汤主之。得汤反剧者，属上焦也"。对于本条证候，历来解释有误，一是认为必有虚寒之象，故用吴茱萸汤主之；二是认为后期得汤反剧者是上焦热结。二者皆属望文生义，其实，本证即是一个变证，证候极不典型，只有"食谷欲呕"，余无他证，但呕属中焦脾胃，究属何者？首先病情较剧，且无虚象，故曰"属阳明也"。而阳明呕吐有寒热之异，是寒是热？证候定在疑似之间，否则若阳明寒证证候明显，判断准确、用药得当，不会有得汤反剧之说。观本证定是孤证，而实热定不明显，即无舌红、口苦、苔黄、脉洪数等，据此判断多是阳明中寒，故用"吴茱萸汤主之"，以温胃散寒。服后有两种情况，一是呕稀人安，说明确系阳明中寒，药证相应；二是"得汤反剧"，说明判断有误，证属阳明热证。值得提出的是，这里"上焦"之"上"训"中"，"焦"训"热"，"上焦"即中热，亦即阳明胃热。其实，本条意义重大，主要教人在临床上见到孤证病人，如何诊治之方法，一是排除法，二是药物试探法。再看所用方药，更能突显出温、散法度，吴茱萸汤：吴茱萸一升、人参三两、生姜六两、大枣十二枚，其中主药吴茱萸用一升之多，约合今日 70 克，生姜六两 80 余克，二者均为辛热（温）走散之品，温胃散寒，降逆止呕，力量雄猛。虽有人参大枣，不过常量，可见本方所现重在驱散寒实，攻大于补，自不同于太阴虚寒所用之"四逆辈"，重在补虚，其临证指导意义非同凡响。

　　总之，阳明病不仅有热实证，亦有寒实证，其寒实与太阴寒证有虚实之别，无论从表现上、病因上，还是病机上、病势上，都有质的区别，准确弄清阳明寒证的因机证治，不仅有助于还仲景原意，且对临床实践大有裨益。

少　阳

少阳不等柴胡　半表半里误人

——《伤寒论》少阳病求正

《伤寒论》之少阳病，全篇包括传经、欲已、欲解等在内，仅有 10 条原文，自古至今，在少阳病的概念上，将"少阳病"与"小柴胡汤证"等同看待，一见少阳病，即用小柴胡汤治之，一见小柴胡汤证，即曰少阳病；对其病位的认识上指认系半表半里，其"表"有指太阳者，有指三阳者，其"里"有指阳明者，有指太阴者，有指三阴者，其半表半里病位，有言介于太阳阳明之间者，有言在三阳三阴即阳明太阴之间者，近时有人又提出半表半里从属于八纲（见《中国中医药报》2006 年 6 月 26 日"二个六经莫混淆"和 8 月 24 日"'半表半里'衍生于八纲"二文）；对于其提纲证，有持否定态度者，有主张加入小柴胡汤证的四个主症者，更有据"有柴胡证，但见一证便是，不必悉具"而主张以往来寒热，胸胁苦满为提纲者等，以致造成了极大的混乱，给教学和临床实践带来了不利因素，笔者就此问题浅谈如下，不妥之处，请方家教正。

一、少阳病提纲证确当，妄加内容则谬

263 条："少阳之为病，口苦，咽干，目眩也。"观其提纲，既不同于太阳病之"脉浮，头项强痛而恶寒"，属主要脉证表现，又不同于阳明病之"胃家实"，属病理特征，而是三个自觉症状，其意义何在？作为一经病之提纲，首先要能确切反映出本经病的特点，其次，要有一定的排他性，其三，对临床诊断上要有预见性。对照此三点，再审视三症：其一，

少阳属胆和三焦，其中胆为中清之腑，内寄相火，附于肝，而具有疏泄功能，三焦为人体水火之通道，且少阳主枢，病在少阳，胆汁疏泄不利，少阳枢机失常，三焦郁而为热，胆热上腾则口苦，《内经》曰："病有口苦者，名曰胆瘅"者是也。少阳之脉夹咽，热伤津液则咽干。少阳经脉起于目锐眦，且胆与肝相表里，肝开窍于目，胆热上扰则目眩。此三个症状结合在一起，颇能反映邪入少阳，枢机不利，疏泄失常，胆火内郁，上犯清窍，灼伤津液之少阳病病机特点。其二，此三个症状属热证、实证的表现，符合三阳特点，三阴证不备。太阳病一般多口和舌润。有人提出，口苦咽干非少阳所独有，理由是189条有"阳明中风，口苦咽干，腹满微喘，发热恶寒，脉浮而紧"之语，以此说明阳明病也是口苦咽干，实则本条虽言"阳明中风"，却为三阳合病，其发热恶寒，脉浮而紧是太阳表证未解，腹满微喘属阳明里证，口苦咽干为少阳病变，即使阳明病中间有口苦咽干，一则多不与目眩相伴，二则又多伴明显、较重之里热等，其口多渴，因此，此三个症状结合在一起，又有排他性。其三，太阳病表寒证，口和舌润，一见口苦咽干目眩，则知邪有内传化热之机，麻黄、桂枝决不可用，而阳明燥热又较其严重、明显，不难与少阳病鉴别，因此，将此三个自觉症状作为少阳病提纲，确能提高预见性。

至于有人提出将小柴胡汤证的四个主症加入，其嘿嘿不欲饮食、心烦喜呕又非少阳所独有，而往来寒热，胸胁苦满二证，虽为少阳病比较多见的表现，但却不是一定必见的证候，诸多情况下二者不见，将之作为提纲，若临床患者不具此表现，则有漏诊、误诊之失，不符合提纲的基本要求。

二、少阳病为里热，而非半表半里

关于少阳病病位的半表半里之说，自成无己《注解伤寒论》在为96条作注时称"病有在表者，有在里者，有在表里之间者。此邪气在表里之间，谓之半表半里证"以来，几乎已成定论，这就造成了中医基本概念的混乱，引起了半表半里证部位无休止的争议，使本来十分明确的概念虚玄化。其实，少阳病病变在胆与三焦，病位属里，性质属热、实，所谓半表半里根本不存在，纯属误解，理由有三。

其一，从八纲而言，病变部位只有表和里。表里、内外都是相对而言的，太阳为表，与太阳相较，其余五经病变均属里证，阴阳相较，三阳病属表，三阴病属里。否则，若一定要说半表半里，其理解也只能有二，一是将"半"理解为"一半"，那么，少阳病系一半表证，一半里证，此显然与少阳病表现不符，即使将少阳病算作一半表证一半里证，也难以理解和定位，另"一半里证"是阳明之热，或是三阴之寒？二是将"半"解作"不"，即少阳病为"不表不里证"，"不内不外证"，近时有人指出："以八纲解释，半表半里，为表之里，里之外的病位"（见《中国中医药报》2006年8月24日"'半表半里'衍生于八纲"一文），那么这种病位既不在人体的外表，又不在人体的内里，它究竟在人体的何部位？该文进一步指出"张仲景所指的半表半里不是少阳或其他某一脏腑或某一经络，而是泛指表之内里之外广阔的胸腹腔间，它包括了许多脏腑，因谓脏腑相连"。难道"它包括了许多脏腑"无一属里？明明知道少阳病邪在于胆，胆又附于肝，既然肝属里属内，同一部位的胆却既不属里，也不属内，将其定位在何处？笔者真是越学越糊涂！既然八纲病位只有"表里"，那么，半表半里是"从属"于"表"，还是"从属"于"里"？

其二，张仲景并未说少阳病属半表半里证。推测成氏之说，恐与148条阳微结证有关："伤寒五六日，头汗出，微恶寒，手足冷，心下满，口不欲食，大便硬，脉细者，此为阳微结，必有表，复有里也。脉沉，亦在里也，汗出为阳微，假令纯阴结，不得复有外证，悉入在里，此为半在里半在外也。脉虽沉紧，不得为少阴病，所以然者，阴不得有汗，今头汗出，故知非少阴也，可与小柴胡汤。设不了了者，得屎而解。"通篇《伤寒论》只此一处提到"此为半在里半在外也"，且主用小柴胡汤治之，恐是以此推论，小柴胡汤证属"半在里半在外也"，又基于将少阳病等同于小柴胡汤证，从而推知少阳病属"半在里半在外也"。这是一种误解，此处的"此为半在里半在外也"既非指阳微结的病位属"半在里半在外"，也非指其证候为一半表证一半里证，而是指的临床表现和病机。此外证指"汗出"，其里指的是热邪内郁。要明白此问题，首先要弄清楚"纯阴结"和"阳微结"的概念。所谓纯阴结，是因脾肾阳虚，阴寒凝滞，温运无力所致的大便秘结，而不夹杂其他兼症者；而因热邪结滞于里而致的大便秘结，称阳结，热邪轻微者，叫阳微结。再看本条证候，大便硬结不通，微恶寒，手足冷，心下满，口不欲食，脉沉细紧，颇似阴结之证，但惟有"头汗出"，系阴结证不备，乃阳郁于里而蒸于上的确证，文中特提出："阴不得有汗（外证），今头汗出，故知非少阴也，"进一步论证："（外证）

汗出为阳微，假令纯阴结，不得复有外证（汗出），悉入在里，此为半在里（热结于里之不大便）半在外（头汗出）也。""头汗出"与脉沉细合参，则知热不太盛，从而得出"此为阳微结"的诊断。抓着了病变的性质是阳热内郁而非阳虚寒凝，则知微恶寒、手足冷、脉沉细紧，皆阳气内郁而致的假寒征象，心下满，口不欲食也是阳郁气机不畅之故。此处之"必有表，复有里也"及"此为半在里半在外也"是指在里之热结阳郁，一方面（半）闭结气机，使在里之大便秘结不通，另一方面（半）蒸腾于上，则外、表见于头汗出，其既非指此证之机在于邪结在不表不里，也非是指该证属一半表证一半里证，而是"此为阳微结"于里、于肠道，使用小柴胡汤的目的，从后文"设不了了者，得屎而解"可知，在于通大便，冀通过"上焦得通，津液得下，胃气因和，身濈然汗出而解"，若药后仍不了了，则应随机佐入通便之品，便通结开，诸症可愈矣！从此而言，所谓半表半里之说，纯是对仲景原意的误解。

其三，《伤寒论》已明确少阳病邪结部位主要在"胁下"（胆）。97条："血弱气尽，腠理开，邪气因入，与正气相搏，结于胁下。正邪纷争，往来寒热，休作有时。嘿嘿不欲饮食，脏腑相连，其痛必下，邪高痛下，故使呕也。小柴胡汤主之。"本条已明确指出，少阳病病位为"邪气因入，与正气相搏，结于胁下"，其"脏腑相连，其痛必下，邪高痛下"，尤当注意，是对"邪气因入，与正气相搏，结于胁下"病位的进一步明示。"脏腑相连"，指"胁下"的胆与肝相连。"高"和"下"的概念，历来解释不确切，多认为系指部位而言，以致对此理解颇难，是教学的难点。此"高"和"下"是指五行顺序，邪气结在胆肝，胆肝属木，病情表现在脾胃，脾胃属土，本病木乘土，木为"高"而土为"下"。再须注意的是"痛"，多释为"疼痛"，有指出腹痛者，此误也，非指疼痛，而是指脾胃的症状表现，故曰："邪高痛下，故使呕也。"正是邪结在胆（胁下），才导致了一系列症状，而胆与肝相连，都属于里无疑。

三、少阳病与小柴胡汤证互不等同

其一，小柴胡汤证并非皆少阳病，它有①阳明病，如229条："阳明病，发潮热，大便溏，小便自可，胸胁满不去者，与小柴胡汤。"230条："阳明病，胁下硬满，不大便而呕，舌上白苔者，可与小柴胡汤，上焦得通，津液得下，胃气因和，身濈然汗出而解。"②热入血室证，如144条：

"妇人中风，七八日续得寒热，发作有时，经水适断者，此为热入血室，其血必结，故使如疟状，发作有时，小柴胡汤主之。"③阳微结证，已如前述。④杂病腹痛，100条："伤寒，阳脉涩，阴脉弦，法当腹中急痛，先与小建中汤，不差者，小柴胡汤主之。"⑤三阳合病，如99条："伤寒四五日，身热恶风，颈项强，胁下满，手足温而渴者，小柴胡汤主之。"⑥厥阴呕吐，379条："呕而发热者，小柴胡汤主之。"⑦瘥后发热，394条："伤寒瘥后，更发热，小柴胡汤主之。脉浮者，以汗解之；脉沉实者，以下解之。"如此等，小柴胡汤证较为复杂，正是由此，101条始言："伤寒中风，有柴胡证，但见一证便是，不必悉具。"

其二，少阳病非皆小柴胡汤主之。少阳病非皆可用小柴胡汤主之，换言之，少阳病并非皆与小柴胡汤证吻合，如264条："少阳中风，两耳无所闻，目赤，胸中满而烦者，不可吐下，吐下则悸而烦。"其证因是病初，正气未虚，恐小柴胡汤原方即不可照用，方中人参之类，用之恐有助邪之嫌。265条："伤寒，脉弦细，头痛发热者，属少阳。少阳不可发汗，发汗则谵语，此属胃。胃和则愈，胃不和，烦而悸。"此少阳病之脉弦细，头痛发热，亦当辨证用药，若有正气相对虚弱，小柴胡汤用之可也，若无正虚，恐全用小柴胡汤亦是不妥。上二证，若无虚，可用清利胆热之法，更为合适。即使266条，已经明确邪入少阳，但其用药亦当斟酌，非可用小柴胡汤原方："本太阳病不解，转入少阳者，胁下硬满，干呕不能食，往来寒热，尚未吐下，脉沉紧者，与小柴胡汤。"

如上所述，少阳病与小柴胡汤证之间，并非等同，至于半表半里之说，更是后人所加，今日既已约定俗成，用其概念来指代少阳病位的特定性，也未尝不可，不过，只能作为一个名词或符号用之，不能认真定位。

本文原发表于《中国医药报》2006年12月14日5版。

太 阴

太阴脾阴虚弱　迥异阳虚寒湿

——张仲景脾阴虚辨治观初探

历代医家对脾虚辨治之论，多重阳气虚而略阴血亏，近年来出版的中医大、中专教材亦未述及，遂成空白，脏腑证为之而缺，可谓一大憾事！尤于临床，常见脾阴虚之患，由于未能系统整理，更不知其正确治法，遂致本类病证失治误治，使原本简单之疾，越治越复杂，终成疑难之患，有必要加以澄清。其实仲景在《伤寒杂病论》中早已对脾阴虚证阐明，不仅证候论述明白，且证治一线贯穿，诸家只是囿于旧论，未能弘扬罢了，笔者不揣愚鲁，就此问题初探于后，就教于诸家。因单纯从《伤寒论》中论述不能展现仲景全貌，加之仲景原著即为伤寒杂病合论，现依仲景著作《伤寒杂病论》即《伤寒论》和《金匮要略》二书进行阐释。

一、病因病机

仲景认为，本证多由"本太阳病，医反下之"，或素体阴亏、或产后失血、或七情内结、思虑过度、或怀妊伤血、或"食伤、忧伤、房室伤、饥伤、劳伤、经络营卫伤"等，多因内伤耗阴伐血而致。

脾居中焦属土，内藏营血，功主运化，布散精微而灌溉四旁，外而肌肉四肢，内而五脏六腑经络血脉，皆赖脾阴以养。若各种原因导致脾阴亏虚，无力濡养，则可产生广泛的病变。

脾主统血，若脾阴血不足，阴不制火，又常出现阴虚火旺之证，而见出血、手足烦热、口燥咽干等。诚如唐容川所说："或如七情郁滞，脾经忧虑，伤其血而致唾血者，以脾主思虑，故因思虑而伤脾阴，睡卧不宁，怔忡劳倦，饮食不健。"

总之，脾阴虚多指脾所藏营血亏为主，不同于胃阴虚，亦有别于其他脏之阴虚。

二、主要证候

脾阴虚机理复杂，症状较为广泛，但从仲景之论来看，主要应见如下特征：不思饮食、口淡乏味，腹胀腹痛，大便干结，肌肉萎黄，手足乏力酸痛，口干咽燥，心悸，衄血，梦失精，跌阳脉浮而涩，神志不宁，喜悲无常等，为其主要表现。

三、辨证论治

脾阴虚一证，可涉及许多脏腑、组织，病机也有所差异，很难用一方概治。故仲景针对不同的病机差异，采用不同的治法方药，主要分型论治如下：

（一）脾约证

症见大便干结或便出不畅，虽数日不行而无所苦，饮食小便基本正常。《伤寒论》247 条云："跌阳脉浮而涩，浮则胃气强，涩则小便数，浮涩相搏，大便则硬，其脾为约，麻子仁丸主之。"

此证乃脾阴不足，胃中有热，脾阴为胃热所约，不能转输津液，濡润肠道使然。故治应益脾阴，润肠道，通行大便。方用麻子仁丸。取麻子仁二升为主药润肠滋燥，通利大便，配杏仁润肺肃降，使气下行，并且有润肠道，利大便的作用。芍药和营缓急，以滋脾阴。小承气汤行气通使，以蜜和丸，取其润缓之意，如此脾阴得复，肠道得运，大便畅行，诸症自除。

（二）太阴腹痛证

此证主要见于腹部胀满疼痛，大便干结，手足心热，口干咽燥等，《伤寒论》279 条云："本太阳病，医反下之，因而腹满时痛者，属太阴也，桂枝加芍药汤主之，若大实痛者，桂枝加大黄汤主之。"

对于本条，历来争议较多，有言为阴实者，有言为阳实者，多解释为表里同病者，更有因方中用了芍药、大黄皆寒品认为系泻阳明者等，都是误解，具体条文解释已见于前，此不复述。其实，此乃素体脾阴不足，患太阳病后又误用下法，脾阴更伤，致清阳不升，血不濡养经脉，大腹失濡而致。故治当滋补脾阴，缓急止痛。方用桂枝加芍药汤。即桂枝汤倍芍药成六两，和营养血，配大枣益脾生血，以治脾阴。伍甘草酸甘化阴，缓急止痛。佐桂枝、生姜通络散精，促脾运化。若腹内大实痛者，再加入少量大黄，活血畅机，使脾机转。诸药合用，滋阴而不伤阳，养血而无留滞，脾阴得复，运化有序，腹络得养，疼痛自止。

（三）虚劳证

症见心悸不宁，腹中拘急疼痛，衄血，四肢困倦酸痛，手足烦热，咽干口燥等。如《金匮要略·血痹虚劳病脉证并治》所云："虚劳里急，悸、衄、腹中痛，梦失精，四肢酸痛，手足烦热，咽干口燥，小建中汤主之。"

此乃脾阴亏虚，外不能营养肌肉四肢，故见四肢酸痛；内不能滋养脏腑，营血不足，心失所养，故心悸不宁；脾精不布，肾无所藏，精关不固，故可见失精；脾主大腹，脾阴血不足，不能营养脉络，故见腹中拘急而痛；营血亏虚，阴不制阳，虚火内生，则见手足烦热，口燥咽干，衄血等。治宜滋补脾阴，方用小建中汤。药用饴糖一升合芍药六两补脾阴益营血，伍大枣养血安神以治其本，佐生姜、桂枝，温通经脉，启脾机，布输阴血，同时又有阴得阳助化源不竭之妙。入炙甘草调和诸药，滋补脾本。全方合用，脾阴得补，阴血充足，经脉通畅，脾机转输，阴血四布，诸症自消。

对于小建中汤，历来都认为系补中气之方，更是大误。究其原因，可能有二，一是囿于太阴脾虚皆是阳气不足，不敢认同脾阴虚者；二是观方名有"建中"二字，故多望文生义，解为建立中气之方，实是谬误。该方即桂枝加芍药汤复加饴糖而成，芍药用六两之多，且加入甘滋之饴，较桂枝加芍药汤滋补脾阴力量更强。为了论述方便，现将《伤寒论》中之小建中汤证移此处解析。

《伤寒论》102条："伤寒二三日，心中悸而烦者，小建中汤主之。"对于本条，均将其放于太阳变证中加以讨论，认为系脾气亏虚之证。实则本证系素有脾阴亏虚，复感外邪而成。本条伤寒二三日，未经误治即现心中悸而烦，察本证既无无形邪热扰动胸膈、阳明燥屎内结、少阳胆火内郁，更无水气凌心之征，定是原有脾阴亏虚，虚火内生，复被邪扰而致，此与上文虚劳之证可互相印证，其治皆以小建中汤滋补脾阴主之。

《伤寒论》100条："伤寒，阳脉涩，阴脉弦，法当腹中急痛，先与小建中汤，不差者，小柴胡汤主之。"观本条所述，亦是疑难病证，症状只有"腹中急痛"，从定位来看，定是中焦病变。察无阳明燥热内阻之象，当是太阴脾虚。再结合脉象，"涩"主阴血亏少，"弦"为肝旺之征，定是木乘土患，即肝胆乘脾之证，究竟是土虚而木轻而乘之，即脾虚而肝胆相对而旺，还是脾虚不甚而肝胆绝对亢盛？从脉涩而言，脾阴不足相对明显，故先与小建中汤滋补脾阴，扶土御木。若判断正确，服后必愈，若药后不愈，则是脾虚不甚而肝胆绝对亢盛，故再投小柴胡汤抑木扶土。本条之腹痛，与279条相似，都是脾阴不足所致，只不过脾阴虚更重。

（四）脏躁证

症见神志异常，喜怒无常，悲伤欲哭，状如神灵，数欠伸，神疲乏力，大便秘结，食欲不振等。《金匮要略·妇人杂病脉证并治》云："妇人脏躁，喜悲伤欲哭，象如神灵所作，数欠伸。"

多由情志不舒，思虑过度，暗耗脾之阴血，脾阴不足，无力养心，心神失润而致。故治宜补益心脾，安神养心，方用甘麦大枣汤。甘草、小麦、大枣俱为甘淡之品，甘入脾，取其滋润濡养，以补脾之阴血，培建中土，脾阴一复，阴血自盛，心脉充盈，心神自安。

（五）胃反证

是证多见胃反呕吐，大便干结如羊屎，心下痞硬，甚或四肢无力，肌肉消瘦，口干咽燥，趺阳脉浮而涩等。《金匮要略·呕吐哕下利病脉证治》云："胃反呕吐者，大半夏汤主之。"

是证多由素体阴虚或久患他疾，或饮食不节，或误治等损伤脾阴，脾阴亏虚，不能濡胃，胃气上逆而发为胃反；脾阴不濡肠道则大便干结；阴不布散，肌肉萎弱。治宜滋补脾阴，和胃降逆。方用大半夏汤。用半夏降逆和胃，辛散开结，合人参白蜜滋补脾阴，润燥利机，三药相配，滋阴而不腻滞，和胃而不伤阴。脾喜燥，故以半夏燥之，犹顺脾性，降胃气，一举多得。

（六）萎黄证

症见肌肉萎黄无光，大便燥结，口干咽燥，食欲不振，甚则肌肤甲错等。《金匮要略·黄疸病脉证并治》云："诸黄，猪膏发煎主之。"

此证多由湿热黄疸日久不愈，进一步热化伤阴，脾阴亏虚，不能外输肌肉，肌肉失养故而萎枯。脾血亏虚，血行迟滞，久而成瘀而致。治宜滋补脾之阴血，开瘀促运。方用猪膏发煎。猪膏质润，又为血肉有情之品，可滋补脾阴，润滑肠道肌肤，配乱发消瘀血利经脉，畅通脾机。脾阴得复，血脉通畅，血能循环经外濡内润，诸症可除。

（七）寒疝腹痛

症见腹痛，病及两胁，腹部拘急，甚或身体消瘦，或见于妇人产后腹痛等。《金匮要略·腹满寒疝宿食病脉证治》云："寒疝腹中痛，及胁痛里急者，当归生姜羊肉汤主之。并治腹中寒疝，虚劳不足。"

证由素体阴亏，或饮食不节，或患他病日久不愈伤及脾阴，或妇人产后失血，脾阴受损，不能濡养使然。治宜温补脾阴，益养阴血。方用当归生姜羊肉汤，当归养血和营，并能通活脾络，羊肉为血肉有情之品，能温中健脾和血，生姜辛温升散，以顺脾机，诸药合用，可补脾阴血，启脾枢机，转输自如，是证可除。

（八）妊娠腹痛证

症见腹中绞痛，不思饮食，足背跗浮肿等，《金匮要略·妇人妊娠病脉证并治》云："妇人怀妊，腹中痛，当归芍药散主之。"又可治疗妇人的脾亏腹痛，《金匮要略·妇人杂病脉证并治》云："妇人腹中诸疾痛，当归芍药散主之。"

是证多因素体脾阴不足，加之妊娠后气血聚而养胎，致脾血更虚，经脉迟滞，故不能养腹。脾阴亏虚，不能濡养，脾之转输功能衰退，则水湿内停，发为水肿。脾不运化，故见食欲不振，甚或大便溏泻等。治宜滋补阴血，培脾促运。方用当归芍药散，当归、白芍、川芎养血和血，以充脾营，茯苓、白术益脾阴，促脾机，佐以泽泻，淡渗利湿，以防滋阴养血而留水湿，全方合用，使脾阴血得补，诸症可消。

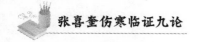
（九）虚劳干血证

症见肌肤甲错，两目黯黑，身体羸弱，肌肉消瘦，腹满不能饮食，或腹痛或内有包块等，《金匮要略·血痹虚劳病脉证并治》云："五劳虚极羸瘦，腹满不能食，食伤、忧伤、饮伤、房室伤、饥伤、劳伤、经络营卫气伤，内有干血，肌肤甲错，两目黯黑。缓中补虚，大黄䗪虫丸主之。"

饥饱劳倦等损伤脾之阴血，内则腹满不能食，外则肌肤失养，同时脾运欠畅，营血枯涸，聚而不散成为干血，治宜缓中补虚，祛瘀生新。方用大黄䗪虫丸，大黄、䗪虫、桃仁、虻虫、水蛭、蛴螬、干漆活血化瘀，芍药、干地黄养脾阴滋血润燥，杏仁、白蜜益脾阴，润燥结，黄芩清热，甘草益气和中，调和诸药。且以蜜为丸，取其久病宜缓，祛瘀即可生新。全方攻补兼施，峻剂丸服，意在缓攻，达到扶正不留邪，祛瘀不伤正的作用。故曰："缓中补虚"，突出了仲景治脾阴之特点。

四、用药特点

脾为后天之本，气血生化之源，脾阴不足，多表现为气血亏虚，脾又以运化为功，居中州而统四旁，脾阴贵在流畅布散，五脏六腑四肢百骸方得以养。脾胃虽同居中州，然脾胃之阴亦有本质的区别，脾喜燥而恶湿，胃喜润而恶燥，脾阴虚多因内伤而致，起病缓慢，胃阴虚多由热病使然，起病较急，因此治疗亦异。胃阴虚偏于增液养胃，脾阴虚重在益阴和营，不可混淆。分析仲景用治脾阴虚之方，可以发现有很明显的规律性，为我们临床论治脾阴虚证树立了典型，具有重要的指导意义，其特点大致如下：

（一）多用甘淡，补而不腻

如所用多为大枣、炙甘草、小麦、饴糖、人参、白术、云苓、泽泻、猪膏、当归、羊肉、麻仁、芍药、杏仁、蜂蜜等。脾居中属土，甘入脾，甘可缓，同时脾喜燥而恶湿，故不可用滋腻之熟地之类，以防阻碍脾机。仲景所用之药，皆不滋腻，并且常配伍其他流动之品，以使脾机常运。脾之阴血，贵在流动，故用甘淡之品，一则可符脾之本性，二则可防生湿。如此，脾阴得复而运机常通，方能及时地把脾阴转输四旁，输布表里，畅达内外。

（二）每助温散，顾护阳气

如常在方中佐用桂枝、生姜、羊肉等通阳散越之品。盖脾为至阴，功主运化，以阳气为用，况脾精以散为常，凝敛为病，故用温散以行脾阴，可除寒凝留滞之忧。再者，脾阴脾阳同根互依，滋阴而佐升阳，阴得阳助化源不竭，故用辛温之品，以求阳生阴长之妙。又每用炙甘草培补脾气，以壮运机，只有阴阳和调，脾机才能常运，阴血才能布散。

（三）常佐动品，畅达气机

脾为阴脏，功主运化，布散精微。脾阴不足，多指阴血，其性主动，贵在畅行，非是死阴。而脾阴之布，必赖经脉通畅，气机调达，才能行运化布精之权，故仲景当在滋补脾阴剂中，佐以行气活血流运之品以通利血脉，如枳实、大黄、厚朴、乱发、桂枝等，寓补于泻之中，补而不腻，既无育阴助湿碍脾之虑，又无温补助火之弊；寓滋于动之内，脾阴血充足，络脉和调，源足而道畅，四旁自无干涸之忧，取效必捷。

（四）屡施缓味，慎刚戒滞

脾属土脏，孕育万物，喜缓宜疏，脾土松柔，方有生机。脾欲缓，益用甘味调之，故仲景疗脾阴虚多用炙甘草、大枣、小麦、饴糖等甘缓之品，亦常采用峻药缓投之法，如大黄䗪虫丸，除用甘草、芍药外，以蜜为丸，即是峻剂取缓，"缓中补虚"之意。忌用或慎用燥刚之品，以免助火伤阴，更伤脾阴，力戒滋腻之物，庶免碍胃、滞脾、助湿，板结脾土，以绝生机，此其大略。

（五）佐使有度，力避其偏

脾阴虚一证一般病程较长，运化迟滞，遣方用药稍有不慎，变证蜂起，不利阴复。故仲景用药，多选滋而不腻，补而不滞，温而干燥，凉而不寒，化瘀而非攻破之品以缓缓取效，利于久服。若病情需要，非此品不足以除病时，仲景则巧妙配伍，或抑其性而扬其用，或遏其用而取其性，使药剂总效达于平和，符合总则。如大半夏汤中之半夏，因病为胃反，需以半夏降逆，而半夏辛燥刚烈，故配以人参、白糖以其制燥烈，取其流动之性，降逆之功；又如猪膏发煎之猪膏，病为萎黄，病程日久，非用滑润之猪膏难以充肌肉，泽皮毛，然猪膏滋腻，用之有碍脾机，有生湿之虞，故伍以乱发，一则畅通经脉，使脾阴布达内外，再则开通水道，以防湿恋之弊。再如大黄䗪虫丸，病为虚劳，内有干血，非攻破无以生新，然攻破有伤阳损阴之忧，故配以白蜜缓润益正，且变丸为之等，可谓机圆方活矣。

综上所述，张仲景十分重视脾阴虚的治疗，对脾阴虚从病因病机到立法治疗，形成了理、法、方、药一线贯穿的理论体系，为我们临床用药提供了依据，同时也完善了脏腑辨证。鉴此，建议今后之教材，将脾阴虚证收入，使中医理论体系更臻完善。

本文原发表于《甘肃中医》，1991，（2）：7～10。

少 阴

少阴虚证共知 真虚真实应详

——少阴三急下证辨析

《伤寒论》320条："少阴病，得之二三日，口燥咽干者，急下之，宜大承气汤。"321条："少阴病，自利清水，色纯青，心下必痛，口干燥者，可下之，宜大承气汤。"（注：成本《玉函经》"可"作"急"。）322条："少阴病，六七日，腹胀，不大便者，急下之，宜大承气汤。"关于是三条，为著名的少阴三急下证，对其病机性质、与阳明三急下的关系、病因来源、证候判断及治疗方法等方面，历来争议较多，以致造成了概念的混乱，有必要加以厘清。

一、病机性质上，为真实真虚

关于三条的病机性质，有诸多说法，综而言之，要有如下几点：其一认为系"真实假虚"，三条原文皆冠以"少阴病"，乃貌似少阴，为虚假之象，而阳明大实证，才是该证的本质，其理论依据为"大实有羸状"。其二认为系少阴"伏火"证，属"假寒真热"。其三认为系"阴证转阳，脏邪传腑"。其四认为系"少阴邪从火化，合阳明燥化而成"的温病。其四认为"实质上是少阴病而又兼有阳明腑实的一种综合性疾病"，"是在心肾不足的情况下兼有胃燥水竭的标实本虚证，处于阴亡的危重阶段，临床上常见中毒性消化不良或痢疾，因为毒素和失水而产生酸中毒的电解质平衡失调的一系列症状，可以急下之"。如此等，众说纷纭，莫衷一是。

综合分析少阴三急下证，它的病机有两个基本点：其一，既冠以"少阴病"，又有"口燥咽干""口干燥"等阴津欲竭之征，复有"自利清水，色纯青"等阴津速竭之机暗伏，少阴真阴将竭已是不争的事实。其二，皆曰"急下之"，又有"心下必痛""腹胀，不大便"等，可知其必有"腑实"存在，当有燥屎内结之机。故，少阴三急下证的病机，当属真实真虚，即既有少阴真阴将竭，又有阳明燥屎内结，二者缺一不可。

二、三证确系少阴病，与阳明三急下关系上，有土燥水竭与水竭土燥之别

关于少阴三急下证的归属问题，多认为即是阳明腑实证，如有认为原文冠以"少阴病"三字旨在示人"辨"证，意在着重指出"认为少阴病的时候可能原是一个阳明病，也就是说，遇到阳明实证，不可误认为少阴病"。从而与阳明三急下证等同起来。诚然，少阴三急下与阳明三急下证从病机而言，都是真实真虚之证，都有燥屎内结与真阴将竭并存之机，但二者却归属不同，一属少阴，一属阳明，亦即二者的病机演变不同。观阳明三急下证，252条"伤寒六七日，目中不了了，睛不和"；253条"阳明病，发热汗多者"；254条"发汗不解，腹满痛者"，俱是因邪入阳明，化燥化热成实，燥热亢极，进一步耗伤真阴，即热甚在先，逐步燥化耗津，病属土燥水竭；而少阴三急下证条首皆冠以"少阴病"，多是少阴阴虚在先，阴虚火旺，致津伤肠燥，水不行舟，大便闭结，燥热进一步耗伤真阴而成，病属水竭土燥。征之临床，无不应验，阳明三急下证，多由外邪内传阳明，化燥化热成实，或阳明素有胃肠燥热，复感外邪而致，多是因实致虚；而少阴三急下证多是少阴阴虚在先，因虚致实。

三、病因来源上，除因热所致外，尚有寒化转来

对于少阴三急下证的病因来源问题，有言传经邪热，复归阳明者，如舒驰远说："少阴夹火之证，复转阳明。"有言伏气发于少阴者，如张路玉说："伏气之发于少阴，其势最急，与伤寒传热经证不同……"有言少阴热化津伤，水竭土燥者，如方中行说："口燥咽干者，少阴之脉，循喉咙夹舌本，邪热客于其经，而肾水为之枯竭也，然水干则土燥，土燥则水愈干，所以急于下也。"不一而足，但都认为无论何者，俱是因热而起。

诚然，就少阴三急下证的来源而言，其始动原因，"热"邪居多，因热为阳邪，易伤津化燥，既可致阳明燥屎内结，又可致少阴真阴枯竭，对

本证病机，至关重要。但就其病因而言，临证除见热邪外，还可见于其他原因，其中由寒而来者，更当注意，若胶柱于热邪致病，不仔细辨别，往往误事。曾治一小儿，夏季天气炎热，昼日过食生冷瓜果，复饮诸多冷饮，旋即腹痛，吐泻交作，至夜则四肢逆冷，体温不升，收住某院急诊，血压为零，经输液及纠正循环衰竭等疗效不显，次晨则请余会诊，诊为少阴寒化，阳衰阴盛，急予四逆汤，嘱其母每半小时一次，少量频服，至傍晚则体温正常，血压恢复，收入病房观察治疗。当日夜半则始发热，经用多种抗生素不效，再次会诊。观患儿发热、肌肤灼热，腹胀、大便未通，口干舌红，脉象滑数，一派热征，询问之下，方知其母因患儿病重，自昨日始一直服用四逆汤，且半小时一次。至此，病机已明，少阴寒化，过服温热，突转热化，予承气汤化裁一剂，热退身凉，复予调理脾胃法收功。由此可见，少阴热化之三急下证，亦可由寒化转变而来，若一味胶柱于热邪致病，则必致误诊误治。

四、证候判断上，阴竭非只口燥，腑实非尽便闭，应全面分析，不可死煞句下

对于少阴三急下证的证候判断而言，文中一则冠以"少阴病"说明有阴竭之虞，对于其临床表现，文中言明"口燥咽干""口干燥"，是否一定是此二症？不然，只要见到能够反映少阴真阴将枯之征即可，如阳明三急下证之"目中不了了，睛不和"等，或在少阴阴虚一般见证的基础上，又同时并存阳明热结之机，即可作出诊断，因阳明热结，伤阴最速，原本即有阴虚，二者相合，最易导致真阴枯竭。诚如101条所说"伤寒中风，有柴胡证，但见一证便是，不必悉具"，此虽言小柴胡证，但对其他病证同样适用。

二则三条俱言"急下"，说明内有阳明燥屎内结之机，阳明燥屎内结的大便表现如何？长期以来，人们一提阳明燥屎内结、阳明腑实证，即言患者大便闭结，将二者等同起来，似乎成了定律，其实，这是一种误解。一般而言，阳明燥屎内结，多见不大便，如文中322条言明"少阴病，六七日，腹胀，不大便者"，这是常证，而不是唯一见证。是否阳明燥屎内结俱是不大便？不然，凡事俱有常与变，阳明燥屎内结，气机不通，通常腹胀不大便，而变证往往是大便通者，观阳明病篇三承气汤证多次提出"大便难""大便硬"等，俱不是不大便，而是"大便难"——排出困难，

"大便硬"——排出的大便是干硬的。还有大便容易的，同样也是燥屎，如242条"病人小便不利，大便乍难乍易，时有微热，喘冒不能平卧者，有燥屎也"。可见，《伤寒论》的"燥屎"只是一种病理概念，指的是肠腑燥热内阻，腑气不通，并非一定是内有干燥粪块。也正是如此，321条才说"少阴病，自利清水，色纯青，心下必痛，口干燥者，可下之，宜大承气汤"。此与165条"伤寒发热，汗出不解，心中痞硬，呕吐而下利者，大柴胡汤主之"正相雷同，大便不仅不闭、不干，而且利下稀水、量多，究其原因，多言燥屎内结，热结旁流，结者自结，下者自下，诚然，临床可见攻下后有硬结粪块者，但亦有不见干结粪块者，道理为何？很少有人深究之。其实这也是临床常见的事实，究其原因，还是与人们将阳明腑实证与大便闭结等同起来的思维定势有关，只知其常，不知其变。阳明"燥屎内结"，必然腑气不通，不通则痛，看二条方证均有"心下必痛"（103条大柴胡汤证之"心下急"与此同），痛剧则气乱，气乱则吐利，这与临床急腑症中腹中急痛，大便不禁相吻合。可见，阳明"燥屎内结"不一定是大便不通，临床应加以明确，否则，只以大便闭结印证阳明腑实，肯定误事！

五、治疗方法上，当急下与滋阴相合

对于少阴三急下证的治法，文中言明"急下之"，讨论似多余，其实不然，仍有深究之必要。固然，本证既有少阴真阴将竭，复有阳明燥屎内结之机，尤其后者，燥热内结，耗阴最速，若不果断急下燥屎，则燎原之火有竭尽西江之险，真阴必将竭涸，当此危急时刻，必须急下，才能抢救被耗之阴。

然在具体治法与方药上，仍有讨论之必要。观其用药，不仅少阴三急下证，即便阳明三急下证，皆曰"宜大承气汤"。众所周知，《伤寒论》用词极为严谨，若方药与证一一相对，则曰"主之"，若方药与证有大部相同，而有部分游移、需灵活变通者，则曰"可与""却与""宜"等，示人以灵活权变之意。急下证六条使用大承气汤俱用"宜"而不用"主之"，此意甚为明了。观急下之证，其内既存阳明燥屎内结之实，又有少阴真阴将竭之机，用大承气汤急急攻下，虽可尽扫内积阳明结滞燥屎，以绝进一步耗伤真阴之患，但对本已亏虚及燥热已伤之少阴真阴，则鞭长莫及，于事无补。况，大承气汤纯为攻伐之品，攻下燥屎、畅通腑气，必可伤阴，

又有进一步加重真阴虚亏之虞，投用大承气汤只对病机大半，二者并非十分吻合，当适当加减化裁，方可贴切，故曰"宜大承气汤"。针对三急下证之真阴虚亏之机，治当佐以滋阴增液，其用法有二，一是在治疗急下证之时，于大承气汤中加入滋阴增液之品，既可补真阴之亏，防大承气攻下伤阴之弊，又可增水行舟，助大承气攻下燥屎，后世增液承气可资效仿。二是待阳明燥屎内结一除，实去虚存，主以滋阴复元，以善其后，方保无虞。对此，笔者专门做了滋阴清热及活血化瘀与大承气汤相合对土燥水竭证研究自然基金课题，结果显示，急下存阴法合于滋阴清热及活血化瘀对土燥水竭证疗效，较之单纯使用大承气汤急下效果更优，再次印证了上述观点。

总之，少阴病三急下证系少阴热化之急危重证，与阳明三急下证既有区别又有联系，在病因来路、证候判断及治疗方法上均应认真仔细，更应灵活变通，才能疗效昭彰，不误人性命。

厥　阴

肝虚阴证居多　阳虚更有特征
——张仲景肝阳虚辨治观

历代医家对肝虚之辨治，多独重阴虚血亏而略于阳虚，近年来出版的大、中专教材亦未述及，遂成空白，因而影响了中医脏象学说的完整性，且对临床辨治，极为不利。究其原因，多是受"东方之木，无虚不可补，补肾即为补肝"之说，尤于厥阴肝阳虚之证，常与少阴心肾阳虚混为一谈，其实，肝阳虚是客观存在的，它与少阴寒化阳衰阴盛证有本质区别，治法亦大相径庭，医圣张仲景对此早有阐述，治法方药亦颇精详，只是诸家囿于旧论，未能深究而已。现笔者就此问题结合《金匮要略》初探于后。

一、病因病机

仲景认为，肝阳虚证多由"医者以火迫劫之，亡阳"；或"烧针令其汗，针处被寒"；或"失精"；或素体阳虚，病后失于调养；或少阳病治疗不当，攻伐无度，耗伤肝阳；或寒邪直中肝经，经脉之气受损，以致肝阳亏虚。肝主疏泄，"体阴而用阳"，此其常也。若肝阳不足，肝用难展，疏泄失常，则气机升降之枢就会不灵，寒痰浊阴就会阻塞上下，从而导致停痰、留瘀、积热等。这些病理产物又会进一步影响到肝用，最终出现寒热虚实并存的局面，所以本虚标实、寒热互见是肝阳虚的基本病机特点。

二、主要病证及症状

由于肝阳对人体的精神变化、气血运化、水液代谢等诸多方面均有影响，因而其一旦亏虚之后，常可导致多脏腑的广泛病变。综凡仲景所论，肝阳虚的病证主要包括 4 个方面：一是肝经所过部位出现的病证，二是肝脏功能活动障碍的病证，三是与肝相表里、相母子的脏腑发生的病证，四是肝木不能疏泄脾土而出现的脾胃病证。这些病证的常见症状主要有头痛（以颠顶部为主），胁痛胀满，气从少腹上冲于心，少腹拘急，阴头寒，失精梦交，目眩发落，心中烦闷，忧郁胆怯，触事易惊，四肢厥寒，干呕吐涎沫，寐少梦多，睡中手足抽搐，脉虚弦等。

三、辨证施治

仲景对肝阳虚的辨治，主要是针对不同的病因病机而施以不同的治法和方药，即"观其脉证，知犯何逆，随证治之"。

（一）头痛、呕吐

如《伤寒论》377 条："干呕，吐涎沫，头痛者，吴茱萸汤主之。"309条："少阴病，吐利，手足逆冷，烦躁欲死者，吴茱萸汤主之。"两条所言，皆肝阳不足、寒邪内侵所致。肝阳不足，疏泄失常，升降乖违，清阳当升不升，故见下利，头痛；浊阴当降不降而反上逆，则干呕，吐涎沫。肝阳不足，阴寒内侵，寒凝阳气不达四末，则手足逆冷；肝寒上乘，犯胃凌心，则呕吐烦躁特甚。治当温肝暖胃，鼓动肝阳。方用吴茱萸汤。方中吴茱萸辛热走窜，专入肝经，温经散寒，以复肝主疏泄之用；配以人参、大枣，固元气以实脾土，正合"见肝之病，知肝传脾，当先实脾"之意；生姜合吴茱萸既辛温通阳，又降逆止呕。如此肝阳得温，疏泄复常，诸症自消。

（二）奔豚

如《伤寒论》121 条："烧针令其汗，针处被寒，核起而赤者，必发奔豚，气从少腹上冲心者，灸其核上各一壮，与桂枝加桂汤，更加桂二两也。"65 条："发汗后，其人脐下悸者，欲作奔豚，茯苓桂枝甘草大枣汤主之。"奔豚之起，据仲景所言，乃发汗之后，又以烧针迫汗，致阳气大虚，寒邪乘虚而入。强汗则伤心阳，心为肝之子，肝阳因之而虚馁。肝阳既虚，无力制寒，则寒浊水气必循经上犯。治当温补肝阳，平冲降逆。方用桂枝加桂汤。方中重用桂枝成五两，是因为桂枝辛温，专入肝经，既温补肝阳，又辛散肝气，可使肝阳复而肝气行，气行寒散，则奔豚自不作矣，即仲景所谓"所以加桂者，以能泄奔豚气也"；白芍味酸益阴，既可防桂枝辛温伤阴，又能补肝体以助肝用；生姜辛散温通，一则可助桂枝温肝行气，二则能攻寒邪以行水气；大枣、甘草缓急调中，培土制水。全方既以芍药之酸以补肝体从而体现仲景"补用酸"之意，又以桂、姜之辛以补肝阳而合《内经》"肝欲散，急食辛以散之，以辛补之"之旨，甘草、大枣之用更切"肝苦急，急食甘以缓之"之训。

（三）惊狂

如《伤寒论》115条："伤寒脉浮，医者以火迫劫之，亡阳必惊狂，卧起不安者，桂枝去芍药加蜀漆牡蛎龙骨救逆汤主之。"此本太阳病，医者以火迫强汗，致心肝阳气受损。心肝为母子关系，肝之阳气亏虚，不能制阴，阴寒之邪必上乘凌心乱神而出现惊狂。此心肝同病而重在肝阳虚，故治当温补肝心，降逆安神。方中桂枝为主药，合生姜以温补肝阳，疏浚肝气；去芍药者，以其阴柔性寒不利肝阳之恢复；至于加龙骨、牡蛎、蜀漆，旨在降逆镇惊，安定心神。

（四）遗精

如《金匮要略·血痹虚劳病脉证并治》云："夫失精家，少腹弦急，阴头寒，目眩，发落，脉虚急芤迟，为清谷，亡血，失精。脉得诸芤动微紧，男子失精，女子梦交，桂枝加龙骨牡蛎汤主之。"亡血、失精及下利清谷不止等，皆可阴损及阳导致肝阳亏虚。肝之经脉循阴器抵少腹，肝阳不足，失于温煦，故见少腹拘急，外阴部寒冷；肝开窍于目，藏血荣发，今肝脏阳虚用怯，不能煦目荣发，则目眩发落；肝内寄相火，相火有常也有变，肝阳不足累及肝阴，则极易使相火（虚火）妄动，扰乱精室，因见失精、梦交之症。方中桂枝、生姜温补肝阳，白芍滋助肝阴，甘草、大枣培土荣木，加龙、牡要在收虚阳而涩精液。

（五）肝着

如《金匮要略·五脏风寒积聚病脉证并治》云："肝着，其人常欲蹈其胸上，先未苦时，但欲饮热，旋覆花汤主之。"此乃肝阳亏虚，寒邪侵袭，寒凝气血，内着于肝所致。治宜通阳散结，行气活血。方中旋覆花善行肝气以通肝络；葱白温通肝阳，宜散寒邪；新绛活血化瘀，通络散结。药虽三味，但功专力猛，故可使肝阳恢复，疏泄有度，瘀血得散，诸症刈除。

（六）厥逆

阳虚气郁之厥：《伤寒论》318 条云："少阴病，四逆，其人或咳，或悸，或腹中痛，或泄利下重者，四逆散主之。"本名虽冠以"少阴病"，实由肝阳不足、气机郁滞使然。肝阳不足，肝用失展，气郁而包闭生理之阳使阳热不达四末，则四肢厥逆不温；肝虚侮肺则咳，及心则悸；气机不通，三焦壅滞，水湿不得转输，则小便不利；木郁土壅，升降失司，清气下陷，则泄利下重等或然症，总因肝脏阳虚气郁而致，故仲景处方四逆散。方中柴胡升阳解郁，性禀少阳与肝阳同气相助；白芍滋阴养血，补肝体而助肝用；枳实助柴胡开郁达阳，甘草偕芍药缓急止痛。如此气郁得解，肝阳外达，则厥愈肢温。

阴虚血弱之厥：如《伤寒论》351 条："手足厥寒，脉细欲绝者，当归四逆汤主之。"352 条："若其人内有久寒者，宜当归四逆加吴茱萸生姜汤。"肝主藏血和调节血量，今肝阳不足，肝血亏乏，阳虚不能温煦四末和推动既亏之血液运行，故见手足厥寒，脉细欲绝。方中当归、白芍养血柔肝，以充肝体；桂枝、细辛温助肝阳，推血四布；甘草、大枣培土扶木；通草通利血脉。全方有温肝阳以散寒邪、补肝血以通经脉之功，故不失为肝脏阴阳并补的一首方剂。"内"即内脏，当指肝脏，"久寒"，指沉寒痼疾，如舌卷囊缩、寒疝痛经、少腹冷痛等，肝阳虚寒凝经脉者，加吴茱萸、生姜暖肝散寒，以除痼疾。

（七）经漏

如《金匮要略·妇人杂病脉证并治》云："妇人年五十所，病下血数十日不止，暮即发热，少腹里急，腹满，手掌烦热，唇口干燥……当以温经汤主之。"本条所指，乃肝脏血虚寒凝，瘀血内阻所致。因其病机关键为寒、虚、瘀，故以温、补、通而见长的温经汤治之。方中吴茱萸、桂枝、生姜温肝散寒通脉，以助肝用；当归、芍药、阿胶、麦冬滋阴养血润燥，以充肝体；川芎、丹皮活血调经，祛瘀生新；甘草、半夏益气和中，扶正祛邪。诸药合伍，以温养而见长，肝阳得温，肝血得养，瘀祛经通，则漏下自止。

四、治疗原则

提到肝虚的治则，人们可能会立即想到《金匮要略》"夫肝之病，补用酸，助用焦苦，益用甘味之药调之"之训，其实，这只是仲景针对肝阴肝血（即肝体）不足所提出的一种治疗法则，并非指肝阳肝气虚而言。至于肝阳虚的治则，从仲景之论来看，仍然体现的是《内经》所说"肝欲散，急食辛以散之，以辛补之"这一原则。或曰肝虚之治既补用酸又补用辛，其说混浊不清，实则不然。皆知，肝脏的生理特点是体阴而用阳。"体阴"表现在肝阴、肝血方面，指肝为藏血调血之脏；"用阳"表现在肝阳、肝气方面，言肝的升发疏泄作用。仲景以味酸之品补肝，是针对肝脏阴血不足（即"体亏"）而言，这种情况宜用酸敛、柔润之品以实肝体；而肝虚补之以辛则是对肝阳亏虚（即"用怯"）而言，由于肝阳宜升发条达，故肝阳虚时宜用辛散温通之品补之。但"体"与"用"之间关系密切，体为用之基，用为体之彰，因此欲补肝阳，二者常需兼顾，不可偏执，如温经汤、当归四逆汤、乌梅丸等方面的用药情况即明显体现了这一点。

五、用药特点

（一）主以辛散，顺肝之性

细察仲景用药，不难发现，其补肝阳多用的是桂枝、吴茱萸、生姜、柴胡、旋覆花等辛温宣散之品。盖肝主疏泄，为将军之官，其气以升发畅达为顺，肝畅则气血调和，百病不生。若肝失疏泄，气机不调，或肝阳不足，功能低下，皆可导致多种病变。而辛温之品，升发宜散，正合肝阳的生理特点，有利于肝阳的恢复和功能发挥，故仲景常选择这类药物治疗肝阳虚证，此正如张介宾所说："木不宜郁，故欲以辛散之，顺其性者为补，逆其性者为泻。"由于肝阳虚对人体的危害程度毕竟不如肾阳虚严重，因而仲景在温补肝阳时，非常注意慎刚远烈，基本不用大辛大热之附子、干姜，而仅投以辛温宣散之桂枝、生姜、吴茱萸即可。

（二）每佐甘味，缓中补虚

《内经》云"肝苦急，急食甘以缓之"，仲景亦云"益用甘味之药调之"。肝阳虚主以辛药而又每佐甘味的蕴义，则在于辛甘相合，能够化生阳气，以补肝阳，此其一。其二，肝病最易乘脾，投用甘味之品，可培土实脾，正如仲景所说"见肝之病，知肝传脾，当先实脾"。仲景治肝阳虚每常佐入的甘味药有人参、茯苓、甘草、大枣等。

（三）掺入阴药，兼顾肝体

肝体阴而用阳，肝体是肝用的物质基础，欲求肝阳之复，必赖肝阴之充，二者密不可分。仲景补肝阳兼顾肝体的做法，如桂枝加桂汤之用芍药，当归四逆汤之用当归、芍药，温经汤之用当归、芍药、阿胶等，皆其例也。再者，这种用药方法暗合阴中求阳、阳得阴助则生化无穷之理，同时也无补阳助火之虞。

（四）屡伍降品，潜阳降逆

肝为刚脏，内寄相火，阳易亢动，故当肝阳不足损及肝阴之后，故易致虚阳浮升妄动，对此，仲景在补肝阳之时，常伍以龙骨、牡蛎等，以收纳浮阳，引阳入阴。再者，肝阳不足，易致气机紊乱，浊阴上逆，每见呕吐，故仲景在治疗肝阳虚时还常注意伍用降逆之品，如吴茱萸、旋覆花等。

（五）遣投动品，通达血脉

肝阳贵在流通，非是死阳，而肝阳之疏布，必赖经脉之畅达；又肝主藏血，肝血亦贵流通，若肝血瘀滞，必然会影响肝阳之疏布，使肝阳难以发挥正常的功能。因此，仲景在温补肝阳剂中，每每佐以行气活血之动品以通利血脉，如枳实、川芎、新绛、丹皮等。这种寓泻于补的做法，具有补而不滞、利不伤正之忧，足资效法。

本文原发表于《国医论坛》，1999，14（3）：1～3。

乌梅丸主症何　仲景意提纲证

——试论乌梅丸证与慢性萎缩性胃炎

摘要：研究表明，乌梅丸为厥阴病主方，且乌梅丸证与慢性萎缩性胃炎（CAG）存在诸多一致之处，主要体现在主症相似，病机雷同，病势一致，治法吻合，疗效确切。我们通过临床和实验研究，初步探讨了乌梅丸治疗 CAG 的疗效机理，为进一步研究《伤寒论》厥阴病实质，推广乌梅丸的临床应用，探求中药治疗 CAG 提供了思路。

慢性萎缩性胃炎（CAG）系临床常见病，被 WHO 列为胃癌癌前状态之一，目前尚少满意疗法。我们通过研究发现，CAG 与乌梅丸证有相吻合的方面，本文就此问题探讨于次。

一、乌梅丸为厥阴病主方，非治蛔专方

乌梅丸出自东汉张仲景的《伤寒论》，用于治寒热错杂之蛔厥证，另在《金匮要略》一书，列蛔厥条下，主治相同。正是由于此，加之乌梅丸对蛔虫性疾病有确切疗效，古今医家多从治蛔解释，将其列为治蛔专方，高等中医药院校《方剂学》教材，亦将其列在"驱蛔剂"下。仔细分析《伤寒论》原文及后世的应用，不难发现，乌梅丸绝非治蛔专方，而当属厥阴病提纲之主方。

首先，从方剂的药物组成看，乌梅丸的 10 味药物，只有花椒有杀虫驱蛔作用，且不是主药。君药乌梅，只有安蛔之力，且因其味酸性涩，尚有敛肝柔肝，生津止渴，涩肠止利，敛肺止咳等诸多功效。辛温之花椒、细辛、附子、干姜、桂枝，苦寒之黄连、黄柏，甘平之人参、当归相合，共奏疏调肝脏，补益脾土，温阳补虚，祛寒清热，和调阴阳，制虫安蛔之功，而决非驱虫之一途。其二，从乌梅丸的出处看，《伤寒论》326 条为厥阴病提纲，反映了厥阴病寒热错杂的病机特征，其中"下利"与"吐蛔"非必备之证，系或然证，分别为误下和强食所致。而 338 条"蛔厥者，乌

梅丸主之，又主久利"，此二证均系厥阴病之变证，此为纠偏之举。此吐蛔与下利虽属厥阴病变证，然其实质还是在厥阴病基本病机上派生而来的，仍属寒热错杂，只不过是出现了几个特殊症状而已。因此，乌梅丸当属厥阴病之主方，其主症乃是厥阴病提纲所述之主症，仲景不言者，乃为其常也，知变达常之法，是《伤寒论》的又一特色。其三，从乌梅丸的配伍看，全面反映出酸苦辛甘复法的特征，酸以柔肝，辛以舒肝升脾，散寒调中，苦以清热，降胃泻浊，甘则和缓，调补气血，正符合厥阴之主机。其四，从目前临床看，现代对乌梅丸的应用已远远超出了蛔厥、蛔虫性疾病。据有关资料报道，以本方治疗内外妇儿诸科 30 余种疾病皆有较好疗效。分析这些疾病，病证虽复杂，但基本证候所反映的病机如寒热错杂、肝脾（胃）不和、厥阴经气不充所致阴阳气不相顺接等，均属厥阴病提纲证所列之病机范畴。

如上所述，乌梅丸非仅为治蛔而设，其功效全面，其常证为厥阴病之主症，对此，古代医家亦间有所述。如清代医家柯琴即云："仲景此方，本为厥阴诸症之法，叔和编于吐蛔条下，令人不知有厥阴主方。观其用药，与诸症相符，岂只吐蛔一证耶？"陈灵石亦云："此为厥阴病之总方，注家第谓蛔得酸则静，得辛则伏，得苦则下，犹浅之乎则乌梅丸也。"此说甚为透彻，颇合情理。

二、乌梅丸证与 CAG 特征相符

1. 主症一致

乌梅丸证为厥阴病提纲证，而 CAG 在病变的过程中亦多围绕肝脾（胃）可出现与之相似的证候。如心中疼热（胃脘痛、胃中嘈杂），气上撞心（撑胀饱闷、胃脘痞闷不舒、嗳气），消渴（口干欲饮），饥而不欲食（胃中嘈杂似饥、纳差食少，食后不舒），食则吐蛔（恶心欲吐）等。

2. 病机吻合

二者在主要病机上存在着吻合之处，主要体现在以下几个方面。

（1）在病性上，二者均表现出寒热错杂，虚实互见之特征

寒热互化及并存：乌梅丸证的主要特征即为寒热错杂，而 CAG 属于慢性疾病，寒热每每相互转化。或由寒而热，寒热并存，或由热而寒，寒热错杂。

虚实演变及多歧：乌梅丸证的另一个病性特征即为虚实互见，其中有

阴阳、气血之互损，对照 CAG 之病机，亦同样存在着上述病机。一般而言，CAG 初期多为实证，久病不愈，反复发作，脾胃受损，可由实转虚。脾胃虚寒者，易受寒邪，或运化无权，又可致饮食停滞，故临床表现为虚实夹杂之证。就 CAG 病理变化而言，亦符合虚实并见这一特征，首先是固有腺体的萎缩，胃黏膜色淡，以灰色或灰白色为主调，黏膜变薄，黏膜下血管显露，胃壁蠕动较弱等，符合脾胃虚弱的征象；同时又有胃黏膜充血、水肿，呈花斑状，甚至可伴有糜烂、出血、溃疡，常见肠化生及不典型增生等，属中医之瘀、痰、热之范畴等。

CAG 不仅存在着虚实互见，且在阴阳、气血方面，亦存在着多歧化。

其一是气血俱病：病初因寒热虚实互见，致气机升降失序，胃气壅滞，脾气虚弱，病在气分。病久则由气入血，气滞血滞，形成瘀血疼痛，从 CAG 病理变化而言，初起腺体萎缩、黏膜变薄、色调不匀等，继之出现不典型增生，黏膜表面粗糙不平、呈颗粒或结节突起、黏膜下赤丝血缕等。再如病理活检，既可见固有腺体的萎缩甚至消失，又可见肠上皮的化生、异型增生等。细胞超微结构观察，既可见胞浆细胞器减少，线粒体嵴减少、断裂，基质疏松化，粗面内质网呈囊泡化或脱颗粒，又可见线粒体肿胀及排列紊乱，粗面内质网水肿、扩张，细胞核明显增大，密度增高，核异型、扭曲，核仁明显，可见多个核仁，胞浆内游离核糖体增多；从分子生物学角度来看，其发展演变的过程中，既有胃黏膜上皮 DNA 的损伤，又有在此基础上的 DNA 自发合成加快、细胞呈过度增值状态等，同样符合中医关于由气入血（瘀），由轻转重的变化。同时，就虚证而言，胃为多气多血之腑，病初邪多伤气，出现脾胃气虚之证，多见乏力、纳呆等，久则化源匮乏，血不自生，出现血虚之证。临床可见 CAG 患者多伴有贫血，从现代医学而论，一则由于患者食欲较差，摄入量不足，再则由于胃腺体萎缩，盐酸分泌减低或缺乏，加之吸收不足，结果造成缺铁性贫血或恶性贫血，与上述理论一致。

其二是阴阳互损：阴阳互根互用，任何一方虚损久久不复，必然导致另一方受累，从而出现阴阳俱损之机。CAG 由于病程较长，这一病机尤为突出。或初为寒证，损伤阳气，脾胃气虚，阳不化阴，久致阴津不足；或初为热证，损伤阴津，阳失化源，久致阳虚，从而出现阴阳气血俱损之证。就临床而论，CAG 每有胃酸分泌不足，甚或缺如，符合胃阴不足之机，又因其消化不良，脾胃运化不力，同时，CAG 患者每见形体消瘦，面色灰垢少华，或面色萎黄，面容憔悴，目睛少神，精神萎靡不振，少气乏力，眼球活动呆滞等阴阳气血俱亏之象，且此现象与病情密切相关，一般而言，病程长、病情转重之时，这一征象尤为明显。

（2）在病位上，二者皆属于胃、肝、脾的病变

乌梅丸证的主要病机存在着肝木横克脾胃之机，对照 CAG 同样也存在着这一特征。

基本病变在胃：CAG 的病变基础是局限性或广泛性的胃固有腺体萎缩、数量减少，伴有不同程度的胃分泌功能低下。而其临床表现，亦多围绕着胃脘部的疼痛、痞闷不适、食后不舒等出现，属中医"胃脘痛""痞证"等病之范畴。

肝体用失调：肝胃之间，土木克乘，故肝体不足，肝用失常，常易横克胃土，出现胃脘疼痛，对此，诸多医家已有充分认识。以往的研究提示，情绪低落或情志不畅的人群，患 CAG 的较多，在治疗过程中，又常因情绪波动而加重等，说明肝脏功能是否正常，对 CAG 的发病及预后至关重要。肝体用失调，不仅是导致 CAG 发病的重要因素，也是导致 CAG 病情加重、病程延长的因素之一。

脾虚运化不力：脾与胃互为表里，经脉互相络属，生理上的紧密联系，必然导致病理上的相互影响。就 CAG 而言，病初或饮食不节，恣食生冷，感受寒邪，或久病脾虚，运化失司，症见胃脘不适，食少纳差等。继之以脾虚不复，后天失调，疾病由气及血，导致血亏、寒生，进而影响肾阳，致全身气血不足，阴阳俱亏。临床每见面色由白转为青黑，纳呆腹胀，头晕乏力，甚则消瘦肢冷，身体抵抗力下降，腰痛膝软等全身性多系统病变。由此可见，脾虚（生寒）既是疾病初起的始动原因之一，又是本病加重、恶化的重要环节，不可等闲视之。

3. 病势一致

乌梅丸证为寒热错杂、虚实互见之证，治当寒热并用，阴阳气血双调，理肝、调脾、益胃，不可误下，若误用攻下，则下寒更重，故云"若下之，则利不止"。而 CAG 因病程较久，正虚明显，苦寒攻下，当属禁忌，已是人所共知，此不赘述。

4. 治法贴切

乌梅丸所体现的治法为酸苦辛甘复法，其寒热并用，阴阳气血同调，理肝、调脾、益胃，对此 CAG 之治，确为贴切。

（1）CAG 病机复杂，治难单一，法当复合

如上所述，CAG 由于病程较长，不等同于一般的胃脘痛，临床多表现为寒热交错、虚实兼见，肝脾胃俱病，阴阳气血失调的病理变化。因此在治法上，就要求针对这一特殊病机，采取相应的综合措施。否则清热有增寒之弊，散寒存助火之忧，攻邪虑其伤正，扶正恐其资邪，补气常常动血，养血每每损气，补阳有恐耗阴，而滋阴又怕伤阳，种种弊端不一而足。我们在临床研究中发现，CAG 患者大部分在接诊前均已经过中西医多方治疗，而疗效欠佳，使用综合复法后，起效迅速，且无明显不良反应。究其机理，寒热并用，清热而不助寒，散寒而不升火；攻补兼施，祛邪而不伤正，扶正而不助邪；阴阳双调，壮阳不伤阴，滋阴不损阳；气血齐补，则补气行气而不动血，养血活血而不伤气，且热祛有助于寒解，阳升而阴复，阴复而阳旺，邪祛正复，正复有助于祛邪，气行则血行，气足则血生，血活则气通，血复而气有所依，更切合 CAG 复杂病机。

（2）酸苦辛甘，扶正达邪，切中肯綮

辛苦同用，辛开苦降，斡旋中州：CAG 的主要表现为胃脘疼痛、心下胀闷不舒，其病机关键在于中焦气机停滞，痞阻不通，故治疗之目的旨在促进中焦升降、气机宣通，从而恢复中焦枢纽功能。故在用药上，当择促其升降者用之。辛味之药，具有辛散温通之效，能升能散，可开结滞、燥痰湿，畅利心胸之机，促脾升清；苦味之药，具有趋下、沉降、清热、解毒之功，多入于胃，而降胃之浊气。辛苦配伍，辛开苦降，升清降浊，脾胃升降有序，自无壅郁之弊，不但解决了"不通则痛"的问题，且亦使机体纳化功能恢复有望，饮食一入，水精四布，化气生血，正胜邪却。

酸辛相配，柔肝疏肝，调木扶土：肝体虚用亢，郁而横犯，克脾犯胃在 CAG 中占有重要位置。肝体阴而用阳，故治当酸辛并举，体用双调。以酸之收，合于甘味，酸甘化阴，以实肝体、柔肝用，阴长而阳潜，体实而用调。以辛之散升，助肝气条达，疏泄正常，则自无克脾犯胃之忧。酸、辛二味，一为顺乎肝性，促其气机条达，肝气舒展；一为收敛肝气，柔润肝体，防其过亢。一实肝体，一助肝用，二者相合，柔肝体，滋肝阴，缓肝急，平肝气（过亢之气），而无郁滞肝气之弊；畅肝气，解肝郁，助肝用，而无太过之忧，使肝气柔和，疏泄有度，岂能克脾犯胃？

酸苦泻热，辛温散寒，祛除邪气：CAG 中湿热与寒邪交错，不仅是疾病发生的始动原因，而且亦是导致病情恶化的重要因素，因此铲除病邪，

是正气恢复的前提。由于寒热二邪属性相反，故当寒热并用。酸苦之味，多有清热燥湿之功，又有降泻胃浊之效，即"酸苦涌泄为阴"之意也，二者相合，育阴清热，对 CAG 患者因热邪久羁、灼伤胃阴之机，颇为贴切，既可补胃津之不足，又能消弥散之邪热，使热祛阴生，有利于胃体之修复。辛温之品，辛可走散，畅肝理脾，温能散寒，对寒邪久恋、脾阳不足之 CAG 最为适宜。是两组相合，清热之酸苦得辛温之助，凉而不寒，无助寒之忧；散寒之辛温得酸苦之协，温而不热，无助热之虑，更得酸以入肝，平木柔体，使热去寒散，病自向愈。

辛甘化阳，酸甘化阴，扶助正气：如上所述，CAG 的过程中，普遍存在着阴阳气血俱虚之机，对此，辛、酸、甘味相互配合，具有良好效果。辛味多温，走窜不定，流动不居，既能温补阳气，又可助肝脾升发，开中焦结气，以推动中焦气机。惟其性走窜，多具刚烈，用之恐耗伤阴津，故与甘味和之，则辛温助阳，通达阳气之性不变，而庶免刚燥窜烈之性。并且，甘入脾胃，与辛味相合，使其甘缓留中，作用更具针对性，一则可补中土阳虚，再则可散中焦寒邪。酸入肝，与甘味相伍，酸可生津，甘可缓急，调肝护土，酸甘化阴，以复阴亏，护胃柔肝缓急止痛。与辛相合，无腻脾碍胃，阻滞气机之弊。辛甘化阳，得酸甘则补阳，助阳无伤阴之忧，可达阴阳双修之效。

甘缓和中，调补脾胃，顾护气血：CAG 病程较长，治疗亦需长期服药，故当时时顾正。甘味之品"能补、能和、能缓"，辛之太过，易助火伤阴，苦寒过极，伤阳败胃，以甘味调配，使其功能不改而性情缓和，对慢性疾病，尤显重要。再者，甘味入脾，多有益气助血之功，因脾气恢复，化源充足之故也。故甘味之品，对 CAG 久病体虚，脾胃不足，确具殊功，脾胃气复，化源充足，阴阳气血速复，正胜邪却，邪去正自安，况甘又能缓急止痛，对消除症状，改善患者生存状态，确有益也。

三、乌梅丸对 CAG 颇为切合

其一，乌梅丸系酸苦辛甘复法的典范，配伍严谨，切合 CAG 之病机。方中药物均为治疗胃脘痛的常用之品，此不赘述。其二，乌梅丸中药物均对 CAG 病理变化有针对性，主要体现在如下几个方面：①抗菌作用：现代研究证明，CAG 与 HP（幽门螺杆菌）感染有关，HP 在 CAG 中普遍存在，且与 CAG 病变程度密切相关，提示是一种致病菌。乌梅丸中诸多药物均有不同程度的抗菌作用，尤其是黄连，单味已用于治疗 CAG，疗效显著，从而有望通过抑制和杀灭 HP 达到愈病的目的。②抗炎作用：CAG 的基本病变之一，即固有膜的炎性反应，一般而言，凡病属活动期者，均有炎症细胞浸润。乌梅丸中的全部药物，均有不同程度的抗炎作用，通过这些药物的作用，有望达到预期的治疗目的。③免疫调节作用：现代研究证明，CAG 与免疫功能失调有关，乌梅丸中许多药物如桂枝、附子、干姜、当归、黄连等均有不同程度的免疫调节作用，有利于炎症的消散和增生的逆转。如上所述，乌梅丸的组成药物，对 CAG 病理改变有其针对性，从而为临床应用奠定了基础。

四、乌梅丸对 CAG 疗效确实

笔者以胃苏冲剂为对照，先后进行了临床和实验研究，在临床部分观察了主要临床症状、病理变化、胃泌素水平、HP 感染情况等，随后，以大鼠 CAG 模型观察了 β 葡萄糖醛酸酶、胃黏膜血流量、胃黏膜屏障功能、前列腺素、cAMP、cGMP、生长抑素、胃泌素、胃黏膜病理改变及不典型增生细胞 DNA 含量等，初步得出如下结论：①乌梅丸对 CAG 有肯定疗效，主要体现在改善临床症状，减轻和逆转局部病理变化。②其作用机理似与下列因素有关：杀灭致病菌（HP），祛除病因，减轻了对胃黏膜的有害刺激。刺激胃黏膜，产生内源性黏膜细胞保护物质，从而保持了胃黏膜的完整，减轻了炎症反应。加强胃黏膜屏障功能，提高胃黏膜血流量，从而有利于胃黏膜的完整和修复，减轻或逆转病理改变。调整胃肠激素，抑制了胃黏膜的过度增生，且可调整免疫系统，减轻腺体破坏、上皮增生和肠化生，从而有利于病变的修复和逆转。

本文原发表于《中医杂志》，2002，43（4）：245～247，280。

传变中介论

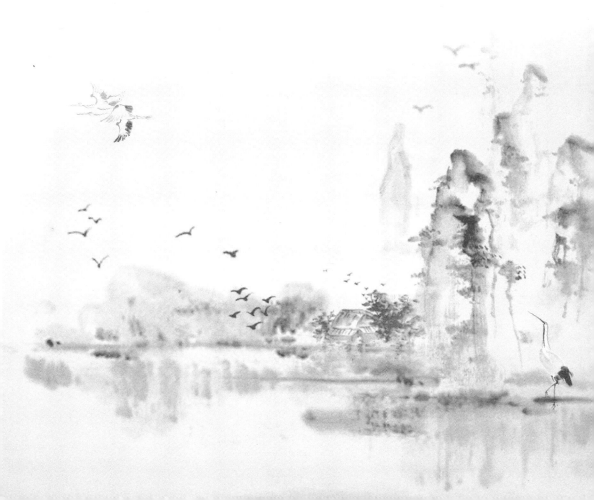

传变中介论

揭动变规律　演经方化裁

"传""变"永恒深远 内在规律可究

——论《伤寒论》之中介证

　　《伤寒论》作为辨证论治的第一书，其中包含着各种辨证关系，其从整体观念出发，对疾病错综复杂的证候进行分析、归纳，依据患者的体质强弱、感邪轻重、病情的进退缓急和病位的表里深浅等综合分析，寻求规律，执简驭繁地首分阴阳两纲，划归为两大类，再依阴阳不同情况，划分为太阳、阳明、少阳、太阴、少阴、厥阴，并提出各自的诊断标准和依据，被后世称为六经辨证提纲。由于六经实际上是六经所属脏腑经络病理反应的证候概括，辨清病在何经，就能明确主治方向，如太阳多为表证，治当发汗为主，阳明为里实重证，治当祛邪为法，少阳为里热初化证，治当和解为要，太阴为局限性中焦脾虚证，治当补中健脾为治，少阴为心肾水火之变，治当温补、清补，厥阴为寒热错杂之候，治当寒热并用等，避免药石乱投。然而，六经病中，未必皆为单一，故仍当据证划分，如太阳外感病属表，但有表实表虚之异，故又立桂枝汤证、麻黄汤证等，阳明病热证又有经证腑证之别，另立白虎（加人参）汤证、承气汤证、麻子仁丸证等，以清、下、润导等，纲举目张，层次井然，使人遇之，即可依病、证之属迅速作出决断，大大提高了诊断效率。这种病、证分经的辨治方法，早已被历代医家所熟识。就疾病的发生发展而言，往往是一个纵横交错的过程，各病之间、各证之间，常常相兼出现，构成了横断面的连接，对此，《伤寒论》中又另立了一些中间过渡证（笔者称其为中介证），这些证候所起的桥梁作用，却鲜为人提及。笔者学用《伤寒论》三十余年，深刻认识到，这些中介证对疾病诊断、治疗意义重大，它揭示了疾病动态变化的规律，为及时治疗提供了依据，深入加以研究，不仅有助于弄清仲景本意，且有助于我们掌握病情，不失时机地选用经方，灵活化裁，提高疗效水平。

一、太阳病中的中介证

(一) 中风、伤寒的中介证

风寒之邪侵袭人体，依据感邪轻重、体质强弱、机体反应不同，可分为中风、伤寒两大类，以发热、汗出、恶风、脉浮缓者为中风表虚，主以桂枝汤；以恶寒、发热、无汗、身疼者为伤寒表实，主以麻黄汤。层次井然，若遇是证，用之效如桴鼓，不容置疑。但在临床之中，并非完全如此清晰，或得病日久，或感邪较轻，出现邪微病轻者，两者均非所宜，而是介乎两者之间，对此，23条曰："太阳病，得之八九日，如疟状，发热恶寒，热多寒少，其人不呕，清便欲自可，一日二三度发，脉微缓者，为欲愈也；脉微而恶寒者，此阴阳俱虚，不可更发汗更下更吐也；面色反有热色者，以其不能得小汗出，身必痒，宜桂枝麻黄各半汤。"是条之论，言病程较长（病已八九天），但其以发热、恶寒、热多寒少、一日二三度发、面色反有热色（红）、身痒为特征，因有发热恶寒，知表证仍在，热多寒少，则邪不盛。如疟状，一日二三度发，乃正气驱邪，数与邪争之故，并非真正的疟疾。鉴于症状如疟状，颇似少阳病，有邪传少阳之可能，但病人不呕，就排除了少阳病。热多寒少，是否为邪传阳明？但病人清便自可（大小便正常），又排除了阳明病。加之本证无明显虚弱之征，非是三阴证候。从而断定，本证虽病程较长，症状不典型，但仍属太阳表证。其人面色红，身痒乃因微邪束表，未能外解之故，仍当治以解表之法，但邪势已轻，非麻黄汤峻汗所宜。无汗身痒，肌腠闭塞，又非桂枝汤所能胜任，因此，属中风、伤寒之中介证，故选桂枝、麻黄两方合用，并减小剂量，以助正达邪，小发其汗，病药相应，故有良效。至于条文中间所论"脉微缓者"，微为邪气已衰，缓为正气将复，脉证合参，当是病势向愈的机转；若单纯脉微弱无力，同时不是热多，而是恶寒较著，此乃表里俱虚，故禁用汗吐下诸法。

25条："服桂枝汤，大汗出，脉洪大者，与桂枝汤，如前法。若形似疟，一日再发者，汗出必解，宜桂枝二麻黄一汤。"本条的前半段在于说明，太阳中风治用的桂枝汤为的对之举，但汗不如法，以致大汗，且脉象洪大（一过性）之后，发热、汗出、恶风诸症仍在，无大渴等里热之象，说明此脉洪大乃因大汗出而致一过性阳气浮盛于外之故，故仍以桂枝汤主之。后半段乃在说明，服完桂枝汤大汗出后，肌腠复闭，出现形似疟症，一日再发之征，合前条则知仍为表邪不解，微邪留恋，治疗仍须解表，不过由于大汗过后，且23条"一日二三度发"，本条"一日再发"，表闭程度较轻，因而不用桂麻各半汤，而用桂二麻一汤，使发力量更弱。与上方比较，法虽同而方则异，此又体现出选择方药应极有分寸，理法方药是一个密切关联的整体，临证欲要提高疗效，其中任何一环都不能忽视的精神。

作为太阳中风、伤寒中介证的桂麻各半汤证、桂二麻一汤证在外感病中的确时常看到，如今感冒日久或空调病等，用之皆有良效。值得注意的是，因该条提出邪束肌表，"身必痒"，笔者常以之治疗今日过敏性疾病，疗效确切。

（二）表寒表热的中介证

外感表证，依据感邪的性质、体质不同，常常分为风寒、风热两大类，如《伤寒论》中将风寒证以伤寒为代表，第3条曰："太阳病，或已发热，或未发热，必恶寒，体痛，呕逆，脉阴阳俱紧者名为伤寒。"指出典型的风寒表证（伤寒表实证）以严重的恶寒、头身疼痛、甚或骨节疼痛、无汗、发热、脉紧、咳喘为特征；而第5条曰："太阳病，发热而渴，不恶寒者为温病。"标示明显的发热、口渴、不（轻微）恶寒、脉浮数者为风热证。从而将太阳表证分为两极：伤寒者以风寒束表，卫遏营郁为特征，治当辛温发汗解表，以麻黄汤为代表方。温病以风热袭表化热伤津为特征，治当辛凉解表为大法，但限于当时的条件，《伤寒论》中未出具体方剂。观今日表证，仍然如此划分。然征之临床，典型的风寒、风热证有之，但介乎二者之间者亦常常出现，为此，《伤寒论》中又论述了这些中介证。

1. 大青龙汤证

38条曰："太阳中风，脉浮紧，发热恶寒身疼痛，不汗出而烦躁者，大青龙汤主之。"对此条经文，释者各异，其实，就其原因而言，当属阳热无异（详见拙文"试论《伤寒论》太阳中风的阳热属性"，《中国医药学报》2000年4期）。本证表气郁闭，邪不得散，以致出现上述见证。此证无汗、发热、恶寒、身痛等颇似麻黄汤证，因其有热，故见烦躁，此时若单用麻黄汤有助热之弊。而表热郁闭，内里烦躁，又似温病，但是证无汗、恶寒，身痛明显，不似温病津伤汗泄，单用辛凉养阴，开泄力弱，实属伤寒温病中介证，故以麻黄汤倍麻黄，加石膏，变辛温为辛凉，发汗力不弱而无辛温助火之弊，此表证寒热并用之典范也。又因本证津伤不著，故不必以养阴之品相助，实为治疗表证寒热中介之良法也。

2. 桂二越一汤证

27 条："太阳病，发热恶寒，热多寒少。脉微弱者，此无阳也，不可发汗，宜桂枝二越婢一汤。"本条属倒装文法，"脉微弱者，此无阳也，不可发汗"为插笔，非桂二越一汤之主症。是证既曰"太阳病"，当有脉浮头项强痛之证，从热多寒少来看当有舌质红、口干、苔薄黄等，从脉微弱不可发汗的对面来看，则脉当浮大有力。分析本证，外有明显的发热恶寒、头痛，但恶寒已轻，又有发热多、脉浮大有力、口干舌红等，寒热之象各半，很难断定其属寒属热，而是介乎两者之间，与大青龙汤证病机相似，但邪已轻微，故用桂枝汤之四分之一以调和营卫，用越婢汤八分之一发越郁阳，稍清表热，此表证寒热并用又一法也。此证在今日临床极为常见，该法也是笔者常用之法。

如上所述，就太阳表证而言，以伤寒、温病为两极，随着感邪的轻重、体质的强弱、病程的延长等因素，寒邪逐渐变热，中间夹有中介证连络，构成了横断面的联系：伤寒→中风→桂麻各半汤证→桂二麻一汤证→桂二越一汤证→大青龙汤证→温病。就临床症状而言，依次为恶寒重、头身痛、无汗、或已发热、或未发热（伤寒）；发热、恶风（较恶寒为轻）、汗出（中风）；发热恶寒、热多寒少、一日二三度发（桂麻各半汤证）；发热恶寒、热多寒少，一日再发（桂二麻一汤证）；发热恶寒、热多寒少、口干舌红（桂二越一汤证）；发热恶寒、身痛、烦躁（大青龙汤证）；发热而渴、不恶寒（温病）。从伤寒到温病，恶寒依次减轻，发热依次加重，这种横断面的联系，与今日临床仍旧丝丝入扣，十分贴切。

二、太阳阳明中介证

太阳为六经之藩篱，多属表证，风寒之邪从表入里，内传阳明，则其性质从表寒渐致里热，从而出现以"胃家实"为代表的阳明病，依其感邪的性质和个人体质不同，从而出现两大类证，一类为无形邪热充斥表里，即白虎汤证，俗称经证；另一类为化燥化热成实，与糟粕互结，阻于肠道，出现俗谓之阳明腑实证，即承气汤证。但从表入里，并非跳跃式的，中间必有中介证的出现。

（一）太阳表证与阳明经热的中介证（麻杏石甘汤证）

此证系太阳表证入里化热，尚未完全燥化，从而表现为表寒轻而里热重，实系太阳病与阳明经热白虎汤证的中介证。63条曰："发汗后，不可更行桂枝汤，汗出而喘，无大热者，可与麻黄杏仁甘草石膏汤。"此条很显然在于讨论初为太阳病，经过发汗后，仍有恶寒、发热、汗出、咳嗽气喘之证，审证之关键，在于汗出而喘，乃经过发汗后，一部分表邪未解，而大部分邪气已入里化热化燥，形成太阳入阳明的中介证。表邪未解，故仍有恶寒，里热已盛，故汗出、身热，阳明邪热壅肺，故气喘明显，而身无大热，一乃汗出部分表热得散，一为邪热入阳明之故，切不可认为本条表无大热断定里热不著。治疗当太阳阳明双解，用麻杏甘石汤。麻黄于此作用有三：一可配杏仁宣肺平喘，一可解表，一可散热，即《内经》所谓"火郁发之"之意。石膏用量达半斤之多，与大青龙汤之用"鸡子大"相较，其清泻阳明气分之意甚为明了。麻黄配石膏，变辛温为辛凉，成为经典之法。类似的有162条："下后不可更行桂枝汤，汗出而喘，无大热者，可与麻黄杏仁甘草石膏汤。"于此，诸多医家对本方止咳平喘、清宣肺热及外散表热之效知之甚多，因现代临床多用于治疗各种肺炎，自有喘咳、恶寒诸症，但对宣泄阳明里热之说恐有异议也。依笔者之见，本方所主由于是太阳阳明中介证，故对阳明里热有较好的宣散作用，可用于治疗诸多阳明邪热之证，如治疗胃热上蒸之口臭、牙龈肿痛、牙痛、头痛、鼻渊等，尤其借麻黄宣散之力，可使内郁之火外达，较之白虎汤效果更为迅速，笔者常以之治疗手足及周身汗出属阳明里热者，获效理想。

如上，太阳风寒之证，因感邪后随体而化，其寒邪入里每有一过程，即寒象渐轻，而里热渐重，从而构成了麻黄汤证→大青龙汤证→麻杏石甘汤证→白虎汤证→白虎加人参汤证的不同"证"的链条，而这些"证"的链条，将太阳"病"与阳明"病"紧密联系在了一起，完成了从此"病"到彼"病"的转变。从而展现了太阳寒邪入里，化燥化热成实，结于阳明之疾病由寒化热的全部动态过程。与此相应，其用药也随着病情的变化，由温渐凉，这正是研究是类变化的原因所在。

（二）表邪内传肠腑之中介证

太阳表邪不解，内传阳明，病邪逐渐化热，内迫肠腑，从而出现从表寒演变为阳明肠热下利证。

1. 葛根汤证

32 条："太阳与阳明合病者，必自下利。葛根汤主之。"33 条："太阳与阳明合病，不下利，但呕者，葛根加半夏汤主之。"是二条所论，乃感受风寒之邪，其人素有肠热，一部分病邪深入阳明肠腑，化热成实，从而外见发热恶寒，头痛，无汗，内见下利之证，实乃太阳表证与阳明肠热的中介证。但分析斯证，仍以表邪为主，故主以葛根汤，以麻黄、桂枝、生姜等解表散邪，以葛根之用，一则助麻桂解表，二则以其性凉清阳明邪热，鼓舞胃肠清气，使在里之邪通过肌表而外达。至于 33 条，因有呕吐，故加半夏以和降胃气。此解表和里之法，被后世称为逆流挽舟法，影响深远。

2. 葛根芩连汤证

34 条："太阳病，桂枝证，医反下之，利遂不止，脉促者，表未解也，喘而汗出者，葛根黄芩黄连汤主之。"此条紧接上条，阐释了由表及里的中介证。上条之下利、发热、恶寒、无汗为主，乃以解表为主法；本条之下利，利遂不止，喘而汗出，脉促，从"表未解也"可知，仍有轻度发热恶寒，仔细分析，此乃病邪进一步入里化热，结于肠腑，肺与大肠相表里，肠热内迫，故上见喘促，外见发热汗出。可见本证虽属太阳阳明中介证，但以阳明为主，太阳次之，故主以葛根芩连汤，以芩连清热燥湿止利为主，葛根既可清肠热，又能解表邪。全方合用两解太阳阳明之邪，为表邪合并阳明肠热下利证之治法，又开一新途。

3. 黄芩汤证

172 条："太阳与少阳合病，自下利者，与黄芩汤，若呕者，黄芩加半夏汤主之。"本条古今医家争议较多，笔者认为，本条虽言太阳与少阳合病，实则属邪热已入阳明之证。初起之时，当有太阳见证，但随着病情发展，太阳表邪已解，少阳邪热又深入阳明，结在肠腑，以寒轻热重、口苦、腹痛、里急后重为突出见证，较之葛根汤证、葛根芩连证则又深入一步，故以黄芩汤径清里热。主药黄芩，既可清阳明肠热，又能清少阳郁热，乃一举两得，至于呕者，加半夏、生姜以和胃止呕，为治标之举也。

太阳表邪不解，入里化热，结于肠腑的下利证，以病邪悉入阳明为终结，如 256 条："阳明少阳合病，必下利……脉滑而数者，有宿食也，当下之，以大承气汤。"此条虽言阳明与少阳合病，但此下利却悉在阳明，其主症必然以不恶寒、反恶热、潮热、腹满为主，故主以大承气汤攻下邪热，燥结除则下利自止。如上所述，从太阳表证到入里化热，逼结肠腑，出现下利，表寒渐减，以至消失，出现不恶寒反恶热、潮热、腹满痛，在麻黄汤证与大承气汤证之间，通过葛根汤证、葛根芩连汤证、黄芩汤证之中介，构成了又一个横断面的联系。其症状也由发热恶寒，无汗，身痛，腰痛，骨节痛，脉浮紧之纯表寒，到发热恶寒，身痛，下利，呕吐，已波及阳明，到发热恶寒较轻，下利灼肛，舌红苔黄等，太阳阳明并重，到发热重，恶寒轻，下利灼肛，里急后重，脉弦等，阳明为主太阳轻微，到潮热，不恶寒反恶热，腹满痛，下利等，病邪悉入阳明。

（三）表邪内传阳明肠腑结实中介证

太阳表邪不解，内传阳明肠腑，除上述下利证之外，若其人内有宿食，则每每病邪化燥化热，与糟粕互结形成典型的阳明腑实证，从而依据痞、满、燥、实、坚程度不同，分别采用大承气、小承气、调胃承气或麻子仁丸、蜜煎导等法，但表邪内传入里化热成实亦有其过程，这就形成了从表证到阳明腑实的中介证。56条："伤寒，不大便六七日，头痛有热者，与承气汤。其小便清者，知不在里，仍在表也，当须发汗。若头痛者，必衄，宜桂枝汤。"此条从演变观之，必是太阳表证不解，发热、恶寒头痛尤在，而又有"不大便六七日"，多系平素阳明内有宿食，复感风寒外邪，未能及时处理，部分表邪入里化热，形成了太阳阳明中介证。如何治之？若"不大便六七日"同时兼见小便黄赤短少，当是阳明燥屎已成，故当通下阳明屎为主，"与承气汤"。若"其小便清者"，知阳明里热不盛，"知不在里，仍在表也，当须发汗"，唯其"不大便六七日"，已有阳明里热初化之苗，故即使风寒表实，亦不可用麻黄汤，只"宜桂枝汤"轻汗可也。此条所述病机，与36条相似，36条曰："太阳与阳明合病，喘而胸满者，不可下，宜麻黄汤。"本条既曰"太阳与阳明合病"，又曰"不可下"，可知必有阳明肠腑邪阻之象，即不大便，然若阳明肠实较著，则为腹满，而本条"喘而胸满"，知病以太阳表邪为主，当以汗解。而本条"合病"说明，病初犯体，化热不著，故仍"宜麻黄汤"化裁可也。

对于太阳与阳明肠腑结实中介证之治，首应判明太阳、阳明何者为主，何者为次，阳明为主者，下法为主，兼以汗法，而太阳为主者，汗法为主，兼下法，诚如90条所言："本发汗，而复下之，此为逆也；若先发汗，治不为逆。本先下之，而反汗之为逆，若先下之，治不为逆"，正是此意。

（四）表邪发黄中介证

发黄一证，多由湿邪内阻，浸渍肝胆，胆汁不循常道，外溢肌肤而致，依据其有无邪热及正气情况，可分为阳明、太阴。属阳明者当清热利湿以退黄；属太阴者，当健脾除湿退黄。然究其始动原因，多由外邪所致，一般而言，外邪侵袭，多从体质而化，若素有热者，可内传阳明，素体脾虚寒湿者，则易传太阴。就太阳表邪内传阳明而言，若邪全部入里化热，与湿相合，则可以单纯清利之法，但邪在传变的过程当中，亦存在着一部分表邪不解，滞留太阳，一部分入里化热，与湿相合结在阳明之机，这就形成了太阳阳明发黄的中介证。如262条："伤寒瘀热在里，身必发黄，麻黄连轺赤小豆汤主之。"本条所指明确，乃外感风寒之后，表邪不解，加之本人原有湿热，一部分表邪入里化热，与湿热相结，阻滞肝胆，使胆汁外溢，从而可见发热、恶寒、头痛、身痒、无汗、身黄、目黄、小便黄、口苦等，从而构成了太阳阳明的中介证，治当外散表寒，内清湿热，主以麻黄连轺赤小豆汤，两解表里，方中麻黄发汗解表，宣肺利水，连轺、赤小豆清利湿热而退黄。由于本证属太阳阳明中介证，故麻黄连轺赤小豆汤在临床上不仅可以治疗发黄，而且可以治疗外有风寒内有湿热的诸多病证，如阳明郁热的荨麻疹、湿疹、皮肤瘙痒等，笔者常以之治疗急慢性肾炎属表里同病者，疗效确切。

三、太阳少阳中介证

太阳病属外感病的初期阶段，太阳病不解，表邪可进一步入里化热，不仅可内传阳明，且可内传少阳。邪结少阳，由于胆火内郁，干犯脾胃，正邪交争，枢机不利，故可用和解之法，已是众所周知的事实。然而，当太阳病邪一部分留连在外，一部分已传少阳之时，就形成了太阳少阳的中介证。146条曰："伤寒六七日，发热，微恶寒，支节烦疼，微呕，心下支结，外证未去者，柴胡桂枝汤主之。"观此证，伤寒六七日，为太阳病解之期，但今病仍未除，当有内传之机。现恶寒虽已减轻，但仍未罢，发热仍在，且四肢关节疼痛未去，说明太阳表邪已轻。同时，疾病已发生变化，出现微呕、并感心下支撑闷结，此乃少阳邪结，经气不利，干犯脾胃之故。是证外有太阳不解，内已犯及少阳，构成了太阳少阳的中介证，此时单纯解表或单纯和解少阳，均非所宜，故治当两经同调，用小柴胡汤与桂枝汤合方，各取半量，以分别调治太少两经。是证征之临床，并不鲜见，关键问题是要弄清该证病机。一则太阳表邪不解，再则邪犯少阳，至于内伤杂病、外感病中，具备上述见证者，用之辄效，即使不具备上述主症，只要机理符合，照用效佳。如王晋三即指出："桂枝汤重于解肌，柴胡汤重于和里，仲景用此二方最多，可为表里之权衡，随机应用，无往不宜。"诚如此言，笔者深有同感，如曾治一老年男性，发热汗出逾月，初为外感，发热恶寒，头身疼痛，先服西药乏效，继则服中药，头痛恶寒减轻，但汗出如淋，呈阵发性，每发则先恶寒，继之发热汗出，日达十多次，又迭进中西药乏效，经人介绍而来诊。症状如前，观其舌红苔白，脉沉而弦。分析本病，无明显里证，发热，恶寒，汗出显系风寒外束，营卫不和；每发则先热后寒，呈阵发性，符合少阳枢机不利之特征。其症状表现虽与 164 条不同，但病机一致，故断为太少中介证，主以柴胡桂枝汤，两解太少之邪，服药七剂，汗出几退，寒热不作，旋以上方减芩柴用量，加重太子参用量，调理而愈。

四、太阳太阴中介证

太阳为六经之表，太阴为三阴之表，若太阳受邪之余误治，或太阴素虚，则易致太阳病邪深陷太阴，从而导致太阴脾虚寒湿之证。若邪已悉入太阴，治当温脾散寒，祛湿健中，主以理中汤。但病从太阳传入太阴之时，亦常导致太阳太阴中介证。

163 条："太阳病，外证未去，而数下之，遂协热而利，利下不止，心下痞硬，表里不解者，桂枝人参汤主之。"本条所言，乃病初为太阳病，必具发热恶寒，头痛等证，医者屡用攻下，致里气大伤，脾阳受损，一部分表邪乘虚内陷，从而又见下利不止，心中痞硬，皆为脾机不转，清气下陷，浊阴不降之故。因此，治当表里双解，以桂枝人参汤主之，桂枝通经而解表邪，人参汤（理中汤）甘温补中益气，以转升降之机，则诸症自消。本条所示，虽为误下所致，但临床不可拘泥，或素体脾胃虚弱，复感风寒，或病久太阳邪陷，均可致之，只要病机相符，照用不疑，皆有良效。

五、太阳少阴中介证

太阳与少阴相表里，生理情况下经气互通，病理情况下常致邪气互传，太阳病不解，内传少阴，若少阴阳气亏虚，则邪从寒化，即可出现典型的四肢逆冷，下利清谷，脉微欲绝之证，此时，当回阳救逆，主以四逆汤、通脉四逆汤等。但病邪传经之时，每有表邪未尽，而里已虚之证，此时即构成了太阳少阴中介证。

（一）桂枝加附子汤证

20 条："太阳病，发汗，遂漏不止，其人恶风，小便难，四肢微急，难以屈伸者，桂枝加附子汤主之。"太阳病为表证，本当治以汗法，但必须是微汗，始得邪去表解，若药后大汗淋漓，不但不能祛病，反可产生种种变证。本证服药后汗漏不止，乃是发汗过猛，阳气损伤，卫外不固。"其人恶风"，一为表邪未尽，一乃卫阳虚弱。因发汗过多，不仅伤阴，而且伤阳，阴虚则小便难，阳虚失温则四肢微急，难以屈伸。观本条主症，外有恶风，汗漏，或有发热，乃太阳表邪未尽，内有小便难，四肢微急，难以屈伸，已涉及肾阳，但肾阳虚未达至重，故不需四逆诸方。其证已构成了太阳少阴中介，但析其病机，仍以卫阳虚为主，故治法仍以桂枝汤调和营卫，解肌祛风，加附子温阳固卫，仍属太阳少阴两治之法，体现了治病求本的科学精神。

（二）麻黄附子细辛汤证

301 条："少阴病，始得之，反发热，脉沉者，麻黄附子细辛汤主之。"少阴病为虚寒之证，不当发热，今始得之即见发热，故曰反发热。太阳为表证，其发热多伴脉浮，而今却见脉沉，沉脉为少阴里虚，脉证合参，当属太阳少阴中介证，即亦后世所谓之太少两感证。从本证而言，当有发热、恶寒、头痛诸症，当属太阳表邪外束，但其脉不浮而反沉，故单纯解表不可行；虽有少阴里虚脉沉，但尚未至下利清谷，四肢逆冷的程度，况其证仍有发热，说明里阳虽虚，但尚能与外邪抗争。分析本证，以太阳衡之，已见不足，以少阴衡之，尚称有余，因此，其治法既不同于太阳，也不同于少阴，但又不离乎太阳少阴。此于上条相较，在表证上，有发热、恶寒、无汗，故不用桂枝汤，而以麻黄、细辛发汗解表，仍用附子，温肾助阳，大法虽同，用药则异。

（三）麻黄附子甘草汤证

302条："少阴病，得之二三日，麻黄附子甘草汤微发汗，以二三日无证，故微发汗也。"本条与301条性质基本相同，皆属太阳少阴中介证，两条合参，可得出全面的认识。两条证候相同，均有发热、恶寒、无汗、脉沉，此条点明"二三日无证"，即无明显的吐利、肢厥等少阴里虚寒证，只有在无里证的情况下，才能使用本法。对照上条，因"始得之"证势稍急，本条"得之二三日"证势稍缓，且里虚较上条为明显，故在用药上，前条以细辛之辛散，温经散寒，贵在速除，本条以甘草之缓，取其微汗，且可益气和中，扶助正气，充分体现了原则性和灵活性的统一。对于太阳少阴中介证的形成，文中所列一为误治，一为原发，就临床而言，此两种情况皆可见到，一是初患太阳病，失治误治，致肾阳亏虚，邪传少阴。二是素体肾阳亏虚，复感风寒之邪，以致形成是证，故在治疗之时，应据上法选用上方。

六、太阳厥阴中介证

厥阴为阴尽阳生之经，病在厥阴，常致寒热错杂之证，治疗之法，当寒热并用，以乌梅丸为代表方。若太阳病邪不解，又失治误治，内陷厥阴，亦可形成太阳厥阴中介证。

如357条："伤寒六七日，大下后，寸脉沉而迟，手足厥逆，下部脉不至，喉咽不利，唾脓血，泄利不止者，为难治，麻黄升麻汤主之。"由于本方药味过多，加之本条症状繁杂，以致引起后世医家争议，更有甚者，干脆否定了本方，如柯琴曾言："以治阳实之品，治亡阳之证，是操戈下石矣。"其实，就本条而言，乃是太阳厥阴之中介证。观其证，初为伤寒，经七八日以后，医者误用大下之法，以致表邪不解，里气又伤，一部分表邪乘机内陷厥阴。外有表邪不解，可见发热恶寒，头身疼痛，邪陷厥阴，阴阳气不相顺接，则见手足厥冷，下部脉不止，邪热阻肺，阴津不足，则见咽喉不利、唾脓血之上热证；阳伤而脾寒气陷，故有泄利不止的下寒证。本证表邪不解邪陷厥阴，肺热脾寒，病机复杂，故曰"难治"。此证虽然繁杂，但主机清楚，故用麻黄二两半为主药，配升麻、桂枝、白芍等以解表邪，合知母、黄芩、石膏以清上热，用当归、天冬、芍药以养阴，且防诸药辛散太过损阴，以干姜、白术、甘草以理中健脾，温消下寒，茯苓、白术、甘草、桂枝以温脾化饮，调理中州，实为解表法与养阴和阳、清热温中的合法，为治太阳厥阴中介的典范。

对此，《陈逊斋医案》所录最能说明问题："李梦如之子，曾二次患喉痰，一次患溏泻，治之愈。今复患寒热之病，历十数日不退，邀予诊，切脉未竟，已下利二次。头痛、腹痛、骨节痛，喉头尽白而腐，吐脓样痰加血，六脉浮两按皆无，重按亦微缓，不能辨其至数。口渴需水，小便少，两足少阳脉似有似无。诊毕无法立方，且不明其理，连拟排脓汤、黄连阿胶汤、苦酒汤，皆不惬意；复拟干姜黄芩人参汤，终觉未妥；又改拟小柴胡汤加减，以求稳妥。继因雨阻，寓李宅附近，然沉思不得寐，复讯李父，病人更出汗几次？曰：始终无汗。曾服下剂否？曰：曾服泻盐三次，而致水泻频仍，脉忽变阴。予曰，得之矣！此麻黄升麻汤证也。病人脉弱易动，素有喉痰，是下虚上热体质。新患太阳伤寒而误下，表邪不退，外热内陷，触动喉痰旧疾，故喉间白腐，脓血交并。脾弱湿重之体，复因大下而水泻，水走大肠，故小便不利。上焦热盛故口渴；表邪未退故寒热头痛，骨节痛各证仍在。热闭于内，故四肢厥冷。大下之后，气血奔集于里，故阳脉沉弱。水液趋于下部，故阴脉亦闭歇。本方组成，有桂枝汤加麻黄，所以解表发汗，有芩、术、干姜化水、利小便，所以止利，用当归助其行血脉，用黄芩、知母、石膏以消炎清热，兼生津液，用升麻解咽喉之毒，用玉竹以祛脓血，用天冬以清利炎膜。明日，即可照服此方。李终疑脉有败征，恐不胜麻桂之温，欲加丽参。予曰：脉冷弱肢冷，是阳郁，非阳虚也，加参转虑掣消炎解毒之肘，不如勿用，经方以不加减为贵也。后果愈。"是案以解本条之疑，说理透彻，对太阳厥阴中介之证的深刻理解，良有益也。

七、少阳阳明中介证

少阳为胆火内郁，枢机不利之证，邪在少阳当以和解。阳明主燥主热，邪悉入阳明，又当清下。少阳阳明邪气常常互传，在传变过程中，虽有完全在少阳、阳明者，但亦有邪气充斥二经者，此即构成了二经的中介，其治又当合二经之法，《伤寒论》中，主要论述了下列几证。

（一）大柴胡汤证

103 条："太阳病，过经十余日，反二三下之，后四五日，柴胡证仍在者，先与小柴胡汤，呕不止，心下急，郁郁微烦者为未解也，与大柴胡汤下之则愈。"本条初为太阳病，已有十余日，医者误用攻下之法，以致病邪内陷。但柴胡证仍在，说明邪在少阳，故当以小柴胡汤和解之，与 101 条"凡柴胡汤病证而下之，若柴胡证不罢者，复与柴胡汤"的治法相同。服小柴胡汤后，如枢机得转，病即向愈。但今病却未愈，而反加重，由呕变为呕不止，由胸胁苦满变为心下急，由心烦变为郁郁微烦，说明病机已不单纯在半表半里，而已涉及阳明，出现了阳明里气壅实，构成了少阳阳明的中介证，因此治当外和少阳，内泻阳明，以大柴胡汤主之。方以柴胡、黄芩和解少阳，加枳实、芍药、大黄以泻热破滞。因本证里气壅实而不虚，故小柴胡汤去人参、甘草，又因邪未完全入里，故不用厚朴、芒硝，此法与治少阳、阳明之法不相同，但法又不离少阳和解、阳明泻下，对今日临床颇有指导意义。

165 条："伤寒发热，汗出不解，心下痞硬，呕吐而下利者，大柴胡汤主之。"本条只言发热，而不曰恶寒，且在汗出之后，说明邪已入里化热，应仔细分析之，若蒸蒸发热，或潮热，腹大满绕脐疼痛等，乃属阳明腑实，则可以三承气汤攻下。本证发热却兼有呕吐下利，而且心中痞硬，部位较高，则知不是肠有燥结，而是胆胃气滞，升降失常，故上见呕吐下见腹泻。呕而发热，是小柴胡汤主症，今不但呕而发热，且心中痞硬，而用大柴胡外和少阳，内下阳明里实。值得注意的是，本证的下利，必然是利下不爽，色黄赤而味极臭，属热结旁流之类的范畴，或下利而伴有剧烈腹痛者。

（二）柴胡加芒硝汤证

"伤寒十三日不解，胸胁满而呕，日晡所发潮热，已而微利，此本柴胡证，下之不得利，今反利者，知医以丸药下之，此非其治也。潮热者实也，先以服小柴胡汤以解外，后以柴胡加芒硝汤主之。"本条伤寒十三日不解，说明病程较长，不能肯定病传何经，当根据病情分析判断：从胸胁满而呕，日晡所发潮热而论，当是少阳阳明中介证，似可用大柴胡汤。但本证下利与潮热并见，与病情不符，经查系用丸药攻下所致，攻下之后，已无完气，正气当受损伤，因而大柴胡汤非所宜，故当先以小柴胡汤助正达邪，以和解少阳，再用柴胡加芒硝汤两解少阳阳明。本条与103条治法相似，都是先和后下，但又有所不同，103条服小柴胡汤后病情转剧，不得不改用大柴胡汤。而本条是针对病情，预先制订好先和后下的治法，而且不用大柴胡汤，仅于小柴胡汤后加芒硝一味，前者邪实而正不虚，故枳、芍、大黄同用，后者邪实而正已伤，故参、甘、芒硝攻补兼施，处方用药极有分寸，充分体现出辨证论治的精神。

八、少阳太阴中介证

少阳为邪热始化证，以胆火内郁，枢机不利，正邪交争，干犯脾胃为突出病机，治当和解。太阴为局限性里（脾）虚证，多为脾虚寒湿之患，治当温脾益气、散寒除湿。少阳病邪不解，不仅内传阳明，且可传入太阴，使病性由实转虚，由阳入阴，在传变的过程当中，常常形成少阳太阴之中介证。

147条："伤寒五六日，已发汗而复下，胸胁满微结，小便不利，渴而不呕，但头汗出，往来寒热，心烦者，此为未解也，柴胡桂枝干姜汤主之。"本条即为典型的少阳太阴中介证。伤寒五六日，汗下齐施，虚其里气，致一部分病邪留于少阳，一部分病邪传入太阴；一方面，往来寒热，胸胁满微结，心烦，为少阳主症，乃邪陷少阳，枢机不利之征；另一方面，小便不利，胸胁微结，乃攻下伤及脾阳，脾虚水湿不化，饮邪内留所致。因饮邪内留，气化不行，津液不布，则见口渴、头汗出等，病邪主在少阳，已涉及太阴，构成了少阳太阴的中介证，故治疗之法，外和解少阳，内则温运脾阳，两经同调，主以柴胡桂枝干姜汤。以柴胡黄芩和解少阳枢机，清利少阳郁热，栝蒌、牡蛎以开微结之饮，以干姜、桂枝、甘草温通脾阳，健脾益气，通补太阴。全方共同体现了少阳太阴同治的精神，故临床凡见少阳邪郁，太阴脾虚寒湿之证，皆可用之，效果均佳。

九、少阳厥阴中介证

少阳与厥阴相表里，生理上经气互通，互相资助，病理上必然相互影响，邪气互传。当病邪互传之时，常常形成少阳厥阴中介证。

柴胡加龙牡汤证：107条："伤寒八九日，下之，胸满烦惊，小便不利，谵语，一身尽重，不可转侧者，柴胡加龙骨牡蛎汤主之。"本条争议较多，一般认为系邪气弥漫三焦所致，实则本证乃邪郁少阳，已涉厥阴，从而构成少阳厥阴之中介证。本条初为太阳病，已历八九日，误用攻下，以致邪陷少阳厥阴；胸满而烦，小便不利，一身尽重，不可转侧，为邪郁少阳，枢机不利，三焦决渎失职之表现。厥阴肝脏，为将军之官，谋虑出焉，又主疏泄，邪入厥阴，必致肝失条达，疏泄失职，谋虑不行，故可见惊恐不安，胸中满闷，肝热扰心，则见谵语等，故治以小柴胡汤和解少阳枢机，加龙骨、牡蛎、铅丹镇肝定惊，制其暴亢，桂枝合于柴胡，疏达肝气，以调其用，茯苓宁心安神，大黄泻热除惊，又开少阳厥阴两调法之先河，徐灵胎氏曰："此方能下肝胆之惊痰，以治癫痫必效。"确为经验之谈，现在多用于治疗精神神经系统疾病，疗效奇佳。

十、阳明经、腑的中介证

阳明病依据邪热有形与否，可分为经证、腑证，经证为无形邪热充斥表里，治当清除阳明邪热；腑证为有形邪热结滞胃肠，治当通腑泄热。但邪结阳明，亦可致经腑同病，从而出现经腑之中介证。如 79 条："伤寒下后，心烦腹满，卧起不安者，栀子厚朴汤主之。"本证即为典型的阳明经腑中介证，其心烦与栀子豉汤证一样，也是热郁胸膈，不同的是，心烦的同时，又有腹部胀满，这表明热郁的程度又深入了一层，不仅郁于胸膈，而且壅于肠腑，构成了阳明经腑中介证，因此，治当经腑同调，方用栀子厚朴汤。本方实际上是栀子豉汤与小承气汤的合方，如属有形邪实，即为小承气汤证，因为本证心烦腹满仅为无形之热壅气滞，尚未悉归肠腑与有形之糟粕相结，所以，只取枳、朴以行气除满，畅通腑气，不需大黄泻热通便。因为本证热郁程度高、范围广、部位已波及肠，所以只取栀子的清泻，无需豆豉的轻透。两方化裁合作，确实是两解阳明经腑之妙剂，为我们树立了典范。

十一、阳明太阴中介证

阳明太阴互为表里，同居中焦，一阳一阴，一实一虚，一热一寒，一升一降，病机不同，治法各异，一般而言，实则阳明，虚则太阴。病在阳明，失治误治，损伤中阳，证候由实转虚，可入太阴。太阴病若服温热药过量，疾病由虚转实，转出阳明，治当清下，此在《伤寒论》中论述颇详，如 187 条："伤寒脉浮而缓，手足自温者，是为系在太阴，太阴者，身当发黄，若小便自利者，不能发黄。至七八日，大便硬者，为阳明病也。"
但病在阴阳转化之时，每每形成中焦虚实夹杂之证，构成阳明太阴的中介证。在《伤寒论》中，这种中介证的论述，以痞证最为突出，现分析如下：

痞，即胃脘部痞塞不舒，为中焦病变，诸多原因皆可致之，《伤寒论》中所述之痞，主要是指病人自觉心下痞满不舒，按之濡或硬，但不疼痛的一组证候，尽管成因不同，而总的病机都是胃气壅滞。一般而言，痞证常见者可分为寒热两大类。其热痞证属实，乃因热聚于胃，以胃气壅滞为主，如154条："心下痞，按之濡，其脉关上浮者，大黄黄连泻心汤主之。"此条心下痞，按之濡，为主症，其脉关上浮者，以关候中焦，反映了中焦热结，当然其他各种热象如便秘，口苦，目赤，咽红，牙龈肿痛等证皆可出现，治当清泄阳明胃火，方以大黄黄连泻心汤，本方用法较为奇特，以麻沸汤浸渍，主要取其轻扬之性，变苦寒沉降而为轻扬清淡，使药力直达于上，颇值得我们重视；另一类痞证为虚寒证，乃因脾阳不足，寒凝气滞，邪居胃脘以致心下痞硬，它与热痞证完全相反，治当温中散寒，以理中汤为代表方。关于虚寒之痞，仲景未直接论述，但从桂枝人参汤证"太阳病，外证未去，而数下之，遂协热而利，利下不止，心下痞硬，表里不解者，桂枝加人参汤主之"来看，桂枝人参汤即理中汤加桂枝而成，本方以桂枝解表，以理中汤治痞。由于理中汤多主脾虚下利，而忽略了它治痞的功能，是对该方的误解。故本条所述之心下痞，即属太阴中焦虚寒证。

而临床最常见的痞证，即是太阴阳明中介证，它既有阳明实热，又有太阴虚寒，构成了二者的中介。《伤寒论》中所述之半夏、生姜、甘草三泻心汤即是。如149条："伤寒五六日，呕而发热者，柴胡汤证俱，而以他药下之，柴胡证仍在者，复与柴胡汤，此虽已下之，不为逆，必蒸蒸而振，却发热汗出而解。若心下满而硬痛者，此为结胸也，大陷胸汤主之。但满而不痛者，此为痞，柴胡不中与之，宜半夏泻心汤。"157条："伤寒汗出，解之后，胃中不和，心下痞硬，干噫食臭，胁下有水气，腹中雷鸣，下利者，生姜泻心汤主之。"158条："伤寒中风，医反下之，其人下利日数十行，谷不化，腹中雷鸣，心下痞硬而满，干呕，心烦不得安，医见心下痞，谓病不尽，复下之，其痞益甚，此非结热，但以胃中虚，客气上逆，故使硬也，甘草泻心汤主之。"本节所述三种痞证，大同而小异，皆是热痞与虚寒痞证的中介证。由于临床表现为寒热错杂，方剂又寒热并用，因此，诸多医家在注释三泻心汤时，皆认为属"寒热相结"，试问寒热如冰炭，怎么能相结一处？分析三证，都属汗下之后，外邪由表入里，表邪已解，入里之邪，部分结在阳明而热化，部分深入太阴而寒化，正气受损，脾胃升降紊乱，胃气壅滞，而形成的寒热错杂，虚实互见之痞证。故三证均有：心下痞满，或痞硬，或硬而满，干呕或嗳气，下利伴肠鸣。故治当扶正达邪，寒热并用，调整气机。以大黄黄连泻心汤与理中汤合法治之。用大黄黄连泻心汤清泻阳明邪热，用理中汤温中散寒，健脾开结，调补太阴。因本证有太阴脾虚，故去大黄之泻实，恐其更伤中气；因本证以痞满为主，故去白术之壅中，加半夏辛燥滑利，降胃开结，组成半夏泻心汤，为基本方。水气明显者，加生姜四两，以宣散水气。气虚严重者，重用炙甘草，以调和中焦，分别命名为生姜泻心汤、甘草泻心汤。对此，仲景早已有训，在生姜泻心汤后，仲景曰："附子泻心汤，本云加附子。半夏泻子汤、甘草泻心汤，同体别名耳。生姜泻心汤，本云理中人参黄芩汤，去桂枝、术，加黄连并泻肝法。"指出了三泻心汤同体别名的事实，至于后世将之强行分开，实是添足，于临床不利。临床之时，只要抓住阳明之热与太阴虚寒的病机本质，三方即可应用于诸多病证。

类似的证候有黄连汤证，173条："伤寒，胸中有热，胃中有邪气，腹中痛，欲呕吐者，黄连汤主之。"本条之理解，首应弄清"胸中""胃"的概念，实际上，此处"胸中"乃指胃，而"胃中"乃指脾（肠）。因胃中有热，故呕吐，肠中有寒邪而气滞，所以腹中痛。其实质仍属于阳明胃与太阴脾的中介证。其证与三泻心汤证略有不同，三泻心汤证寒热夹杂，脾虚而热结，其寒由于中阳不足，所以肠鸣下利，心中痞硬。本证为胃热气逆上，肠寒凝滞于下，形成寒热格局，所以欲呕腹痛，其治疗大法虽同，但亦有小异，黄连汤以桂枝易黄芩，取其交通上下，以破寒热之格局，其仍出于半夏泻心汤也。

再如359条的干姜黄芩黄连人参汤证："伤寒本自寒下，医复吐下之，寒格，更逆吐下，若食入口即吐，干姜黄芩黄连人参汤主之。"本条虽出在厥阴病篇，但不少医家将其移入太阴病篇，有其一定道理。观是证在形成本证以前，即有上热下寒证候，而医者误用吐下之法，致使表邪内陷，加重了上热下寒，"食入即吐"为辨证关键，王太仆曰："食入即吐，是有火也。"说明本条阳明胃热气逆尤重，而脾虚生寒之机内伏，故治疗以芩连各三两，加重苦寒，以清胃热；以干姜、人参温里和中，实亦是太阴阳明同治之举。何以不用半夏、生姜？其原因有二：一是本条胃热明显，用药不可温过，其二，本条脾胃素虚，不宜过分辛散。又为何去掉甘草、大枣？概本条呕吐严重，不宜甘味之药故也。

他如80条栀子干姜汤证："伤寒，医以丸药大下之，身热不去，微烦者，栀子干姜汤主之。"栀子豉汤为无形邪热充斥表里，属阳明经热之范畴，而本条叙证简略，以方测证，乃属误下之后，部分邪热入里，结在阳明，部分随脾虚而生寒，其当有发热、心烦、腹泻等证，构成了阳明太阴中介证。是故以栀子清宣阳明无形邪热，以干姜温复太阴虚寒，如此太阴阳明二经同调，各行其道也。

十二、阳明少阴中介证

阳明多主燥、主热、主实，以实热内结为突出特征。少阴主虚，为水火之脏，不是水亏便是火衰。若阳明邪热亢极，耗伤真阴，肾水亏竭；或肾水亏耗，火邪亢盛，水不行舟，大便闭结，波及阳明，皆可形成真实真虚之机，就构成了阳明少阴中介证。

《伤寒论》中所述最突出的为少阴三急下证，如320条："少阴病，得之二三日，口燥咽干者，急下之，宜大承气汤。"321条："少阴病，自利清水，色纯清，心下必痛，口干燥者，急下之，宜大承气汤。"322条："少阴病，六七日，腹胀，不大便者，急下之，宜大承气汤。"对于少阴三急下证，历来是争议的焦点，约而言之，不外三种，第一种主张是"真实假虚"。第二种看法是"阴证转阳，脏邪传腑"。第三种观点是"真实真虚"。前两种观点皆认为当以攻下，但不一定要急下。其实，对于少阴三急下当全面分析，其病理机转在于热邪亢极，津亏燥结，若不急下里实，则燎原之火有竭尽西江之险，当属阳明胃实，少阴阴竭的阳明少阴中介证。三条从不同角度阐述了急下的标志，320条提出了"口燥咽干"，为少阴真阴耗竭的主要标志之一，在阳明燥实的同时，如不大便、腹胀等，见到口燥咽干，说明邪已波及少阴真阴，必须急下。321条提出"自利清水，色纯清，心下必痛"，本证下利不夹杂食物残渣，这是因为阳明燥屎阻结，不能自下，故所下纯为稀水，其性质也是热结旁流，但证势急迫，不仅土实水亏，而且肝胆之火，疏泄太过，木火上迫，心下必痛，口干燥尤为火盛水竭的确据，所以，必须急下邪实，遏燎原之火，才能救垂竭之阴。322条冠以少阴病，当有肾阴竭涸证候，病经六七日，腹部胀满，大便不通，阳明燥实已见，肾阴势必进一步耗伤而濒临竭绝的危险，故当急下阳明之实，方可救将竭之阴，否则，下之不通阴竭而亡。三条绝非孤立，虽各有侧重，但必须综合起来，才能全面认识，总的病机皆为阳明燥实内结，少阴真阴大伤，有土燥水竭之势，故当急下阳明之实，以救少阴真阴。张路玉指出："少阴三急下证，一属传经邪热亢极，一属热极传入胃腑，一属温热发自少阴，皆刻不容缓之证，故当急救欲绝之肾水，与阳明三急下，同源异派"，是说颇有条理，分析亦为透彻，为阳明少阴中介证之治，提供了新的思路。其个体治疗，亦当加入滋阴之品，已如上述。

十三、阳明厥阴中介证

厥证为厥阴病的一个重要类型，其主要症状是手足逆冷，基本病机为阴阳气不相顺接，但导致厥证的原因颇多，其中阳明邪热在里，亦可致厥，从而构成了阳明厥阴的中介证。

（一）阳明无形邪热致厥

350条："伤寒，脉滑而厥者，里有热，白虎汤主之。"本条放在厥阴病篇，又以厥为主症，符合厥阴病的一般特征。而从主以白虎汤看，本证之厥，以"脉滑"为突出之点，与寒厥大相径庭，寒厥常脉沉而微，本证则脉往来流利，加之先有发热，后见厥证，余如四肢虽冷，但胸腹必然灼然，口舌干燥，烦渴引饮，小便黄赤等，乃里有热——阳明无形邪热深伏于里，阳气郁遏不达四末所致，故其病机重点在于阳明燥热亢盛，导致阴阳之气不相顺接，发为厥证，故治以白虎汤甘寒清热，热去则阳气通达，厥证自除。

（二）阳明邪实内阻之厥

335条："伤寒一二日至四五日，厥者必发热，前热者后必厥，厥深者热亦深，厥微者热亦微。厥应下之，而反发汗者，必口伤烂赤。"本条说明了热厥的特征，即先有发热，继之出现厥证，而且厥的程度与里热正相关，热重则厥重，热轻则厥轻，从其症状言，当有腹满便闭，苔黄厚，口鼻气热等阳明腑实的见证，其机理正是由于阳明实热内阻，阳气郁闭，致阴阳气不相顺接，故其治疗，"厥应下之"，当以攻下阳明之法，方以大承气汤为治。至于条文的后半段，乃在告诫本证之厥，乃邪热深伏于里，不可发汗之意。

十四、太阴少阴中介证

太阴病多为局限性里虚寒证，少阴病为全身性机能衰竭证，一般而言，太阴失治误治，可深入少阴，形成少阴阴盛阳衰之证，治当回阳救逆，主以四逆汤、通脉四逆汤等。但若太阴病邪内传，已波及少阴，但未形成真阳大衰，太阴中虚仍见者，即构成了太阴少阴中介证。

如《伤寒论》中之桃花汤证即是，306条："少阴病，下利，便脓血者，桃花汤主之。"307条："少阴病，二三日至四五日，腹痛，小便不利，下利不止，便脓血者，桃花汤主之。"历来对此二条争议较大，仔细分析不难看出，桃花汤证的主要病机仍在于太阴脾虚，运化不力，寒邪凝滞，故见腹痛，下利，脾阳不足，不能摄血，则所下脓血色黑暗淡如鱼脑等。但病变虽在中焦，而已波及少阴，肾主前后窍之开合而司二便，今少阴肾阳亏虚，关门失约，故见下利为滑脱不禁。下利过多，津液损伤，则见小便不利（量少）。由于本证仅是主纳化的功能失调，而未波及少阴真阴真阳，故外无四逆等见证，其治疗仍以调理中焦太阴为主，兼以温涩少阴。方以干姜温中健脾，以粳米健中补虚，调益脾胃，以赤石脂之重而涩，深入下焦血分，温涩固脱，以收肾关。三药合用，共奏涩肠固脱、温补中州之效。赤石脂一半入煎，取其温涩之气，一半为末冲服，取其直接留着胃肠，加强收敛作用，以强固肾关。因虽已涉及少阴，但真阳未衰，故不用附子，其意在此也。

至于太阴、少阴与厥阴病，因病至厥阴已至极期，皆是二病进一步的发展所致，如326条厥阴病提纲证中之"饥而不欲食，食则吐蛔，下之则利不止"，即是病至厥阴，肝气横逆伐脾，脾气虚寒、失于运化之象。他如厥阴病篇中之阳虚阴盛厥、虚寒下利证等，所用之四逆汤、通脉四逆汤等，无不都是少阴病证和太阴病证，实则病至厥阴，其病机和治疗均包含着二经病变。

如上所述，张仲景在《伤寒论》中大量阐述了中介证，这些证候为我们正确辨证论治，提供了理论基石，我们深入加以研究，必将有助于我们医疗水平的提高。

表1　中介证治

	太阳	阳明	少阳	太阴	少阴	厥阴
太阳	太阳＋太阳 伤寒＋中风 桂麻各半、 桂二麻一 风寒＋风热 大青龙汤 桂二越一	太阳＋阳明 麻杏石甘 葛根汤 葛根芩连汤 黄芩汤 桂枝加芍药 桂枝加大黄 麻翘赤豆	太阳＋少阳 柴胡桂枝汤	太阳＋太阴 桂枝人参汤	太阳＋少阴 桂枝加附子 麻附辛 麻附甘	太阳＋厥阴 麻黄升麻
阳明		太阳＋阳明 经＋腑 栀子厚朴	阳明＋少阳 大柴胡汤 柴胡加芒硝	阳明＋太阴 半夏甘草 生姜泻心汤 黄连汤 干姜芩连参 栀子干姜	阳明＋少阴 大承气汤	阳明＋厥阴 白虎汤 大承气汤
少阳				少阳＋太阴 柴桂枝干姜	少阳＋少阴	少阳＋厥阴 柴胡加龙牡
太阴					太阴＋少阴 桃花汤	太阴＋厥阴
少阴						少阴＋厥阴
厥阴						

本文原发表于《伤寒门径》，2001年6月出版。

举变达常论

举变达常论

探原著精髓　发疑难辨治

知常达变通则　举变达常意奥

——论《伤寒论》之举变达常法

《伤寒论》成书不久，即遭战乱，幸得王叔和编次整理，得以流传，其功同日月。然至明代，由方有执启其端，讥成驳王，倡言错简，力行重编。此后效之者蜂起，错简之声不绝于耳，所新编之作洋洋大观，动辄错简或王纂，借此以售私见，形成了声势浩大的错简派。此无疑推动了伤寒学术的发展，使《伤寒论》无论从结构上或意义的阐释上都有显著的变化，使人耳目一新。但仔细研究原文不难发现，被后世争议较多的原文并未有错，而是仲景采用了举变达常的方法。

一、举变达常的意义

众所周知，知常达变是认识和掌握知识的一般原则，属于人们的正常思维，即通过对事物内部规律的探索，从而测知不常见的事物本质即所谓一通百通也。观经方研究的发展，大多遵循的正是知常达变的原则，如桂枝汤的主治功效为解肌发表，调和营卫，根据这一原则，对营卫不和所致的诸多病证，用之效果皆佳，故其应用已从太阳中风广泛扩大到内伤发热、自汗、风寒湿痹、头身诸痛，而今尚用于寒性腹痛、癫痫、遗精、心悸、肩肿、腘肿、股肿、直疝、妊娠恶阻、妊娠腹痛、产后发热、产后漏汗、痛经、小儿腹泻、痢疾、麻疹、鼻塞不通、鼻流不止、眼睑下垂、风疹、慢性溃疡、慢性腹泻、更年期综合征、过敏性皮炎等各科疾病。他如桂枝加葛根汤、葛根汤、小青龙汤等，也无不是在此思维下得到发展。这种思维已成为古方新用的一条重要发展方向。

然而，就医学知识的掌握与发展，尤其是方药的扩大应用及临床病证的诊治来看，知常达变的方法固然不失为一良法，但此法尚须经过应用者之推测、判断，不属直接传授，而是间接的传授，必然受到后来者的学识、思维敏捷程度（即悟性）、临床经验、所见病种等多方面的制约。在由常达变的过程中，存在着一个推理判断及常变比较的过程，一般而言，常者易知，而变者由于联想不到，或在比较过程中推理、判断的某个环节发生错误，则易导致对疑难病证的误诊、误治。因此，医生诊疗水平的高低，往往充分体现在对奇、难病证的辨治上，悟性高者，能从常（即常见病证、方剂主治、功效等）推测到变（即临床鲜见病、不典型病证），从而以常法对变证顺利加以解决；而悟性低、学识浅者，面对疑难病、奇病常常束手无策，茫然不知从何着手，只能望病兴叹。

就常和变而言，常者为常见病、常规方法，医者从方药的主治功效上很容易测知，如某病证症状具备，较为典型，即使医学水平不太高深，亦可正确辨证施治。而对于变，即症状不典型，甚或有相反的症状出现者，则非一般医者所能正确辨认，从而导致临床屡医乏效，甚或愈治愈烈，终成疑难病证。有鉴于此，仲景在《伤寒论》中，大量运用了举变达常的方法，举出不觉见的、症状不典型的病证加以论述，给予立法处方。至于常法常证，每每略而不谈，让读者自己领悟，也正是如此，才导致了后世的无端争议。

二、举变达常条文举略

前述仲景每举极端例证，详变略常，示人疑难病辨治之法，现举例如下：

63 条："发汗后，不可更行桂枝汤，汗出而喘，无大热者，可与麻黄杏仁甘草石膏汤。" 167 条："下后，不可更行桂枝汤，若汗出而喘，无大热者，可与麻黄杏子甘草石膏汤。"本方由于用石膏半斤，直清里热，就临床而言，麻杏石甘汤也往往主治高热、汗出、咳喘者，因此，在证候上医家提出了疑义，如清代大家柯琴认为："二条'无'字，旧本讹在大热上，前辈因循不改，随文衍义，为后学之迷途。"指认"无大热"之"无"字系后人所加，应为"大热"始对。诚然，此说就证候而言，若为大热，汗出而喘更符合麻杏石甘汤的主治功效，然此说显系武断，而没能弄清仲景原义。就麻杏石甘汤而言，其所治就不难诊断为肺部壅热证，这是常法，医者易知。而汗出与喘满并见，患者却无高热征象，这即是变，仲景反复强调"无大热"亦照用麻杏石甘汤，意在指出，对肺部蕴热之大实证，有时证候并非齐见，而应仔细审察，依其病机，果断立法处方，是治疗的根本所在。认识了这一变证，至于其常证，就不难作出判断。仲景正是举变而达常，示人认识疾病的真谛，较之将证候齐现，更具有指导意义。

338 条："伤寒，脉微而厥，至七八日肤冷，其人躁无暂安时，此为脏厥，非蛔厥也。蛔厥者，其人当吐蛔。今病者静而复时烦者，此为脏寒，蛔上入其膈，故烦，须臾复止。得食而呕又烦者，蛔闻食臭出，其人常自吐蛔。蛔厥者，乌梅丸主之。又主久利。"在《伤寒论》中乌梅丸仅此一见，因此后世包括今日各版高等中医药院校《方剂学》教材，均将乌梅丸列入驱蛔剂中，其实这是一种误解，应属厥阴病主方无疑，而仲景列乌梅丸于厥阴篇，正是知变达常之法。观厥阴病提纲证是以"消渴，气上撞心，心中疼热，饥而不欲食"为主症、常证，而"食则吐蛔，下之，利不止"为或然证，变证。然此二变证，均是在主症的基础上演化、误治而来的，一是因强食导致的，一是因误下造成的，其基本仍旧是寒热错杂，只是在主症的基础上发生了小小的差异，故仍以乌梅丸主之。判定为寒热错杂证不难，投放乌梅丸医者易知，但当出现蛔厥或久利之变证，如果仲景不予明示，恐怕知之者鲜矣。可能因《伤寒论》中乌梅丸仅此一见，故有乌梅丸专为驱蛔剂之误解。但柯琴仍能洞明，其曰："看厥阴诸症，与本方相符，下之利不止，又与主利句合，则乌梅丸为厥阴主方，非只为蛔厥之剂矣。"观今日临床，以乌梅丸主治病证不下十种，遍及内、外、儿诸科，诚是对仲景举变达常之法的心悟和活用。

84 条："太阳病发汗，汗出不解，其人仍发热，心下悸，头眩，身瞤动，振振欲擗地者，真武汤主之。"316 条："少阴病，二三日不已，至四五日，腹痛，小便不利，四肢沉重疼痛，自下利者，此为有水气。其人或咳，或小便利，或下利，或呕者，真武汤主之。"真武汤据其方药组成，为温阳利水之鼻祖，善治肾阳虚水液泛溢证。就临床所见，水肿一症是其常见症，同时还会有畏寒怕冷、四肢不温、下肢水肿或有腹水等。但《伤寒论》中所列，却无一提及阳虚的畏寒怕冷，四肢不温，相反，84 条却有"其人仍发热"，316 条"或小便利"。对照这两条原文，其病机则均一致，只是所见证候皆非常证；84 条为水饮凌心上犯，兼及肌肉四肢；316 条为水饮浸渍下腹，溢于肢体。仲景举此变证，其义甚为明了，对水肿属肾阳虚者，证候若齐，诊治不难，因有形之水人人可知，关键是无形内停之水，不易觉察，故有人提出，是二证均当有水肿出现，于理可通。但若均加上水肿，则这两条就失去了对疑难病的指导意义。

323 条："少阴病，脉沉者，急温之，宜四逆汤。"是条叙证较简，仅

张喜奎伤寒临证九论

有"脉沉"一症，是故引起医家的怀疑，主张单凭一脉沉难以断定，而应具备下利、四肢逆冷等。如尤怡指出："此不详何证，而但凭脉以论治，曰：少阴病，脉沉者，急温之，宜四逆汤。然苟无下利厥逆等证，未可曰急与温法。"其实，若少阴病症见四肢逆冷、下利清谷、神识昏蒙等症，医者则可立即判明为阳脱阴寒之证，施以温阳之法治之，亦不必专一列出。观是条蕴义，意在说明在少阴病过程中，若突然出现脉由大到沉伏不出，细微欲绝，虽未见到下利肢厥，但也预示着阳气将脱，阴寒内盛，故应做到见微知著，治在机先，急急温阳，以防脱势。今日临床，部分休克患者，早期症状不明显，而血压却已大幅度降低，紧接而来的即是昏迷，亦可证之。总之，本条举出不典型的变证，以单见脉沉来预示严重后果即将到来，其意义甚大。若将少阴主症补齐，则本条便显得黯然无光。

26条："服桂枝汤，大汗出后，大烦渴不解，脉洪大者，白虎加人参汤主之。"168条："伤寒若吐若下后，七八日不解，热结在里，表里俱热，时时恶风，大渴，舌上干燥而烦，欲饮水数升者，白虎加人参汤主之。"169条："伤寒无大热，口燥渴，心烦，背微恶寒者，白虎加人参汤主之。"170条："伤寒脉浮，发热无汗，其表不解，不可与白虎汤。渴欲饮水，无表证者，白虎加人参汤主之。"此四条均为白虎加人参汤证，后世将其表现归结为四大证，即大热、大汗、大渴、脉洪大。诚然，若见四证具备，用之无不见效。观白虎加人参汤组成，用石膏一斤，知母六两，甘草二两，粳米六合，人参二两，系甘寒清热之重剂，须得里热炽盛方可应用。而26条服桂枝汤大汗出后，外热已不明显，仅见大烦渴不解；168条发热与恶风并见，似有表证；169条则外无大热，背微恶寒，似热势不著，表邪未尽；170条"无表证"，似亦非里热炽盛证；四条所列，皆为临床疑似之证，无一四大证候俱全者。值得注意的是，168条、169条的"时时恶风""背微恶寒"多释为汗出过多，汗出肌松所致。观是二条无一标示"汗出"者，可知即为无汗之象。其成因一是表邪未罢，再则为热邪逼阴外越，阳气被火热所伤，卫阳虚乏而致，仲景特举以上变证施治，意在指出，即使不具备外表高热、大汗、脉象洪大，只要有烦渴不解，证属燥热伤津耗气者，皆可应用白虎加人参汤，不必苛求四症俱全，此四条与阳明外证"身热，汗自出，不恶寒，反恶热"对照，均非的对，甚则相反，但其机理却一致。如此常、变对比，自能理解仲景奥意与良苦用心。

69条："发汗，若下之，病仍不解，烦躁者，茯苓四逆汤主之。"此条

174

亦叙证极简，多数医家主张应参合他症，如吴谦认为"脉之浮紧沉微，自当别之"。孟承意提出"证中必有厥逆句"，主张除烦躁外必见恶寒蜷卧，四肢不温，下利清谷，脉微欲绝等。这种求全之意无可厚非，若果真出现上述见症，证情明显，运用茯苓四逆汤确属的对。但实际上本条是在毫无少阴其他见症的情况下使用茯苓四逆汤，这就要求医者要详细观察各方面的情况，患者除烦躁外，余症不明显，既无口渴、发热、舌红、脉洪等热象，又无四逆、下利、身蜷等寒象，从病因判断，是证之初误用攻下、发汗等，必伤人体之正，阴津阳气皆被劫夺，虚阳外越，阴不内守，烦躁因作，故以茯苓四逆汤回阳益阴。此又是举变达常之例证。此条应和61条因阳衰阴不亏，昼日烦躁，夜而安静，故单从阳治，本条由阳衰而阴亦虚，烦躁无暂安时，故阴阳双调，同为单一烦躁，辨证不易，故将是证举出，示人以排除法与追因法辨证给药，意在知变而达常。

三、知变达常条文的参悟方法

《伤寒论》中知变达常的条文颇多，所举者皆为非典型病证，属临床疑难病之列，往往具有如下特点：一是症状无多，常常是单一的症状，辨证颇难。二是症状乖违，与常证、常法不符，甚则完全相反。三是初看证情平淡，实乃暗伏凶险。四是举出极端，略于常规。因此，领悟不易，从变达常，全面理解颇难，笔者体会，当从以下方面着手：对症状单一者，应从排除法着手，参考以往，直取当前。首先对该症状所应具有的病因病机一一排除，再结合该病成因、服药情况、误治情况等加以分析，从而得出正确结论；对症状乖违或与常证相反者，应从其病机入手，判断该症状产生的根本原因，不为此证此象所惑。这也是中药具有双向调节作用的机理所在；对证情平淡、暗伏凶险者，应前后互参，结合临床实际，弄清险在何处，此治妙在哪里，从而在临证时治在机先，提高见微知著的本领；对举变略常者，应从该方的药物组成和配伍规律着眼，研究方药的主治功效，从而划定它的适应证。再从所举变证的病因病机分析入手，相互印证，自可取得通悟之效。

如上所述，《伤寒论》中举变达常方法是一大特色，所举病证多为症状不典型的疑难病，我们当全面领会，不可一见是类原文，即曰王改、错简，重新订正，如是则失去了《伤寒论》对疑难病的指导作用。

本文原发表于《国医论坛》，1999，14（3）：1～3。

常证虽定医律　变证更显疑难

——《伤寒论》变证意义探析

《伤寒论》中内容言变多而言常少，对于常规的方证，常常略而不谈，诸多条文探讨了非典型的、证情疑似的、病势不定的复杂证候。对此，自明代方有执提出错简以降，效之者蜂起，篡改、重编之风烈烈，新编之作洋洋大观，一遇条文内容非常，囿于自己学识，临证未曾见过，不去深入研究，即曰错简、篡改，指认原文错误，从而任意改动、删削，借此以售私见，使原著支离破碎，原本完整系统的论见、对临证颇具指导意义的原文精神，隐而不彰。此种思潮，直至今日，仍盛而不衰，致学《伤寒论》者，不晓原著结构，不明仲景本旨，"余深为斯道忧之"。仔细研究原文不难发现，诸多有争议之文，正是仲景言变之法。

一、言变条文释略

张仲景在《伤寒论》中，每举极端变证，略于常规方证，示人疑难病辨治之法，除前述之麻杏石甘汤证、白虎加人参汤证、真武汤证、乌梅丸证、茯苓四逆汤证等外，尚有诸多条文，现举例如下：

71条："太阳病，发汗后，大汗出，胃中干，烦躁不得眠，欲得饮水者，少少与饮之，令胃气和则愈。若脉浮，小便不利，微热消渴者，五苓散主之。"72条："发汗已，脉浮数，烦渴者，五苓散主之。"73条："伤寒，汗出而渴者，五苓散主之。"74条："中风发热，六七日不解而烦，有表里证，渴欲饮水，水入即吐者，名曰水逆，五苓散主之。"156条："本以下之，故心下痞，与泻心汤，痞不解，其人渴而口燥烦，小便不利者，五苓散主之。"以上诸条，均系五苓散证之不典型证候，因五苓散证属水饮而偏寒，内无邪热，常证当有水肿，口淡不渴，相反，文中所述方证，却均有口渴，容易使人误诊误治，故特提出。究其机理，乃内有水饮，气化不行，津液不布所致，证候表现不一，但基本病机相同，故皆以五苓散主之。至于外见水肿，口淡不渴者，属证之常，医者自会据证作出判断，故略而不谈也。

165 条："伤寒发热，汗出不解，心中痞硬，呕吐而下利者，大柴胡汤主之。"大柴胡汤为两解少阳、阳明之剂，主症多有阳明的不大便，但纵观大柴胡汤条文，无一提及大便闭结者，相反，本条却明确提出"下利"，与其常证相反，究其机理，此下利乃属热结旁流及阳明气结、不通则痛、痛剧则气乱所致，或邪入阳明，与糟粕互结，阻在肠道，或邪结阳明，气机阻滞、痛则气乱，故以大柴胡汤通因通用，阳明气畅，则诸症自愈，示人以灵活之法。

396 条："大病瘥后，喜唾，久不了了，胸上有寒，当以丸药温之，宜理中丸。"理中丸为温散太阴寒湿的著名方剂，主症当属太阴提纲证如腹满、下利、呕吐等，此为医者熟之，故仲景在论中略而不谈，而本条"喜唾，久不了了"证候与常证相去甚远，却非医者人人可知，故特此提出，加以阐释，并指出"胸上有寒"之病机，以此示人疑难病诊治之法，其意甚深。

51 条："脉浮者，病在表，可发汗，宜麻黄汤。"52 条："脉浮而数者，可发汗，宜麻黄汤。"此二条为举脉略证法，以致引起了后世医家的争议，大多主张略脉而详证，如对 51 条，程郊倩曰："脉浮无紧，似不在发汗之列，然视其证——寒伤营之表病，则不妨略脉而详证，无汗可发。"而方中行则认为："伤寒脉本紧，不紧而浮，则邪见还表，而欲散可知矣。发，拓而出之也，麻黄汤者，乘其欲散而拓之之谓也。"对于 52 条之"脉浮而数"，注家更是见仁见智，如方中行认为数为伤寒之欲传，柯琴认为"数者，急也，即紧也"，吴谦认为"伤寒脉浮紧者，麻黄汤诚为主剂矣。今脉浮与浮数，似不在发汗之列，然视其病，皆伤寒无汗之表实，则不妨略脉而从证，亦可用麻黄汤汗之"。至今持此观点者仍大有人在，一见浮数之脉，即曰风热，似成定律。麻黄汤为辛温发汗之峻剂，凡风热之证属禁例，是故有如上之争议。其实，以上两条举脉略证，大有深意，脉浮一则标示病在表，再则反映正气不虚，体质尚强，否则，若脉象不浮，表明邪已离表，正气不能有效抗邪，即使仍有发热、恶寒、无汗等，麻黄汤亦不可应用。至于浮数之脉，在此并不反映风热，其为正气抗邪，邪正斗争较为激烈的反映，也是体温升高的反映。麻黄汤证之表证，发热尽管有迟速，但为必备之证，体温每上升 1℃，脉搏增加 10 次，已是不争的事实，可见，浮数之脉不仅风热有之，风寒之证亦属常见，切不可一见脉浮数，即曰风热。仲景于此提出，意在示人临床应以实际为据，不能主观臆测，对今日临床仍有重要意义。

262条："伤寒，瘀热在里，身必发黄，麻黄连轺赤小豆汤主之。"由于本方有麻黄、生姜、杏仁，加之条文冠以"伤寒"，是故古往今来诸多医家认为本证定有表证，从而因循出诸多解释，如五版教材曰："伤寒表未解，当有发热恶寒无汗身痒等表证"，六版教材亦曰："262条辨阳黄兼表的证治。伤寒表邪未解，当有发热恶寒、无汗身痒等证。"从而认为本发黄之证，一定外有发热恶寒无汗身痒等表证，这就大大缩小了本方的适应证。很显然，此为主观臆测而来，可能系从条文冠以"伤寒"的推测，果如此，260条之茵陈蒿汤证、261条之栀子柏皮汤证均冠有"伤寒"，岂不是都当有表证？其实，仲景讲得很明白，阳明发黄的成因主要在于湿与热合，199条："阳明病，无汗，小便不利，心中懊憹，身必发黄。"236条："阳明病，发热，汗出者，此为热越，不能发黄也。"明确指出，无汗、小便不利，使湿无外排之路，热郁于内，不得外散，是湿与热合的前提，由此，发汗、利小便、清内热为治黄的根本大法，茵陈蒿汤以清热、利小便、通腑气为主要功效，其方后注曰"（服后）小便当利，尿如皂荚汁状，色正赤，一宿腹减，黄从小便去也"。主治以"小便不利，腹微满者"为指征；而栀子柏皮汤以其清热解毒燥湿为主要功效，主治"发热者"，即热毒内盛者；麻黄连轺赤小豆汤以开腠发汗见长，通过麻黄、生姜外开玄府，连轺、赤小豆、生梓白皮内清湿热，使湿热之邪从汗从下而排，即所谓"热越不能发黄也"。可见，麻黄连轺赤小豆汤主要以无汗为主，至于有无发热恶寒身痒等皆可用之，临床若一定胶柱于必备外有发热恶寒身痒，既违背了仲景原意，又不符合临床实际。当然，发黄之证，若外见发热恶寒身痒等表证，麻黄连轺赤小豆汤用之定效，也为医者所熟识，正是因为本证外无发热恶寒身痒，内无小便不利、热毒又不十分炽盛，仲景使用麻黄连轺赤小豆汤治之，示人发汗之法在治疗黄疸中的重要作用，意义重大。

再如桂枝汤，功在解肌祛风、调和营卫，在太阳病中，主治风寒所致之太阳中风证，常见头痛、发热、恶风、汗出、脉浮缓，长期以来，学者们均将上述五症作为使用桂枝汤证的着眼点，更是指认桂枝汤只能用于太阳病之"汗出"，不敢越雷池半步，其实不然，临床上证候千变万化，变证尤多。于此，仲景不惜篇幅，较为详尽地加以论述，24条："太阳病，初服桂枝汤，反烦不解者，先刺风池、风府，却与桂枝汤则愈。"此条基本上属于风寒中风之证，疑难之处在于，既属风寒所致太阳中风证，用桂枝汤乃正确疗法，一般服后遍身微微汗出而解。今服桂枝汤一次后（1/3量），病不但不解，反增烦闷不舒，是否发生了传变？或药不对证？不禁使人疑惑重重，若非胸中明了，断然不敢再投桂枝汤，必将导致误诊误治。仔细分析，本证除增烦闷外，其他原有太阳中风证候表现均在，故可判断，病机未发生变化，上述治疗方法正确。究其"反烦不解"之因，乃太阳中风感受风寒邪气较重，服桂枝汤后正气合于药力，欲驱邪于外，但力尚不足，正邪相持不解，故而增加烦躁。此时治疗，单纯药力不敌，宜针药并用，先刺风池、风府，疏通经脉以泄风邪，再服桂枝汤解肌祛风、调和营卫，针药相加，一扫病邪，故曰："先刺风池、风府，却与桂枝汤则愈。"

95 条："太阳病，发热、汗出者，此为荣弱卫强，故使汗出。欲救邪风者，宜桂枝汤。"本条冠以"太阳病"，当属外感病无疑，与风寒太阳中风五症相较，证候表现上亦不十分的对，突出表现在只有发热、汗出二症，余皆不明显，诸多学者主张本条必有恶风、脉浮缓等，实则是一种误解，就临床观之，太阳外感，多有不恶风寒、不头痛，只见发热汗出等者，正是本条只有二症，才有单独提出之必要，否则，若诸症俱备，使用桂枝汤证也就人人自知，平淡无奇了。观本条证候尽管不典型，然无明显里热之征，不是里证，仍属表证，当解表邪。其证虽有发热，但口不渴，无热象，非温病可知，辛凉不宜。证有汗出，亦非伤寒之无汗，麻黄汤用之不可。究其病机，仍属"荣弱卫强"，所谓"卫强"并非卫气的正常功能强盛，而是指风邪外袭，卫气浮盛于外，与邪相争而呈发热亢奋的现象。所谓"营弱"亦非营阴真正的虚弱，而是指卫气受邪，失其正常的固外开合之权，营阴不能内守而汗出，与"卫强"相比，呈现相对不足状态，综合分析，其基本病理仍属于风邪外袭，营卫不和，与桂枝汤解肌祛风，调和营卫的基本功效相符，故仍投以桂枝汤治之。本条实是对临床是类病证树典范也，如今日暑期空调病之类，多见发热汗出而无余证者，桂枝汤用之辄效，其依据正是此条。

42 条："太阳病，外证未解，脉浮弱者，当以汗解，宜桂枝汤。"57条："伤寒发汗已解，半日许复烦，脉浮数者，可更发汗，宜桂枝汤。"二条所述者乃是将桂枝汤用于伤寒无汗证。众所周知，"有汗用桂枝"，不得用于有汗，实非，若临证出现异常情况，桂枝汤之用，为不得已之举也。42条"太阳病，外证未解"当指太阳表证仍在，如发热、恶寒、头痛等证仍然存在，从用桂枝汤推断，当有口淡不渴、舌淡苔白等，属风寒可知，治当辛温解表。若无汗，脉浮紧，乃表实之证，当以麻黄汤发汗解表。今见"脉浮弱"，即使无汗，提示正气不足，亦不可用麻黄汤峻汗，恐有大汗亡阳之变，只宜桂枝汤缓发其汗。57条更是对本条的有力注解，条首先明"伤寒"，其证无汗可知。太阳伤寒用麻黄汤发汗后，随着汗出，患者一度脉静身和，病似向愈。但经过半天左右，病人又见"复烦"，即发热、恶风寒、无汗、脉浮数等证相继出现，为余邪在表未尽，治疗可再用发汗，故曰"可更发汗"。若证候依旧，麻黄汤可继进之。而本证必然存有二端，一则当今汗后复出诸症较当初大为减轻，示病邪虽未尽除，然已去大半。二则由于患者前已使用发汗，不堪峻汗，故只"宜桂枝汤"解肌祛风，轻度发汗，使邪去而正不伤，不会引起变证。值得指出的是，本条"脉浮数"而用桂枝汤之理，与前述应用麻黄汤理同，俱是发热所致。上二条说明桂枝汤可作为发汗轻剂使用。

　　44条："太阳病，外证未解，不可下也，下之为逆。欲解外者，宜桂枝汤。"45条："太阳病，先发汗不解，而复下之，脉浮者不愈，浮为在外，而反下之，故令不愈。今脉浮，故在外，当须解外则愈，宜桂枝汤。"二条所指，均系太阳与阳明之中介证，即外有太阳表邪不解，内有阳明之不大便，44条所述为正治法，45条为补救法也。44条所论乃太阳阳明中介证，外有太阳病不解，即发热、恶风寒、头痛等仍在，内有不大便之症，此时虽有不大便之里，但一无潮热、谵语，二无腹胀、腹痛等，证不甚急，里热不著，治应先表为主，不可颠倒，若不问青红皂白，一见不大便，即先行攻下，必伤里气，易致病变，故曰"不可下，下之为逆"。然此时解表，无论有汗无汗，因内已有不大便之征，不可用麻黄汤，恐其峻汗伤津，更增胃燥，发生变逆，只宜桂枝汤缓发其汗，以除外邪，故曰"欲解外者，宜桂枝汤"。45条所论乃示上条太阳阳明中介证，医者不识，误用攻下后太阳表证不解之纠偏之举。太阳病，使用汗法为的对，然一汗不愈，应仔细分析原因，不可一见不愈，即改弦更张。从"浮为在外，而反下之，故令不愈"来看，汗后脉浮，说明病仍在太阳为主，当初汗法正确，临床确有诊断无误一汗再汗而表仍不除者，桂枝汤方后注中已有明确交代，此时仍应发汗解表，但医者一见汗之不愈复有不大便表现，即疑为病情有变，误用下法。误下不仅表邪不解，而必伤里气，多可引起表邪内陷，发生变证。所幸今虽经攻下，而脉仍见浮，其他证候未生大变，说明患者正气尚强，未因误下而致病生大变，仍以太阳为主。病在表为主，仍当汗解，但此时无论有汗无汗，因病在汗下之后，正气先伤，虽应再汗，亦不可用麻黄汤峻汗，只宜桂枝汤缓发其汗，以除在表未尽之邪，故曰"今脉浮，故在外，当须解外则愈，宜桂枝汤"。

15条："太阳病，下之后，其气上冲者，可与桂枝汤，方用前法；若不上冲者，不得与之。"本条与45条机理雷同，进一步论述太阳阳明中介证误下之后的纠偏之法。本条认证的关键是对"其气上冲"与"不上冲"的理解。长期以来为，诸家多认为"其气上冲"是指下后病人真的感觉有气自下而上冲逆，非也，若真是冲逆方证，当是桂枝加桂汤，而非桂枝汤所能胜任。本证是指人体正气尚强，不随攻下之势下趋。攻下之后，人体气机下趋，肠失收摄，大便随之而泻，若正气尚强，必冲逆抵挡下趋之势，气机不致进一步下陷，经过自身调节，大肠恢复收摄之能，大便随之转常，即"其气上冲"，在症状表现上即下利停止。若正气不足，无法抵制气机下趋之势，下利仍存，即为"不上冲"。观本条所述，太阳阳明中介证病以太阳为主，本当汗解，但医者不察，误用攻下，则表邪不解，徒伤里气，所幸患者正气充足，不因误下导致邪陷，今见其发热、恶风寒、头痛、脉浮等仍在，下利已经停止，故仍当解表为主，然此证无论有汗无汗，毕竟为下后正气受损，不耐麻黄汤峻汗，只宜桂枝汤轻汗除邪。反之，若误下后正伤较重，一则不能抵制下趋之势，下利不止，二则无力抗邪于外，太阳表邪内陷，变证已成，故不当再汗，桂枝汤自然不得与之。本条示人以太阳阳明中介证误治之后，仍当遵循辨证论治之原则，不可因循失治。

桂枝汤不仅可不遵五常症用于太阳"变"证，且可用于其他疑难"变"证。

如53条："病常自汗出者，此为荣气和，荣气和者，外不谐，以卫气不共荣气和谐故而，以荣行脉中，卫行脉外，复发其汗，荣卫和则愈。"本条冠以"病"字，其范围相当广泛，既包括外感也包括杂病。本条只有自汗出，实又为临证之疑难变证。观患者自汗出以"常"，可知病程较长，加之无恶寒、头痛、发热、脉浮等脉证表现，则知非为外感，而是杂病。就其表现而言，可谓孤证不立。杂病久久自汗出，原因颇多，当仔细分辨之，观是证别无他征，其他病机不存，当是营阴外泄之患。观其营阴，内既无邪热鼓动、又无瘀血阻滞等变，当是卫气生变、营卫不和而致。因卫行脉外，敷布于表，司固外、开合之职。营行脉内，有濡润脏腑及身体各部之功，营阴之行，需卫气固护方不致泄漏于外而通达全身，称营卫协调。今营虽无患，而卫气生变，失其固密护卫之责，致营不内守，流泄于外，而发自汗之证，营卫不和之机已成，故曰"以卫气不共荣气谐和故而"。桂枝汤有滋阴和阳、调和营卫之功，用其发汗，可使营卫和谐，卫外固密，营阴内守，汗出自愈。故当此之疾，宜用桂枝汤"复发其汗，营卫和则愈"。所谓"复发其汗"，即指病本有汗出，又用桂枝汤发汗之意，属广义通因通用范畴。

营卫不和这杂病自汗，不仅有单纯"常自汗出者"，且有相兼其他表现者，如54条："病人脏无他病，时发热、自汗出不愈者，此卫气不和也。先其时发汗则愈，宜桂枝汤。"本条亦为自汗出，然在汗出的同时伴见有发热，观其表现特征，一是"时发热、自汗出"，即阵发性先发热，继之汗出，二是"不愈"，一则表明屡医乏效，足见以往治法之不妥，再则表明病程较长，即反复循环，久久不愈。单纯自汗之原因本已繁多，阵发性先发热、汗出，久久不愈，其原因更为复杂，如何判定？论中提出了辨识要点，首先冠明"病人脏无他病"，即除此之外，别无他征，这就排除了其他一切病变之可能，并明确指出"此卫气不和也"；上条明示"病常自汗出者"为"以卫气不共荣气和谐故而"，而本条"时发热、自汗出不愈者"为何亦是"卫气不和"？此亦正是诸病之中的"常"和"变"，营卫不和既可单纯出现自汗出，又可出现时发热自汗出。由于卫气病变，其司开合功能发生障碍，合时阳郁而发热，开时腠疏而汗出，开阖失常，故见时发热而自汗出。二者虽表现不同，但其基本病机一致，故均以桂枝汤发汗祛邪，调和营卫。值得提出的是，在用药上，本条提出"先其时发汗则愈"，即在尚未发热汗出之时，提前用药，药物先时被人体吸收，待疾病发作时正可发挥药力作用，加速愈期。此种治疗方法颇有治在机先的积极意义，对定时发作性疾病，疗效昭彰，已被后世用于疟疾等治疗，取得了良好效果，值得很好掌握。

正是由于以上证候多是变证，与桂枝汤常证之间有一定的间距，证情发生了变化，以上各条原文在使用桂枝汤时均未用"主之"，而曰"宜""却与""可与"，示人以灵活之意甚为明了。

类似的条文比比皆是，限于篇幅，恕不一一列举。

二、变证条文意义浅释

如上所述，《伤寒论》中所举变证条文颇多，所举者皆为非典型病证，属临床疑难病之列，这些病证或症状无多，孤证不立，辨证颇难，或与常证常法不符，甚则完全相反等，意在示人，临证上变化多端，此证与彼证之间、同一方证之间、同一疾病之间等都存在着差异和变化，通过这些病证的讨论，使人明了疾病的变化是永恒的，这就避免了僵死教条主义。同时表明，尽管疾病千变万化，总有内在的规律，即相对不变的定律，这就要求我们透过现象，认准本质，即应善"辨"。观《伤寒论》论治各篇，都以"辨"字冠首，体现了辨病、辨证、辨症相结合的特色，不仅辨病属何经、且要辨病属何证，不仅要辨病所、且要辨病性，不仅要辨八纲、且要辨脏腑气血，不仅要辨常见病、且要辨疑难病，不仅要辨简单证、且要辨复杂证等，只有分析错综复杂的证候，才能领会仲景临证之辨，只有将诸多证候一一辨明，才能为进一步的立法用药奠定基础。观仲景在立法用药上，总是突出"活"字。就证候而言，常变并举，或略常而详变，很少固定证型，如同是桂枝汤证，既有风寒袭表之太阳中风证，又有风寒表实而夹有虚、实及邪气已衰证，更有杂病之汗出证等，证既不同，用方则随之而投。用方上亦少固定不变，除"主之"之外，"宜""却与""可与"更是常用之语，且如前述之中介证合用经方等，更是示人以规矩。就其用药而言，亦无不显示出灵活多久变之精神，不仅方后多注明加减法，且常常于方中或一味之变、或用量增减，常致方剂主治功能发生变化，如桂枝汤桂芍等量，为和阴阳、调营卫之剂，加桂二两，即为桂枝加桂汤，以治奔豚。倍芍药成六两，则为桂枝加芍药汤，以治太表脾阴虚证。更有去芍药汤、加附子汤、加厚朴杏子汤等，妙不可言，无不示人以灵活权变之意。

如上，仲景在《伤寒论》中，大量使用了言变之法，举出不常见的、症状不典型的病证加以论述，给予立法处方，示人以规矩，教人以方法，从而提高疑难病的辨治水平。我们深入研读仲景有关条文，对今日临床仍有重要意义。近年来，随着教学临床的日益深入，越来越体会到导师陈亦人教授"《伤寒论》为疑难病专著"说的正确性，亦是对仲景变证的最佳注脚。

本文原发表于《中国医药学报》，2001，16（5）：9～13。

证候游离论

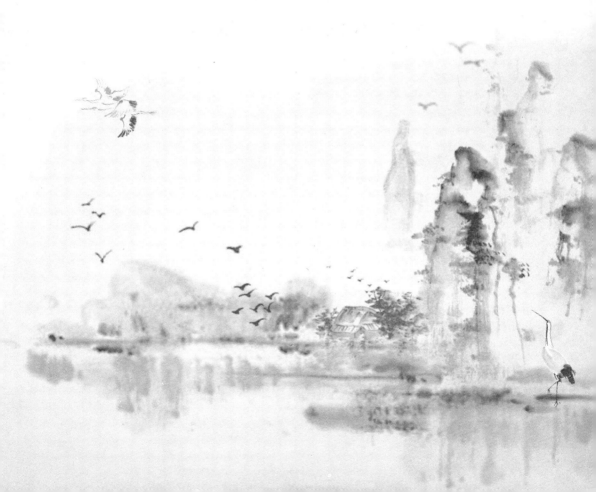

证候游离论

解证治疑似　示临证思维

"证"与"候"不统一 "法"和"方"有间距

——从《伤寒论》谈"证""候""法""方"游离性

众所周知，辨证论治系中医临床的重要法宝和活的灵魂，辨证为论治的基础和前提，准确的辨证，为后续的立法、处方提供了保障。而恰当的施治，又可使精确的辨证达到预期的目的，因此，辨证与施治中辨候、确证、立法、处方任何一环都要求准确无误，临床才能取得良好疗效。长期以来，对于四者的关系存在着一些模糊的认识，过分强调"有是证即用是药"，"理法方药一线贯穿"，似乎只存在着一一对应的关系，即使今日教材，亦多持此说，以致在教学过程中出现了一些概念混乱，临证之时，茫然无措，常致错误。其实，四者的关系既有相互对应的一面，更有互相游离的一面，此在临证之中更为重要，现据《伤寒论》的有关内容，就四者游离问题探讨于后。

一、"证""候""法"和"方"的概念

"证"，其概念在历史上及现代文献里均较为复杂，有以证为症状者，亦有称病为证者，现代一般约定，证是机体在病理状态下，某一发展阶段病因、病位、病性、病势的概括，是对致病因子与机体反应两方面情况的综合。"症"是疾病中所表现的各种现象，也称"病状"。主要包括"症状"和"体征"两部分。"症状"指患者主观可以体会到的痛苦或不适等异常感觉，如疼痛、耳鸣、恶心等。"体征"指医生可以客观检查到的异常改变，如舌苔黄、脉涩、腹内包块等，有些异常改变，患者自己能主观感觉到，其他人也能客观检查到，所以既是症状，又是体征，如气喘、发热、浮肿等。症状和体征，统称为"症"。严格地说，中医学中只有症（或称症状）的概念，而没有体征的概念。"候"是疾病的外候，从这一意义上说，候就是症。但是，候是特定证的表现，是按一定原则、规律组合的症，这是候与症的区别。候是反映病情的重要指标，是判断病种、进行

辨证的主要依据，但它毕竟只是疾病的现象，而不是病变的本质。所以，一个完整的中医"证"包含若干个基本要素，包括病因、病位、病性、正邪双方力量的对比及病势等，总是由一定的症状和体征即外"候"所构成，在一定条件下"证"和"候"具有统一性，故常常"证候"并称，有许多教材干脆将二者混同起来，称"证即证候"，"证候即证的简称"等，实则二者之间概念不同，一则指内在病理性概括，一则指外在临床表现，证是本质，候是表象。

"法"即治法，常用之法有汗、吐、下、清、温、消、补、和八法，汗法之中，又有辛温、辛凉之别，加之数法合用等，临证可产生诸多治法，正如《医学心悟》所说："一法之中，八法备焉，八法之中，百法备焉。"更有《伤寒论》三百九十七法说，如陶节庵在《伤寒全生集》中说："夫伤寒三百九十七法，无出于表里虚实，阴阳冷热八者而已，若明此八者，则三百九十七法，可得一定于胸中也。""方"，即处方，有传统的方剂和临时据证所组处方。一般而言，方剂组成后，由于药物已较固定，多反映出相对固定功用和主治，所以《方剂学》教材提出"治法是组方的依据，方剂是治法的体现"，"方从法出""法随证立""方即是法"之说。似乎证、法与方之间形成的是一一对应的关系，版面强调统一性，而忽视了其中的分离性，这就极大地局限了中医临证思维，必将产生不良后果，有必要加以澄清。

二、"证"和"候"的分离性

由于疾病的不同、个体的差异和内外环境的变化，使得不同要素之间的排列组合及轻重表现有显著的差别，从而反映出证的模糊性和不确定性。此即"证"和"候"二者的分离性，其临床表现亦有四。

1. 同"证"虽同"候"，但轻重不同和不齐同性

此较常见，一是同一证尽管有同候，但二者轻重缓急不同，如同是阳明腑实重证之大承气汤证，既有"二阳并病，太阳证罢，但发潮热，手足漐漐汗出，大便难而谵语者，下之则愈，宜大承气汤"，证情相对较轻；又有"伤寒六七日，目中不了了，睛不和，无表里证，大便难，身微热者，此为实也，急下之，宜大承气汤"，证候较为急重者等。再如同为太阳伤寒证，可因体质、治疗等原因，从而出现候的轻重有异，如 57 条："伤寒发汗已解，半日许复烦，脉浮数者，可更发汗，宜桂枝汤。"太阳伤

寒用麻黄汤发汗后，随着汗出，患者一度脉静身和，病似向愈。但经过半天左右，病人又见"复烦"，即发热、恶风寒、无汗、脉浮数等症相继出现，为余邪在表未尽，治疗可再用发汗，故曰"可更发汗"。若证候依旧，麻黄汤可继进之。而本证必然是汗后复出诸候较当初大为减轻，示病邪虽未尽除，然已去大半，故证虽属太阳伤寒，表现为发热恶风寒、不头痛、无汗，但较汗前大轻，麻黄汤不可再用，只宜桂枝汤轻汗即可。二是同证而候有不齐同者，如太阳中风证的主要表现因人、因时等不同，其症状表现可有较大差别。既可"太阳中风，阳浮而阴弱，阳浮者，热自发，阴弱者，汗自出，啬啬恶寒，淅淅恶风，翕翕发热，鼻鸣干呕者，桂枝汤主之"，表现为发热、恶寒（风）、汗出、脉浮缓、鼻鸣干呕，而无头痛，又可"太阳病，头痛，发热，汗出，恶风，桂枝汤主之"，有头痛而无脉浮缓、鼻鸣干呕，又可"太阳病，发热汗出者，此为荣弱卫强，故使汗出。欲救邪风者，宜桂枝汤"，仅表现为发热、汗出等，证的外候并不齐同，类似情况，《伤寒论》比比皆是，难以一一详述，故仲景说："伤寒中风，有柴胡证，但见一证便是，不必悉具"，此虽只讲柴胡证，实则对各种证均为适用。明白了上述二者，一则用药上要注意轻重有异，二则注意抓主要矛盾。

2. 同"证"异"候"

同一证而在不同的疾病中可出现完全不同的表现，即"候"的多样性，如营卫不和证，在外感病中可出现发热、汗出、恶风、头痛等，在杂病当中，则可无恶风、头痛，只有汗出，"病常自汗出者，此为荣气和，荣气和者，外不谐，以卫气不共荣气和谐故而。以荣行脉中，卫行脉外，复发其汗，荣卫和则愈，宜桂枝汤"。亦可出现发热、汗出，"病人脏无他病，时发热、自汗出而不愈者，此卫气不和也，先其时发汗则愈，宜桂枝汤"。又如同为脾胃虚弱证，因病种不同，可出现泄泻、呕吐、胃脘疼痛、水肿、黄疸、头晕、头痛等，再如阳虚水泛之真武汤证，既可表现为水肿，又可表现为"身瞤动，振振欲擗地"，"腹痛，小便不利，四肢沉重疼痛，自下利"等完全不同证候。

3. 同"证"反"候"

同一"证"可出现完全相反的表现，仍以阳虚水泛之真武汤证为例，"少阴病，二三日不已，至四五日，腹痛，小便不利，四肢沉重疼痛，自下利者，此为有水气。其人或咳，或小便利，或下利，或呕者，真武汤主之"。既可表现出"小便不利",又可表现为"或小便利",究其原因,均由下焦肾阳不足,关门不利所致。关门常闭不开,则见小便不利,反之,若常开不闭,则见小便失约。此与临床征之昭昭,如曾治一女性患者,年近三十,自幼遗尿,初为每晚皆梦中遗尿,继则不仅梦中遗尿,且致白日亦遗,稍作动作,或运动较急、或咳嗽等,小便即遗,屡治乏效。观患者面色㿠白,心悸头眩,舌苔白滑,脉沉细无力,忆及上条,知其为肾阳虚水泛证,即投以真武汤加减而愈,可知仲景所言非虚也。再如大承气汤证,"大下后,六七日不大便,烦不解,腹满痛者,此有燥屎也。所以然者,本有宿食故也,宜大承气汤"。"少阴病,自利清水,色纯青,心下必痛,口干燥者,可下之,宜大承气汤。""阳明病谵语有潮热,反不能食者,胃中必有燥屎五六枚也;若能食者,但硬耳,宜大承气汤下之"。同为阳明燥屎内结重证之大承气汤证,既可表现为六七日不大便,又可表现为自利清水,既可表现为能食者,又可表现为不能食者等,其候完全相反。

4. 同"候"异"证"

相同或相似的表现,而反映的证不同,甚至是相反的证。此在临床亦较为常见,《伤寒论》中着力进行了论述,如"食谷欲呕,属阳明也,吴茱萸汤主之。得汤反剧者,属上焦也"。此条之"候"同为"食谷欲呕",余无其他明显异常,当属中焦病变,因其无虚,故不属太阴,当"属阳明也",复因其无明显阳明实热之"候",故初判为寒实,投以吴茱萸汤主之,若服后病解,则实属阳明寒实证,若病不但不解,反面转剧者,当是阳明胃热炽盛证,可见,同一"食谷欲呕"之"候",既可是胃寒证,又可是胃热证。再如"伤寒,阳脉涩,阴脉弦,法当腹中急痛,先与小建中汤,不差者,小柴胡汤主之"。此条之"阳脉涩,阴脉弦,法当腹中急痛"之"候",先投以滋补脾阴之小建中汤,若服后病愈,则是脾阴不足所致。若服后病不愈,则说明系邪郁肝胆、木来乘土之证,则应"小柴胡汤主之"。同一"腹中急痛"之"候",既可是脾阴不足之小建中汤证,又可系少阳邪郁、木来乘土之小柴胡汤证,二者虚实相反、证亦不同矣。他如"伤寒不大便六七日,头痛有热者,与承气汤。其小便清者,知不在里,仍在表也,当须发汗。若头痛者,必衄,宜桂枝汤"。本条主要表现"不大便六七日,头痛有热"之"候"相同,但只小便清与不清的细微差别,反映了表"证"和里"证"完全相反的"证"等。

5. 重"证"轻"候"

在疾病发生、发展的过程中，部分患者已成危重之"证"，但其"候"却表现平平，极易让医患双方所轻视，对此，《伤寒论》中早有所述，如61条"下之后，复发汗，昼日烦躁不得眠，夜而安静，不呕，不渴，无表证，脉沉微，身无大热者，干姜附子汤主之。"本证病从太阳病而来，现为身无大热，烦躁也仅表现为昼日烦躁不得眠、夜而安静，看似轻证，但"不呕，不渴，无表证"，排除了三阳，结合"脉沉微"，当知是证为少阴阳气暴脱之危证，故用干姜附子汤主之。再如252条："伤寒六七日，目中不了了，睛不和，无表里证，大便难，身微热者，此为实也，急下之，宜大承气汤。"本证"无表里证，大便难，身微热"既无潮热、谵语、腹部大胀之里，又无高热、恶寒之表，看似轻证，但"目中不了了，睛不和"似轻而实重，当是真阴欲竭之证，故用大承气汤急下之等。

6. 重"候"轻"证"

临床上与上述相反，有表现急重，而证情轻者，如《伤寒论》第309条："少阴病，吐利，手足逆冷，烦躁欲死者，吴茱萸汤主之。"本证放在少阴病篇，初从其表现而论，"吐利，手足逆冷，烦躁欲死"，其"候"颇剧，正与296条"少阴病，吐，利，烦躁，四逆者，死"相符，但细分辨之，本证"候"虽剧，但神志清楚，何以知之？"欲死"已明，患者因剧烈吐利而自觉"欲死"，非296条之阴盛阳亡，神志不清，而无"欲死"感觉，故断为阴寒虽盛，但阳气尚能与阴邪剧争，故"吴茱萸汤主之"可也。此类证候，外在表现剧烈，而病证却轻，亦不可一见候急剧即惊慌失措。

因此，从整体上看，一般情况下，同一证的基本"候"（表现）是一致的（即我们通常所见到的各个证的临床表现），它可以帮助我们从整体上学习、把握证的基本特征，但是，不能作为唯一的诊断标准去"按图索骥"，临床上，现实的证具有明显个性化特征，时时表现出与候的游离性。现代研究中提出证的规范化，为每一个证制定诊断标准，或者一个主症加若干个次症，实际上不具备可操作性，尤其当证候复杂或临床表现不典型时完全可能出现误诊或漏诊。所以，我们强调客观化首先应符合证的客观规律，强调标准化首先应承认证的个性化。证名、症名应当规范，辨证的方法可以规范，但临床具体证的诊断标准不可规范。就像书法一样，书法最宝贵的就在于其个性化特征。所以有的专家指出：中医证候诊断系统是一个非线性的、多维多阶的、可以无限组合的复杂巨系统，用线性研究的办法则无法真正来规范它。

如上所述，"证""候"之间既存在着相互对应的关系，又存在着相互游离的关系，这就要求我们临床之时，随着疾病之"变"，明察秋毫以"辨"，紧紧随证立法用药而"活"，才能取得良好疗效。

三、"证"与"法"的游离性

"法随证立"之说从原则上是不错的，但是否一"证"而只对一"法"？亦不尽然，由于临床的复杂性，使"证"与"法"之间同样存在着不对应性，即游离性，主要表现在以下两个方面：

1. 同"证"而多"法"

同一"证"，由于当时具体情况不同，治法有异，是常见的事实，且不论表里同病的情况下有先表后里、先里后表及表里同治之异，其他相同的"证"亦需依据不同的情况，采取不同的治法。如阴阳两虚证，一般情况下采用阴阳双补法，"伤寒，脉结代，心动悸，炙甘草汤主之"。"发汗，病不解，反恶寒者，虚故也，芍药甘草附子汤主之"等。又有先扶阳，后复阴者："伤寒脉浮，自汗出，小便数，心烦，微恶寒，脚挛急，反与桂枝欲攻其表，此误也，得之便厥，咽中干，烦躁，吐逆者，作甘草干姜汤与之，以复其阳；若厥愈足温者，更作芍药甘草汤与之，其脚即伸。"本条为阴阳两虚证，因误汗后阳气更伤，出现了厥逆及吐逆，此时，虽有阴虚，亦当先复其阳，待阳复足温，吐逆停止，次复其阴，治疗必须先后有序。更有径治其阳者，如"太阳病，发汗，遂漏不止，其人恶风，小便难，四肢微急，难以屈伸者，桂枝加附子汤主之"。本条之阴阳两虚证，分析得知，其阴虚乃由汗漏不止引起，而汗漏不止又由表阳不固引起，故治疗当求其本，径复其阳，待卫阳一复，汗出自止，汗出一停，阴津不再丢失，若胶柱于阴阳双补法，阳气不复，病必不除。再如，同为热结旁流证，而治法亦异，"少阴病，自利清水，色纯青，心下必痛，口干燥者，可下之，宜大承气汤"。是已至土燥水竭之境，故用大承气汤急下存阴。"下利谵语者，有燥屎也，宜小承气汤"。是证情相对较缓，故用小承气汤泻热导滞。"伤寒发热，汗出不解，心中痞硬，呕吐而下利者，大柴胡汤主之"。是证兼少阳之邪不解，而用和下之法。另如，同为太阳伤寒表实证，而有峻汗、轻汗之异，"太阳病，头痛发热，身痛，腰痛，骨节疼痛，恶风无汗而喘者，麻黄汤主之"。是病重邪实，当以峻汗。"伤寒发汗已解，半日许复烦，脉浮数者，可更发汗，宜桂枝汤"。是伤寒汗后，尽管邪未解而仍为表实，但一则邪已轻，再则刚刚峻汗毕，不耐峻汗，只宜轻汗等，不胜枚举。

2. 同"法"多"证"

同理，一种治法，亦非只治一证，临床往往一法而治疗多种病证。如和解少阳之法既可治疗少阳病证，"本太阳病不解，转入少阳者，胁下硬满，干呕不能食，尚未吐下，脉沉紧者，与小柴胡汤"。又可治疗阳明病证："阳明病，发潮热，大便溏，小便自可，胸胁满不去者，与小柴胡汤。""阳明病，胁下硬满，不大便而呕，舌上白苔者，可与小柴胡汤。上焦得通，津液得下，胃气因和，身濈然汗出而解"。再可治疗三阳并病："伤寒四五日，身热恶风，颈项强，胁下满，手足温而渴者，小柴胡汤主之。"还可治疗阳微结证："伤寒五六日，头汗出，微恶寒，手足冷，心下满，口不欲食，大便硬，脉细者，此为阳微结，必有表，复有里也……可与小柴胡汤。"劳复发热证："伤寒差以后，更发热，小柴胡汤主之。"上述病因、病位、病性、病势不尽相同，可以隶属于不同的"证"，但均可用和解一法治之等。

四、"法"与"方"的游离性

一般而言，"方从法出"，"方即是法"，二者有统一的一面，但此说过于绝对化，临床上"法"与"方"之间同样存在着不对应性，主要体现在以下两个方面：

1. 同"法"多"方"

同一种治法，由于患者病情不同，可由多个方剂与之对应，如《伤寒论》中，对于少阳而兼阳明腑实者，治以外和少阳，内下阳明之法，体质强邪气盛者，主以大柴胡汤："太阳病，过经十余日，反二三下之，后四五日，柴胡证仍在者，先与小柴胡汤。呕不止，心下急，郁郁微烦者，为未解也，与大柴胡汤，下之则愈。"而对于体质较弱者，治以柴胡加芒硝汤："伤寒十三日不解，胸胁满而呕，日晡所发潮热，已而微利，此本柴胡证，下之以不得利，今反利者，知医以丸药下之，此非其治也。潮热者实也，先宜服小柴胡汤以解外，后以柴胡加芒硝汤主之。"此属"证"同"法"同，而因临床具体情况而"方"异。再如治疗寒热错杂之痞证，均主以寒热并用，和中消痞之法，而据患者情况不同，有半夏泻心汤、生姜泻心汤、甘草泻心汤之异；他如治疗表郁轻证，均主以小发汗法，但因人而有桂枝麻黄各半汤、桂枝二麻黄一汤及桂枝二越婢一汤等。明白了一法可以多方，在临床上更能体现因人而异之思想。

2. 同"方"多"法"

同一张处方，同一首方剂，一般反映出同一治法，但若过分强调"方即是法"，则有失偏颇。因一张处方也好，一个方剂也罢，多是由多味药物的复方组成，药物之间的配伍，必将产生多种效应，因此，在不同病证中应用，就会产生不同的效果，从而反映出不同"法"来。仍以桂枝汤为例，由于桂枝、芍药、甘草、生姜、大枣五味药物的相互配伍，可以产生出诸多效能，体现出不同的"法"来："太阳中风，阳浮而阴弱，阳浮者，热自发，阴弱者，汗自出，啬啬恶寒，淅淅恶风，翕翕发热，鼻鸣干呕者，桂枝汤主之。"用治太阳中风，体现的是解肌祛风，调和营卫之法。"病常自汗出者，此为荣气和，荣气和者，外不谐，以卫气不共荣气谐和故而。以荣行脉中，卫行脉外，复发其汗，荣卫和则愈，宜桂枝汤"。用治杂病自汗，所体现的是调和营卫之法。"伤寒发汗已解，半日许复烦，脉浮数者，可更发汗，宜桂枝汤"。"太阳病，外证未解，脉浮弱者，当以汗解，宜桂枝汤"。用治无汗之太阳风寒表证，所体现的是辛温轻汗法。《金匮要略》之"师曰：妇人得平脉，阴脉小弱，其人渴，不能食，无寒热，名妊娠，桂枝汤主之"。用治妇人妊娠恶阻，所体现的调理脾胃法等。再如黄连阿胶汤，当用于"少阴病，得之二三日以上，心中烦，不得卧，黄连阿胶汤主之"时，由于病证属于肾水亏于下，心火亢于上之心肾不交证，所体现的是滋阴泻火，交通心肾法，而当用于久利伤阴之时，则体现的是滋阴凉血、清热止利法等。掌握了一方可以体现多法，临床上可以推广经方，扩大经方的用途，对古方论治今病，将大有裨益。

如上所述，"证""候""法""方"之间既存在着相互对应的关系，又存在着相互游离的关系，这就要求我们临床之时，随着疾病之"变"，明察秋毫以"辨"，紧紧随证立法用药而"活"，才能取得良好疗效。

本文原发表于《中国中医药报》2007年9月24日5版。

"异证同治"需确　"同证异治"应晓

——试从《伤寒论》谈异证同治与同证异治

"同病异治"和"异病同治"被称为辨证论治的精髓，一般认为，其所体现的内在机理仍然是同证同治和异证异治。"同病异治"即同一疾病，由于病机不同，治法方药不同，而"异病同治"所示，乃言尽管病属不同种类，但因病机相同，治疗则可相同，二者所述仍然是证法相对论。这种疗病方法和思维有其合理的一面，但若胶柱于此，在一定程度上局限了中医临床，制约了中医理论的发展。笔者在长期的临床实践中发现，除了异病同治、同病异治之同证同治和异证异治外，也大量存在着异证同治和同证异治者。

一、《伤寒论》中的"异证同治"条文举隅

如以上述之桂枝汤，除用于第12条治疗太阳表虚中风证外，尚被广泛用于治疗营卫不和之自汗出证；脏无他病，时发热自汗出而不愈者；伤寒，发汗已解，半日许复烦，脉浮数者之太阳伤寒证；太阳病误治后表证未罢而兼虚证；太阴病表未解证；肾阳虚兼表证，里和表未解证；阳明病，脉迟，汗出多，微发热恶寒证；霍乱病，吐利止，而身痛不休者。此外，在《金匮要略·妇人妊娠病脉证并治》第1条用于妇人妊娠恶阻证、《金匮要略·妇人产后病脉证治》第8条用于产后中风证等，以上诸症，俱是"证"异而治同之例。

再如小柴胡汤，方中柴胡气质轻清，苦味最薄，功善清热而透邪，外可透邪外出，内可既理少阳之气郁，又可清少阳之邪热，以解少阳郁热气结。黄芩味苦，善清少阳之胆热，更可清结于上焦之火，与柴胡相伍，一疏一降，外可清解郁于上部之邪热，内可使少阳胆气得以条达疏理，胆热得以清泻降泄。半夏味辛性降，与柴胡相配，以宣散升发。与黄芩相伍，可降泻止逆，清降胃气。生姜宣散升发，与柴胡相配，以增宣郁散邪之

力。与半夏相合，降气和胃，并制黄芩苦寒。人参补助正气，补中益胆，使胆气复职，可达邪外出。甘草、大枣益气和中。诸药合用，清而不寒、辛而不耗、补不留邪、攻不伤正，故可广泛用于诸多证候。要而言之，有如下数端：

1. 邪结少阳，枢机不利证

37 条："太阳病十日已去，脉浮细而嗜卧者，外已解也；设胸满胁痛者，与小柴胡汤，脉但浮者，与麻黄汤。"96 条："伤寒五六日，中风，往来寒热，胸胁苦满，嘿嘿不欲饮食，心烦喜呕，或胸中烦而不呕，或渴，或腹中痛，或胁下痞硬，或心下悸，小便不利，或咳者，小柴胡汤主之。"266 条："本太阳病不解，转入少阳者，胁下硬满，干呕，不能食，往来寒热，尚未吐下，脉沉紧者，与小柴胡汤。"以及 97 条、103 条等。

2. 肝胆湿热内郁，胆汁外溢之发黄证

如 231 条："阳明中风，脉弦浮大而短气，腹都满，胁下及心痛，久按之气不通，鼻干，不得汗，嗜卧，一身及目悉黄，小便难，有潮热，时时哕，耳前后肿。刺之小差，外不解。病过十余日，脉续脉浮者，与小柴胡汤。"《金匮要略·黄疸病脉证并治》："诸黄，腹痛而呕者，宜柴胡汤"等。

3. 阳明少阳中介证，热邪初结，燥化不著者

如 229 条："阳明病，发潮热，大便溏，小便自可，胸胁满不去者，与小柴胡汤。"230 条："阳明病，胁下硬满，舌上白苔者，可与小柴胡汤。上焦得通，津液得下，胃气因和，身濈然汗出而解。"

4. 太阳少阳阳明中介证，邪热初化证

如 99 条："伤寒四五日，身热，恶风，颈项强，胁下满，手足温而渴者，小柴胡汤主之。"

5. 阳微结证

如 148 条："伤寒五六日，头汗出，微恶寒，手足冷，口不欲食，大便硬，脉细者，此为阳微结，必有表，复有里也。脉沉，亦在里也，汗出为阳微，假令纯阴结，不得复有外证，悉入在里，此为半在里，半在外也。脉虽沉紧，不得为少阴病，所以然者，阴不得有汗，今头汗出，故知非少阴也，可与小柴胡汤。设不了了者，得屎而解。"

6. 妇人热入血室证

如 144 条："妇人中风，七八日续得寒热，发作有时，经水适断者，此

为热入血室，其血必结，故使如疟状，发作有时，小柴胡汤主之。"

7. 胆热内郁，干犯胃腑证

379 条："呕而发热者，小柴胡汤主之。"

8. 劳复发热证

394 条："伤寒差以后，更发热，小柴胡汤主之。脉浮者，以汗解之；脉沉者，以下解之。"

9. 产后郁冒证

《金匮要略·妇人产后脉证治》："产妇郁冒，其脉微弱，呕不能食，大便反坚，但头汗出。所以然者，血虚而厥，厥而必冒。冒家欲解，必大汗出，以血虚下厥，孤阳上出，故头汗出。所以产妇喜汗出者，亡阴血虚，阳气独盛，故当汗出，阴阳乃复。大便坚，呕不能食，小柴胡汤主之。"以上诸症，显然不同，皆以小柴胡汤治之。

类似异证同治条文比比皆是。

二、《伤寒论》中的"同证异治"拾零

所谓"同证异治"，即一个病机，一种证候，由于病情轻重缓急不同，所用治法方药不同。对此，《伤寒论》中列举了诸多条文，现举例如下：

同为热结旁流证，因病情缓急之异，而治法亦异。

321 条："少阴病，自利清水，色纯青，心下必痛，口干燥者，可下之，宜大承气汤。"观其下利，有纯是黑色稀水，加之心下疼痛，必是热结旁流之证，燥屎内结，逼迫津液从旁而下所致。

373 条："下利，谵语者，有燥屎也，宜小承气汤。"亦是下利，从其后之"有燥屎也"可知，本条亦是热结旁流之证，所下之物，亦当是纯为黑色稀水，必有腹部胀满疼痛等，从其谵语而知，本证燥热亦盛。

二证俱是阳明燥屎内结，逼迫津液从旁而下所致，证候表现亦为相同。所不同者，321 条下势较急，且突出"口干燥者"，是指其津伤较剧，已至土燥水竭之境，故用大承气汤急下存阴。373 条证情相对较缓，故用小承气汤泻热导滞，通因通用。

同是木邪乘土之证，因侧重不同，治法亦异。100 条："伤寒，阳脉涩，阴脉弦，法当腹中急痛，先与小建中汤，不差者，小柴胡汤主之。"本条表现腹中急痛，综合阳脉涩，阴脉弦，当是木邪乘土之证，即一则肝胆邪盛，再则脾阴不足，肝胆之邪横乘脾土所致。如何治之？当分何者为

著，若脾阴不足突出，治当以小建中汤滋补脾阴，扶土抑木。若肝胆邪盛为主，治则以小柴胡汤疏利肝胆，泄木和中，是同一病证异治又一法也。

同是少阳兼阳明腑实证，因证情治疗经过不同，治亦有差。104条："伤寒十三日不解，胸胁满而呕，日晡所发潮热，已而微利，此本柴胡证，下之以不得利，今反利者，知医以丸药下之，此非其治也。潮热者实也，先宜服小柴胡汤以解外，后以柴胡加芒硝汤主之。"本证"胸胁满而呕"是邪结少阳见证，"日晡所发潮热"是邪入阳明，腑实已成之象。如何施治？本当外和少阳，内泻阳明，但因其有微利，知是误下所致，虑其下后伤，且目前患者"今反利者"，下利未止，故先以小柴胡汤疏达枢机，冀"上焦得通，津液得下，胃气因和，身濈然汗出而解"。若燥实较甚，药后不除者，则"后以柴胡加芒硝汤主之"，以和解少阳，泻热润燥。

同为太阳伤寒，因病情轻重不同，治疗有异。57条："伤寒发汗已解，半日许复烦，脉浮数者，可更发汗，宜桂枝汤。"本条更是明确，原本即是太阳伤寒证，未经治疗时，先以麻黄汤发汗，此为正治之法。然发汗之后，病情暂时缓解，但病过半日许，太阳伤寒证复现，不管系余邪未尽，还是复感风寒，但为太阳伤寒证无疑，此时之治，"可更发汗"，究用何方？一则已用麻黄汤峻汗，重要的是诸症较轻，故麻黄汤不宜，只"宜桂枝汤"。

类似条文颇多。

三、"异证同治"在临床应用举略

《伤寒论》最大特点之一，即言简意赅，详此略彼，教人以活法，故临证之时，不仅当以无字中读伤寒，且应在无字中用伤寒。伤寒明言者，照用勿疑，而伤寒未及言明者，当举一反三，灵活变通。下以黄连阿胶汤为例。

黄连阿胶汤出自《伤寒论》303条"少阴病，得之二三日以上，心中烦，不得卧，黄连阿胶汤主之"。由黄连、黄芩、阿胶、白芍、鸡子黄组成，其由两类药物，一是黄连、黄芩二味，均系苦寒之品，既能泻火，又能燥温；二是阿胶、白芍、鸡子黄，既可滋阴益水，又能补血止血。该方在不同的病证，可以发挥不同的作用。余于临床，常将该方用于多种不同病证，证治思路简析如下。

1. 失眠

主治心火亢盛，肾水亏虚之心肾不交证。此系原文所用，证由肾水亏虚，不能上济于心，则心火亢盛，心神被扰，故心中烦不得卧。本方中黄连、黄芩苦寒直折心火，以除烦热；阿胶、芍药、鸡子黄滋补肾阴而养营血，诸药合用，可以上清心火，下滋肾水以交通心肾，共奏滋阴降火，养心安神之功。此即所谓"壮水之主，以制阳光"之意。

2. 口腔溃疡

主治心阴血亏虚，心火独亢之久久不愈证。口腔溃疡属于中医"口疮""口糜"范畴。《素问·至真要大论》说："诸痛痒疮，皆属于心。"中医认为"心开窍于舌"，"舌为心之苗"。由于心经的别络上系于舌，气上通于舌，今心阴血不足，心火亢盛，随经上扰，则出现口腔溃疡，反复不愈。黄连阿胶汤此时之用，以黄连、黄芩二味，清心泻火，直折火热，以阿胶、白芍、鸡子黄滋阴养血，以补心之阴血不足，心之阴血得复，心火自不亢盛。全方可发挥其清心火、解热毒、滋心阴之功。

3. 痢疾

常用于痢疾日久，热毒不去，久痢伤阴及产后血虚，复感热邪引起之痢疾。本证特点，一是湿热毒邪结滞于肠，二是热毒伤阴耗血，且火灼血动，血不归经，必随大便夹杂而下，致阴血亏虚。黄连阿胶汤此时之用，可以黄连、黄芩二味清热、解毒、燥湿，湿热毒邪一去，大肠功能自复；更以阿胶、赤芍、鸡子黄三味，既可养血，又可凉血，更可阴长火消。诸药合用，共奏清热燥湿、解毒养血、凉血止痢之效，临床用之，莫不取得很好疗效。清代医家吴鞠通在《温病条辨》卷二亦有"春温内陷下痢，最易厥脱，加减黄连阿胶汤主之"的记载，正是此意。

4. 急慢性前列腺炎、慢性泌尿系感染

此类证候，多属中医"劳淋"范畴，湿热下注，久久不愈，反复发作，必致下焦阴血耗伤。究其原因，或系心火亢盛，心与小肠为表里，移热于小肠，导致小肠的泌别清浊失职，多因湿热毒邪，复从下窍而入，结于下焦膀胱，致膀胱气化不利，伤阴动血，每见小便混浊、淋漓不畅或尿频、尿急、尿赤、小便淋漓涩痛等。黄连阿胶汤此时之用，以黄连、黄芩二味，可上泻心火、下清小肠火，更可清利膀胱湿热，湿热毒邪一除，则膀胱、小肠自可蒸腾气化、泌别清浊。复以阿胶、白芍、鸡子黄滋阴养血，水生火降。本方所治之证，系下焦湿热阴伤证，较猪苓汤证，热毒阴伤俱重，而水湿不甚，此为辨也。

5. 牙痛

所治证属胃火亢盛、阴血不足者。中医学认为，"齿为骨之余"，"肾主骨"，足阳明胃之经脉络于龈中，所以齿与肾、龈与胃关系最为密切。牙痛主要与胃经郁火和肾阴不足有关。肾虚火牙痛牙齿隐隐作痛，程度较轻，午后与夜间可能加重，牙龈多不红肿，常出现牙齿松动、咬物无力且疼痛加剧或牙龈出血。全身可伴有腰酸、头晕、口干咽燥、舌红苔白、脉细数等症状。多见于老人慢性牙周病。治宜滋阴益肾、降火止痛。胃实火牙痛疼痛剧烈，牙龈与颜面部红肿，或牙龈溢脓、牙龈出血，有时张口困难，同时可见头痛、口渴、口臭、尿少、便秘、发热、舌苔黄腻等症状，多见于冠周炎、化脓性根尖周炎。治宜清胃泻火、凉血止痛。在临床中，上二证均可用黄连阿胶汤，只要调整方中滋阴养血药与清热解毒药的比例，无论虚火还是实火引起的牙痛皆可照用不误。

6. 月经过多

本方所治者，系胞宫血分热毒内蕴，迫血妄行所致。症见月经量多色红，或淋漓不绝，口干口苦，心烦易怒，脉弦数有力等，此时之用，以阿胶、赤白芍、鸡子黄养血止血，滋水制火，以黄连、黄芩清热解毒，宁血止血。二组相合，相辅相成，每有良效。

至于"同证异治"，在临床上每每应用。

四、"异证同治""同证异治"的机理及意义

如上所述，不同的病机证候，可用一方一法而治，这是临床常见的事实。究其原因，乃与一方多法相同。即一个方剂，多是由数味药物组成的复方，每一味药物都有相似或不同的气味、归经、功效、主治，如桂枝，味辛、甘，性温，归膀胱、心肺经。功效散寒解表，温经通脉，通阳化气。主治风寒表证，寒湿痹痛，四肢厥冷，经闭痛经，癥瘕结块，胸痹，心悸，痰饮，小便不利。乌头，味辛、苦，性热，大毒，归心、肝、脾、肾经。功能祛风除湿，温经，散寒止痛。澄茄子，味辛、微苦，性温，归脾、胃、肾经。功能温中止痛，行气活血，平喘，利尿等，这些药物用于不同的病证，所发挥之作用各异，加之药物之间复杂的配伍，必将产生多种效应，因此，全方在不同病证中应用，就会产生不同的效果，从而反映出不同"法"来。正是由于一个方剂有诸多功效，才体现多种治法，主治必然有所不同，所治证候病机各异，可广泛适用于诸多不同证候。

关于"同证异治"之因，已如上述，多因病情之轻重缓急、治疗经过不同，或因病机侧重不同，治疗方法亦必不同。从上述两方面看，同"证"而"方"异，同"方"而"证"异，"方"和"证"之间是不对应的，存在着一定的差距。由是观之，建立在"方""证"对应说基础上、《伤寒论》研究和教学中常用之"方证"说值得商榷，如常常提及的"桂枝汤证"等，其概念就无法界定，因其使用对象不同，其内涵即不相同，常随主治证候变化而变化，如桂枝汤用于太阳中风证、杂病汗出证、妊娠呕吐证、伤寒轻证等，"桂枝汤证"相应的内涵也就变成了上述不同的内容，必然造成混乱，需进一步完善之。

通过研究《伤寒论》中上述内容，进一步提出异证同治、同证异治说，不仅有助于丰富和发展仲景学说，促进中医理论的完善和创新，且可开拓中医临床思路，扩大方药的应用范围。有利于解决临床中复杂多变的病证，值得我们进一步研究。

本文原发表于《全国仲景学会讨论会论文集》，2012年，贵州。

阴性症状论

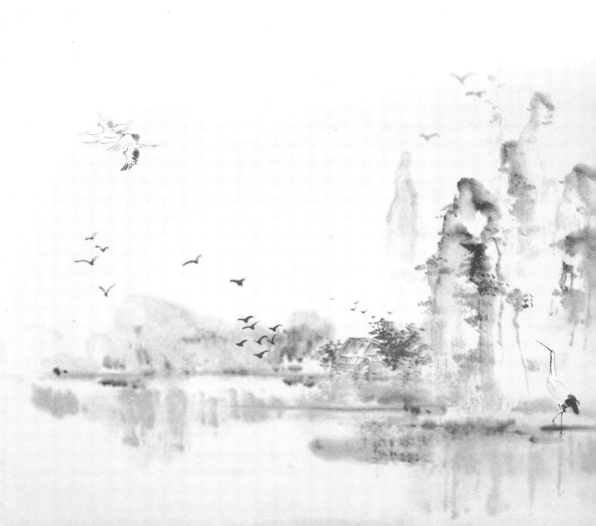

阴性症状论
究四诊技巧　释辨证秘法

阳性症状常识　阴性症状点睛

——从《伤寒论》论阴性症状的作用

在疾病的诊疗过程中，正确的诊断，是后续立法、遣方及用药的前提，系疾病治疗成败的先决条件。若诊断失误，则后续之一切徒劳无益，因此，如何提高诊断的正确率，是医者千百年来所追求目标之一。对于诊断而言，掌握收集四诊资料的方法十分重要，在此过程中，阳性症状对疾病的确诊固然必不可少，历来受到医家的重视，而阴性症状由于是病人的正常反应，多不加注意，历版的《中医诊断学》教材皆未详尽论述，以致临床上造成了对部分疾病的误诊误治。因此，临证不仅要注意阳性症状和体征的收集，而且要注意阴性症状和体征的收集，有时它对疾病的诊断起到了不可替代的重要作用，对此，《伤寒论》中为我们树立了典范。

一、《伤寒论》阴性症状举隅

1."不呕"，即无呕吐

在《伤寒论》中多次提及，其意义有所不同。一则指邪未在少阳。如23条："太阳病，得之八九日，如疟状，发热恶寒，热多寒少，其人不呕，清便欲自可，一日二三度发。脉微缓者，为欲愈也；脉微而恶寒者，此阴阳俱虚，不可更发汗、更下、更吐也；面色反有热色者，未欲解也，以其不能得小汗出，身必痒，宜桂枝麻黄各半汤。"本条太阳病已历八九日，病程较长，且症状表现"如疟状，发热恶寒，热多寒少""一日二三度发"极不典型，单凭阳性症状无法确诊。此处需收集阴性症状，方可明确诊断。患者"不呕"，示邪未入少阳，而"清便欲自可"这一阴性症状则指邪未入阳明，从而判断病仍在太阳。他如61条："下之后，复发汗，昼日烦躁不得眠，夜而安静，不呕，不渴，无表证，脉沉微，身无大热者，干姜附子汤主之。"本条病太阳误下而起，表现上"身无大热"，与太阳病之初相较，热势已减，且其烦躁也只"昼日烦躁不得眠，夜而安静"，似乎病在向好的方向转变，但仲景此处一连用了三个阴性症状，其中"不呕""不渴""无表证"则分别指代非少阳、阳明、太阳病变，即非是阳证、实证和热证，再结合"脉沉微"，从而为本病进一步判明病在三阴（少阴）提供了重要依据。其二指代邪未传里。如270条："伤寒三日，三阳为尽，三阴当受邪，其人反能食而不呕，此为三阴不受邪也。"此处之"不呕"则说明无太阴之腹满而吐、少阴之欲吐不吐、厥阴之食则吐蛔等三阴表现，从而为判定疾病传与不传提供了依据。三则指代胃气尚和。如147条："伤寒五六日，已发汗而复下之，胸胁满微结，小便不利，渴而不呕，但头汗出，往来寒热，心烦者，此为未解也，柴胡桂枝干姜汤主之。"本条之不呕指示患者胃气尚和，邪结胁下。

2. "不渴"，即口淡不渴

在《伤寒论》中多次出现，其意义主要有：一则指无热证，除上述61条干姜附子汤证条指无阳明里热证外，304条："少阴病，得之一二日，口中和，其背恶寒者，当灸之，附子汤主之。"此"口中和"则指口不渴、不苦、不燥。本条"背恶寒"究系阳明热盛，还是阳虚失温？不好断定。"口中和"是着眼点。因为背恶寒必须是"口中和"，才是阳虚确据，才可用灸法和热药。若口中燥渴，其背恶寒必是阳明热极。因此，"口中和"指本证无里热，从而为阳虚证的确立和附子汤大量用附子提供了前提依据。其二指饮停中焦。如73条："伤寒，汗出而渴者，五苓散主之。不渴者，茯苓甘草汤主之。"本条以口渴与否辨水饮所停部位。"不渴者"标示饮停胃中，是使用茯苓甘草汤的依据。41条"伤寒，心下有水气，咳而微喘，发热不渴，服汤已渴者，此寒去欲解也，小青龙汤主之。"指示水饮内停之证，是为后续之"服汤已渴者"提供前提的。亦指代水寒所伤，141条："病在阳，应以汗解之，反以冷水潠之。若灌之，其热被劫，不得去，弥更益烦，肉上赤粟起，意欲饮水，反不渴者，服文蛤散。"其三，指代病位局限。如277条："自利不渴者，属太阴，以其脏有寒故也，当温之，宜服四逆辈。"同属虚寒下利，本条系太阴病脾虚寒湿，证情较轻，病变局限于中焦，尚未波及下焦，下焦气化基本正常，故曰"自利不渴者，属太阴"。少阴真阳大衰，火不腐谷，则下利，下焦阳不蒸腾、水津不布，则伴有口渴，故282条曰"自利而渴者，属少阴也"。故在三阴病中，口不渴即成为界定太阴少阴之标志。

3. "小便利"，即小便基本正常

在《伤寒论》中因病情不同，具有多种意义。

（1）在热证中多代表津液偏渗膀胱，热邪已盛的标志

如251条："得病二三日，脉弱，无太阳、柴胡证，烦躁，心下硬，至四五日，虽能食，以小承气汤，少少与，微和之令小安；至六日，与承气汤一升。若不大便六七日，小便少者，虽不受食，但初头硬，后必溏，未定成硬，故之必溏。须小便利，屎定硬，乃可攻之，宜大承气汤。""伤寒十三日，过经谵语者，以有热也，当以汤下之。若小便利者，大便当硬，而反下利，脉调和者，知医以丸药下之，非其治也。若自下利者，脉当微厥，今反和者，此为内实也，调胃承气汤主之"等，以"小便利"作为判断阳明腑实已成的标志。又如247条："跌阳脉浮而涩，浮则胃气强，涩则小便数。浮涩相搏，大便则硬，其脾为约，麻子仁丸主之。"说明小便利是脾失转输，津液偏渗膀胱大便因硬之原因。

（2）反映病在血分而不在气分，为辨别太阳蓄水、蓄血的主要标志之一

如125条："太阳病身黄，脉沉结，少腹硬，小便不利者，为无血也。小便自利，其人如狂者，血证谛也，抵当汤主之。"126条："伤寒有热，少腹满，应小便不利，今反利者，为有血也，当下之，不可余药，宜抵当丸。"以"小便自利"与小便不利对举，说明邪在下焦血分，膀胱气化基本正常，临床上就成为辨别太阳蓄水、蓄血的重要标志。

（3）为阳虚失固，下焦气化不行的反映

如377条："呕而脉弱，小便复利，身有微热，见厥者难治，四逆汤主之。"389条："既吐且利，小便复利而大汗出，下利清谷，内寒外热，脉微欲绝，四逆汤主之。"316条："少阴病，二三日不已，至四五日，腹痛，小便不利，四肢沉重疼痛，自下利者，此为有水气。其人或咳，或小便利，或下利，或呕者，真武汤主之。"

（4）反映湿有出路

如278条："伤寒脉浮而缓，手足自温者，为系在太阴。太阴者，身当发黄，若小便自利者，不能发黄。"174条："伤寒八九日，风湿相搏，身体疼烦，不能自转侧，不呕，不渴，脉浮虚而涩者，桂枝附子汤主之。其人大便硬，小便自利者，去桂加白术汤主之。"

（5）为津液未伤的反映

如229条："阳明病，发潮热，大便溏，小便自可，胸胁满不去者，与

小柴胡汤。"本条反映了病虽已入阳明，但热邪不著，津液未伤，故可使用小柴胡汤。否则，若小便不利量少色黄，则应下之。

（6）津液未竭的标志

如110条："太阳病中风，以火劫发汗，邪风被火热，血气流溢，失其常度，两阳相熏灼，其身发黄。阳盛则欲衄，阴虚小便难。阴阳俱虚竭，身体则枯燥，但头汗出，剂颈而还，腹满而喘，口干咽烂，或不大便，久则谵语，甚者至哕，手足躁扰，捻衣摸床。小便利者，其人可治。"本条证情虽重，但"小便利者"，标示阴津未竭，预后相对较好。

（7）热邪已除的反映

339条："伤寒热少厥微，指头寒，嘿嘿不欲食，烦躁，数日小便利，色白者，此热除也，欲得食，其病为愈。"

（8）药后病邪祛除的反应

如桂枝去桂加茯苓白术汤"温服一升，小便利则愈"；牡蛎泽泻散"日三服，小便利，止后服"；烧裈散服后"小便即利，阴头微肿，此为愈矣"；茵陈蒿汤服后"小便当利，尿如皂荚汁状，色正赤，一宿腹减，黄从小便去也"等。

4．"不恶寒"，即不怕风寒

在《伤寒论》中多次用到，其在不同的病证中，意义不同，主要用在：

（1）在表证中，主要标示疾病的寒与热

如第6条："太阳病，发热而渴，不恶寒者，为温病。"本条所示，意在指出，同是太阳病，但恶寒不见（可能有轻微恶寒），非是风寒，应是其他，结合"太阳病，发热而渴"，当是温病，此在太阳病中有重要意义。

（2）在里证中，多指表邪已解

如120条："太阳病，当发热恶寒，反不恶寒发热，关上脉细数者，以医吐之过也。"121条："太阳病吐之，但太阳病当恶寒，今反不恶寒，不欲近衣，此为吐之内烦也。"及182条："问曰，阳明病外证云何？答曰：身热，汗自出，不恶寒，反恶热。""有一分恶寒，即有一分表证"之说虽不可取，但"有一分表证，即有一分恶寒"之说是为正确，此处"不恶寒"，是指表证已除，纯属里热。

（3）在少阴阴盛格阳于外证中，指虚阳外越

如317条："少阴病，下利清谷，里寒外热，手足厥逆，脉微欲绝，身

反不恶寒，其人面色赤，或腹中痛，或干呕，或咽痛，或利止脉不出者，通脉四逆汤主之。"本条"下利清谷""手足厥逆""脉微欲绝"与少阴阴盛阳虚同，唯"身反不恶寒"标示了阴盛格阳于外的本质，成为使用通脉四逆汤的确据。

5. "能食"，即饮食基本正常

在《伤寒论》中却反映出不同的证情。

（1）阳明中风的标志

如190条："阳明病，若能食，名中风；不能食，名中寒。"此条为阳明寒热证的辨证提纲，以"能食"指代胃有邪热，饮食基本正常（胃病之后，有饮食确有过亢者，另有论述，但此处多指饮食基本正常者，系与下文"不能食"相对而言者），或偏多者，为热邪主动、阳能化谷之故。

（2）邪实相对较轻的表现

如215条："阳明病，谵语有潮热，反不能食者，胃中必有燥屎五六枚也。若能食者，但硬耳。宜大承气汤下之。"本条之"能食"成为阳明腑实重与轻的着眼点，若不能食者，则示腑气不通较著，若"能食"者，则标示虽有阳明屎内阻，但未至闭结。

（3）为胃气来复的标志

如384条："伤寒，其脉微涩者，本是霍乱，今是伤寒，却四五日，至阴经上，转入阴必利，本呕下利者，不可治也。欲似大便，而反失气，仍不利者，此属阳明也，便必硬，十三日愈，所以然者，经尽故也。下利后当便硬，硬则能食者愈，今反不能食，到后经中，颇能食，复过一经能食，过之一经当愈，不愈者，不属阳明也。"本条所指，即是胃气逐渐恢复，功能基本复常的表现。

（4）胃气将绝的标志

如332条："伤寒始发热六日，厥反九日而利。凡厥者，当不能食，今反能食者，恐为除中。"及333条："伤寒脉迟六七日，而反与黄芩汤彻其热。脉迟为寒，今与黄芩汤，复除其热，腹中应冷，当不能食，今反能食者，此名除中，必死。"二条所指"能食"皆为胃气将绝、回光返照、残灯复明的标志，若不仔细辨别，必有重大误失。他如论中所称"无汗""不咳""头不痛""手足温"及"无里证""无热证""无少阴证者"等，俱应引起我们的重视。

二、收集阴性症状的意义

对于常见病证，多有其相对固定的阳性症状，即所谓的"证候"，这些"证"的判断，相对比较容易，而临床一旦出现了"变"证，即疑难病证，则不仅需要掌握常证常法，从有异于常的症状表现入手，且要从表现正常的方面考虑，以这些阴性症状为着眼点，则可破解疑难。从《伤寒论》及临床实践来看，阴性症状的收集主要有如下作用：

一是为临床排除法的使用提供了依据，如 23 条、61 条等。二是直接点明病性、病位，作为疾病诊断的标尺，如 190 条、73 条。三是揭示疾病的进程，反映疾病的现状，如 120 条、121 条等。四是标示疾病本质，作为判断预后的重点，如 110 条、332 条等。五是药后的反应，如 41 条等。六是作为临证用药的前提，如 304 条等。七是反映疾病的轻重，为后续立法处方指明方向，如 215 条等。这些阴性症状的收集，为临床疑似的复杂病证的诊断和治疗及用药，都有非常重要的作用，这种诊察方法值得我们研究和掌握。

三、阴性症状的收集方法

由于阴性症状都是病人的正常表现，所以必须掌握方法，否则，若一味乱用，则不仅杂乱无章，延长了诊治时间、扰乱了正常的临证思维，对疾病诊断无益，且因无原则地乱用，必将造成误诊误治，反而得不偿失，因此，必须遵循相关思路，才能起到应有的作用。但需指出的是，这些阴性症状，必须同现有的症状表现相结合、必须同患者当时的病情相结合才有诊断意义。如以"不恶寒为例"，一是证情初起时根据其有无，可初步判定其寒热属性，如伤寒、中风皆有恶风寒，而温病则不恶寒。二是依据其轻重程度和演变过程，推知其属表属里，若恶风寒持续存在，当是表证，否则，若如 183 条："问曰：病有得之一日，不发热而恶寒者，何也？答曰：虽得之一日，恶寒将自罢，即自汗出而恶热也"，先有轻微恶寒，继之很快消失，当是外邪初犯阳明之里证。三是据其治疗过程的动态观察，如 120、121 条太阳病本有恶寒，误吐之后，恶寒消失，当是太阳表邪已解。四是根据疾病的性质，推测其属实属虚及病情轻重，如 317 条，少阴寒化，一派阴盛阳衰之征，当畏寒怕冷，今却不恶寒，当是虚阳外越的征象。总而言之，对于阴性症状的收集，一定要有目的地诊察，才能起到画龙点睛的作用。

综上所述，关于阴性症状的收集，在疾病的诊治过程中不可忽视，尤其在某些疑难病证的诊治中，常常起到至关重要的作用，《伤寒论》已为我们作出了典范，应引起我们的重视，并深入研究，从而避免临床误诊误治的发生。

本文原载于《中医误诊学》2007 年版。

南阳方言论

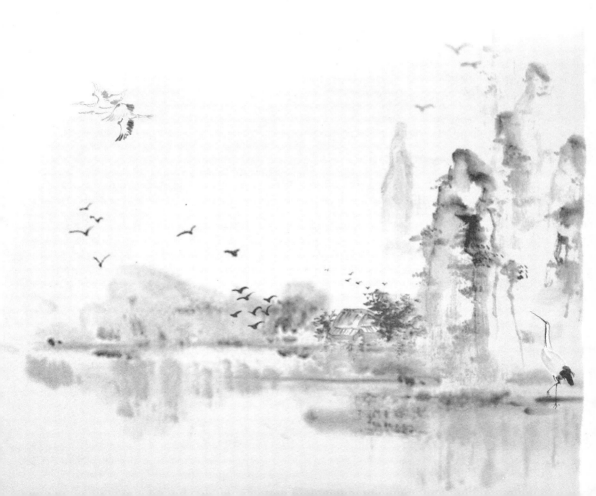

南阳方言论
破条文困惑　还仲景本义

论中熟常饮食　言来一笑博雅

——《伤寒论》中"白饮""索饼"考释

一、释"白饮"

《伤寒论》中五苓散、四逆散、三物白散等皆需"以白饮和服"。对于"白饮",诸家多避而不谈,如丹波元简说:"白饮,诸家无注,《医垒元戎》作白米饮,始为明晰。"丹波氏引《医垒元戎》之注,赞"白饮"为白米饮之说,自此以降,注《伤寒论》者,遂和其说,多解"白饮"为白米汤。如南京中医学院伤寒教研组编,上海科学技术出版社出版的《伤寒论译释》曰"白饮,即米汤"。即使1985年版的高等医药院校教材《伤寒论讲义》也解释说:"故用'白饮',即白米汤和服。"似乎已成定论。

我家世居河南南阳,为仲景之故里。而今在南阳一带,主要以面食,非为大米产地,民多不习大米,仅在特殊之日,方食大米。故将"白饮"释"白米汤"似有不妥。南阳之地,多习食面,如馍等,更喜食面条。一日之内,必有一餐为面条,且多在中午吃捞面。即将面条放入锅内煮熟,随后将面条自锅中捞出,加入蒜汁、炒菜类食之。而锅内剩下的煮面条的汤,因其内留有面条之面,无咸味,则叫"白饮汤""白汤""饮汤"。南阳人自古有一习惯,食完捞面,必饮"白汤",一则权作稀饭,充以茶水以解渴,二则多认为"白饮汤"具有滋养脾胃的作用,对脏腑具有良好的滋润之效。至今在民间尚流传有"食面不喝饮,久之病缠身"之说。可见南阳人对"白饮汤"的重视。

张仲景家居南阳,自然熟习南阳民俗,用白饮汤和药,亦在情理之中。且白饮汤又具有清凉、甘润、滋养之功,用此和药,自有顾护胃气、清凉解热、滋润和阴之作用。故"白饮"即是"白饮汤","白汤"是面而非米。

二、释"索饼"

332 条云："伤寒，始发热六日，厥反九日而利。凡厥利者，当不能食。今反能食者，恐为除中，食以索饼，不发热者，知胃气尚在，必愈。"对于"索饼"，诸家更是望文生义，索多释为条索；饼多解为饼子。且众说纷纭，莫衷一是。如钱天来说："索饼者，疑即今之条子面及馓子之类。"史定文等编著，中国古籍出版社出版的《伤寒论自学辅导》解释说："索饼，以面粉做成的索条状的食品，如今时北方的炒饼烩饼之类。"1985年版，高等医药院校教材《伤寒论讲义》注曰："索饼是以麦粉做成的条索状的食品，如挂面等。"

然"索饼"究系何物？至今在南阳地区尚有"索饼"这一食物，有咸、淡两种，统称"索饼"，为当地人民喜食的食物之一。即将面粉揉合成软团状，用面杖在案板上加工成厚 0.5 毫米左右的大张面叶，然后折叠，用刀切成宽 2 厘米左右的长条状，将锅内加水煮沸，加入面条，煮熟不放盐油，仅加青菜者名"甜索饼"；若加入油盐，兑入青菜、肉食者叫"咸索饼"，或叫"肉索饼"。此物类似烩面，但较烩面为薄；似面条，而较面条为宽，且又有咸、淡二类，不似面条多为咸味。

过去南阳人民生活紧张，虽为小麦产地，但面粉常欠，故"索饼"多系在节日或人生病时才做的"节日饭""病号饭"。张仲景生活在汉末战乱时期，恐怕当时人民的生活较新中国成立前更为紧张，面粉也就不会充足。因此，让病人吃"索饼"亦是很照顾的了，算得上高级的"病号饭"了，言之可信，用之可行。

本文原发表于《杏林中医文献杂志》，1989（2）：13。

仲师故里南阳　家乡方言难免

——《伤寒杂病论》南阳方言释要

张仲景为河南南阳人，其在撰著《伤寒杂病论》时不自觉地掺入南阳方言，致后学难以理解，有的竟成为千古悬案，争论不休，对学用经方，准确理解经文极为不利。笔者祖居南阳，深习民俗，熟识方言，对《伤寒杂病论》中南阳方言进行了整理，意在弄清仲景原意。

一、脱气

《金匮要略·血痹虚劳病脉证并治》11 条曰："脉沉小迟，名脱气，其人疾行则喘喝，手足逆寒，腹满，甚则溏泄，食不消化也。"对此"脱气"，注家有认为是阳虚者，有认为属阳气虚衰者等，五版教材云："脱气，在这里是指病机，即指阳气虚衰而言。"不一而足。

南阳方言"脱气"其意近似于感到疲乏无力，胸中气不够用之意。如因饥饿过久，两顿未进饮食，表现为气喘乏力，少气懒言时即讲："饿脱气了。"

二、不沾

《金匮要略·水气病脉证并治》9 条云："寸口脉弦而紧，弦则卫气不行，即恶寒，水不沾，流走于肠间。"对此，多种版本均句读为"水不沾流，走于肠间。"而又对此含糊其辞，不能作解，有的注释得滑天下之大稽。

其实，"不沾"为典型的南阳方言，又叫做"不沾弦"，"不沾板"，简称"不沾"，至今南阳人尚在广泛应用，随处可听到，意思较广，近于不能、不可、不行、不正常、离正道太远、不着边际等，含意较为复杂，"水不沾，流走于肠间"，意思是说"水不循常道，行于膀胱，却流走于肠道，形成了水气"。

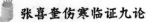

三、少阳脉卑

《金匮要略·水气病脉证并治》19条："师曰：寸口脉沉而迟，沉则为水，迟则为寒，寒水相搏。趺阳脉伏……少阳脉卑，少阴脉细，男子则小便不利，妇人则经水不通；经为血，血不利则为水，名曰血分。"对此"少阳脉卑"，注家争执不已，各持己见，有认为"卑"即低之意，多数不予作解，随文敷衍。

"卑"为南阳方言，与"秕""瘪"相近，很常用，"少阳脉卑"指脉管按之不饱满，主荣气虚，故接着言"少阴脉细"，两种脉象都呈现不足之象，主气虚血少，脉道不充，非指脉"低"之意。

四、白粉

猪肤汤"猪肤一斤，上一味，以水一斗，煮取五升，去滓，加白蜜一升，白粉五合，熬香，和令相得，温分六服"。对于其中之"白粉"，各家皆注曰"即米粉"。此误也，恐是以大米色白，想当然而注之故。

南阳之地，很少食大米，民以面食为主，大米仅在过节时才食用，而且绝无以大米磨粉，食米粉之习惯。家乡将面粉大概分为两类，一曰"白粉""白面""好面"，即单指小麦面；一曰"黑面"，指粗粮之面粉，有广义与狭义之分，广义是指红薯面、高粱面、玉米面等杂粮之面粉，狭义则单指红薯面，至今仍在沿用。因此，白粉即小麦粉。并且，《本草纲目》谓其"甘、凉、无毒，醋熬成膏，消一切痈肿、汤火伤"。《食疗本草》曰，小麦粉"补中益气，和五脏，调经络，续气脉，又，炒粉一合，和服断下痢。"可知其具有凉补五脏，清热解毒之功，故与猪肤、白蜜相伍，治疗少阴阴虚咽痛、下利，确为的对之举，亦是其长。如此，方无误矣。

五、清浆水

枳实栀子豉汤"上三味，以清浆水七升"等，诸多方子皆用浆水、水浆等，对此，注家又难一同，如吴仪洛说："一名酸浆水，炊粟米熟，投冷水中浸五六日，味酸生花，色类浆，故名。"徐灵胎认为米泔水放酸即清浆水等，皆非。

故里南阳，至今尚有食浆面条之习惯，即取浆水煮面，食之酸美可口，可开胃滋阴。因南阳一带盛产红薯，当地多以红薯加工淀粉，而加工淀粉，又必须用浆，否则不行。此浆是用麦麸等发酵制成曲，然后将曲加入一定的粮食，入水中，数天后汤酸而混浊者，名曰"大浆""混浆"，经过过滤，放入其他物质沉淀，清澈者曰"二浆""清浆"，用以加工淀粉，此浆量多，用大缸做，生喝酸而带甜，幼时常喝，清凉解渴。民间又多以之煮面，在当地加工淀粉作坊很多，名叫"粉坊"，几乎村村都有，故仲景用之煮药。

六、疠痛

《金匮要略·妇人妊娠病脉证并治》5条："妇人怀娠，腹中疠痛，当归芍药散主之。"对于"疠痛"，有人认为绵绵而痛者，有认为读为"绞"，指腹中急痛者，有认为小痛者等，不一而足。

"疠"为南阳方言，读"就"，至今仍用，指疼痛有拘急、收引，如收缩而痛似的感觉。如胃部痉挛疼痛，患者感到胃脯好像收缩在了一起，这种性质的疼痛，患者即曰："我胃里疠着疼。"在今日临床，比比皆是，因此，"疠痛"是指疼痛之处同时伴有收缩样感觉。结合原文，本条是述妇人怀妊后，血虚不能养筋脉，从而产生的腹中收缩样的疼痛，故用当归芍药散养血柔脉，缓急止痛，又如《产后病脉证治》之4条："产后腹中疠痛，当归生姜羊肉汤主之。"其疼痛亦因血虚不养，筋脉拘急，故疼痛有收缩样的感觉。

七、不胜

《金匮要略·中风历节病脉证并治》第2条："邪在于络，肌肤不仁；邪在于经，即重不胜；邪入于腑，即不识人；邪在于脏，舌即难言，口吐涎。"对于"不胜"，多数医家随文敷衍，未作解释，五版教材注曰："肢体重滞不易举动。"

"不胜"亦为南阳方言，有比较之意，可能是从比赛等胜负结果演化而来，文中"邪在于经，即重不胜"，意思是由于病邪侵及经脉，血气不能运行，故受病肢体功能低下，与未病前相比，差异明显。因中经表现各种各样，一个条文又难以一一述说，显得累赘，用"重不胜"概括，灵活意赅。

八、苦

在南阳方言中，"苦"除了常用的痛苦和指味道外，常常作为一个修饰性的词头出现，与下面的字或词结合，以加重语气，并修饰该词，以说明其性质、程度等，用之较活。张仲景在《伤寒杂病论》中应用较广，如《金匮要略·黄疸病脉证并治》第 1 条 "寸口脉浮而缓，浮则为风，缓则为痹，痹非中风，四肢苦烦，脾色必黄，瘀热以行"，他如 "苦浊" "苦冒"等，应加以仔细体会，不同于一般字词典所释。他有如下意义：①表示被形容者时间较久；②表示这种症状持续不解；③表示其他措施已采用过，但不能奏效。当然也表示症状较重，比较明显。如文中之 "苦烦" 应理解为四肢不舒时间较久，持续不解，虽经他治而疗效欠佳。观后世医家多随文释曰："为……所苦"，意思不贴切。

九、瞑

《伤寒论》46 条云："太阳病，脉浮紧，无汗，发热，身疼痛，八九日不解，表证仍在，此当发其汗。服药已微除，其人发烦，目瞑，剧者必衄，衄乃解，所以然者，阳气重故也。" 以及《金匮要略·血痹虚劳病脉证并治》第 5 条："男子脉虚沉弦，无寒热，短气里急，小便不利，面色白，时目瞑兼衄，少腹满，此为劳使之然。" 对于 "目瞑" 有谓瞑通眩，目瞑即目眩者，亦有释为病人畏光，时常要闭上眼睛者，说法不一。

南阳方言所谓的 "瞑" 是指动物之类没有神气，气力不支的样子。如小鸡缩头坠翅，两目半睁半闭，不活动，不吃食，人们就说："小鸡瞑了，像是生病了。" 若某人少气懒言，无精打采，两目半合，与常人迥异，就称之为 "瞑"。结合以上条文，一则指服完麻黄汤汗后，正气已损，故表现为少气懒言，无精打采，两目半睁半闭，好似刚睡醒的样子。

十、翕

《伤寒论》12 条云："太阳中风，阳浮而阴弱，阳浮者热自发，阴弱者汗自出，啬啬恶寒，淅淅恶风，翕翕发热，鼻鸣干呕者，桂枝汤主之。" 此 "翕翕发热" 在原文尚有多见，历代医家多从文字学角度阐释。现今五版教材云 "翕翕发热"，"如羽毛覆盖之温和发热"，亦有执说 "翕"者 "合羽" 之谓，此为望文生义，颇显牵强。

其实，"翕"为南阳方言，至今家乡之老年人尚保留着此说。如冬天严寒，民多生火取暖，中间放柴草，点燃后众围火旁，名曰"翕"，意即烤火之意，"翕"犹烤也。以此观之，"翕翕发热"，在形容热在表皮，如向火之感。结合原文，桂枝汤为表证，其热在表，若为内热，桂枝汤就不适应其证。仲景用"翕翕发热"，意在与其他发热作鉴别。因桂枝汤证在发热的同时伴有汗出，这与阳明病汗出，恶寒发热颇为相似，故指出桂枝汤证之发热表现为"翕翕发热"，即患者如向火之感，觉表皮发热（这在临床相当常见，他如"其面翕热如醉状"形容得更为贴切，即患者觉面皮发热），并非白虎加人参汤证热自内而发，肌肉热盛如蒸，白虎加人参汤证"背微恶寒"，亦非本条之全身恶寒。如此应用方言，其意十分明了、贴切，便于辨证用药。

十一、结胸

《伤寒论》中多次提到"结胸"，对此各家皆以病名释之，认为是疾病之名称无疑，其病名之来源，乃是依病邪结胸中与水胶结之病机而得名，似成定论。其实不然，如340条云："病者手足厥冷，言我不结胸，小腹满，按之痛者，此冷结在膀胱关元也"，若按病名、病机解释是不通原义的。病人无医学知识，怎能懂得病名、病机、如何知晓自己不是结胸？若病者深知病源病性，也就没有必要诊断，从而也不会找医生诊治。这足以证明此解不妥。

考"结胸"之"结"，家乡南阳读作"街"，有二意：一是打结，即将绳子之类结在一起；一乃板结、实在不虚之意。现今某人因丢失贵重物品，或失去亲人等，思想不畅，久而生病，名曰"结心"。胸部实而不虚，有沉重、疼痛、似用物打实一样的感觉，叫"结胸"。它是一种症状，与"痞"相反。"痞"与"结胸"，虽都有胸胃部的胀闷不舒，但一虚一实，感觉自不相同。此结胸应是一种症状，即病人觉胸部撑胀、疼痛、似用物挤压之感。其病名以症状得名的，非是病机。

十二、胃中干

《伤寒论》71条云："太阳病，发汗后，大汗出，胃中干，烦躁不得眠，欲得饮水者，少少与之，令胃气和则愈。"对此条之"胃中干"，多解释为病理概念，更有医家干脆不予解释，随文带过，如《伤寒论》（五版）

释曰："胃中干，病理概念，指津液耗伤，胃中阴液不足。"此说不妥。若依"烦躁不得眠，欲得饮水"就判为自愈，恐为难矣，与热证难别。

究"胃中干"乃家乡南阳之常用方言，尤当盛夏之际人们活动后汗出，或热病后期已大汗病解，身无寒热，体温正常，但口干，有两种情况：一是饮水过多，胃中有水，活动时可发出水击之声，名叫"胃中有水气"；另一种为口渴，似口腔、食道及胃中都干枯似的，这种感觉名"胃中干"。此说法现仍在当地广为流传。在门诊接诊之时，常可听到患者向医生诉说"我胃里干不差的""胃里干差差的"（注："不差的""差差的"为南阳方言之特点，相当于词尾，无意，此在《伤寒杂病论》中使用较广，下文专论）。此症状之特点为口渴，无发热症状，同时亦不同于内热之渴。内热之渴一般具有热感，南阳方言叫做"胃里热乎拉拉的""胃里发烧""嘴里干燥，冒火"等。故用"胃中干"这方言颇具意义，从病人的症状叙述中准确地判断疾病的属性和预后。因此，对此名不可望文生义，随句敷衍，否则就难以与他症之口渴作鉴别，也就丧失了辨证之意义。

结合原文来看，本条是言太阳病经过发汗，汗后热退身和，但患者因汗之太过而津液损伤，感到口燥，咽干，胃部不适，似干枯之土，故胃不和则卧不安，出现烦躁不眠。究其原因，此烦躁不得眠是因胃部不适所引起，为次要症状；主症即胃里干燥，故若饮水者，当解决主要矛盾，给少量多次饮水，使胃一舒，诸症自除，相当于补液疗法。原文接着说："若脉浮，小便不利，微热消渴者，五苓散主之"，前后对照，鉴别意义就十分明显。

十三、不来

《金匮要略·五脏风寒积聚病脉证并治》6条云："肝死脏，浮之弱，按之如索不来，或曲如蛇行者，死。"上文中"按之如索不来"之"不来"，历代多解释为"伏而不起""有时中止"，有时干脆敷衍了事。如五版《金匮要略》即云："如索不来：脉象如绳索之悬空，轻飘游移，应手即去，不能复来"，注解得很不贴切，医理上亦不通。如若似此而解，又怎能"曲如蛇行"？有注家又依蛇喜钻洞，言曲如蛇行为蛇忽钻洞之象，更令人捧腹。若是似蛇入洞中，又怎能看得见其行，于理难通。

考"不来"一词，仍是南阳之方言，至今用而不衰。"不来"即

"摆"，即摆动之意。查《说文解字》，当时无"摆"字，可为佐证。在南阳家乡，云鱼摆尾曰"鱼尾巴不来"，云绳索摆动叫"绳不来"，其他还有"马尾巴不来"等之说。将这些联系到具体条文，"按之如索不来"就不难理解。它是言肝死脏之脉，如绳索左右摆动，已不能上下跳动，具有散乱之象，故后曰"或曲如蛇行"，蛇之行走亦是左右摆动，二者在形状上十分相似。这种脉象已无胃气，为肝之真气已绝，预后较差。非是沉而不起，应手即去，不能复来。

十四、脱

《金匮要略·中风历节病脉证并治》8条："诸肢节疼痛，身体魁羸，脚肿如脱，头眩短气，温温欲吐，桂枝芍药知母汤主之；"《肺痿肺痈咳嗽上气病脉证并治》13条："咳而上气，此为肺胀，其人喘，目如脱状，脉浮大者，越婢加半夏汤主之"等皆用一"脱"字。对于"脚肿如脱""目如脱状"等，注家皆从字面上理解，认为"脚肿如脱"即脚肿得似与脱离身体一样。五版《伤寒论》亦云："脚肿如脱：形容两脚肿胀，且又麻木不仁，似乎和身体脱离一样。"很显然，这是望文生义而来。在医理上，桂枝芍药知母汤不能治疗腿病（注：古之"脚"意为今之"腿"，古之"足"为今之脚，教材注释有误。）要和身体分离症的，也令人难以理解。对于"目如脱状"，注家亦注曰目似脱掉似的。那么试问两眼脱掉是什么样子？首先是疼痛，失明，其次两眼部凹陷，而五版教材却注之曰："形容两目胀突，有如脱出之状"，前后矛盾，不能自圆。综上注释不足以说明问题，十分牵强。

南阳口语中"脱"读作"驮儿"，为儿化音，指人不灵活，反应迟钝。例如，看到有人说话、办事慢腾腾的，别人就评曰"这人脱（驮儿）劲"，某人一贯反应迟钝，叫之数声而不应，亦曰"这人真脱（驮儿）"。总之，"脱"形容人介乎正常与呆傻之间，有反应不灵敏之意，南阳方言又叫做"迷等"。再看原文，"脚肿如脱"，是说患者两腿活动不便、不灵敏，也符合文义；"目如脱状"，指病人两目无神，反应不敏。这在临床都是常见的。历节病人因关节肿或变形，两腿走路艰难，看上去慢腾腾的，故曰"脚肿如脱"；肺胀病人喘而咳嗽，往往睡眠不足，两眼看上去无神、不灵活，反应较迟钝，故仲景描述曰"目如脱状"，意在与两目发直、转动欠佳之"目中不了了，睛不和"相鉴别。二者表现不同，但通过用南阳方言形象地将二者予以区分，使人自明所以。

十五、抵当

抵当汤，古今注者奇出，有言抵者，达也，当者，裆也，抵当者，即抵裆也，指药力直抵裆内，意即方药直达下焦（裆内）瘀血相结部位之意；有言当者，挡也，抵当者，指病情顽固，非用本方药力沉猛之剂，不足以抵挡之等，皆是望文生义而来，皆非．抵当，南阳方言，即水蛭的别称，抵当汤也和麻黄汤、桂枝汤等命名方法一样，是以主药命名的，抵当汤即水蛭汤。

综上所述，《伤寒杂病论》中使用了大量的南阳方言，这些词句若完全依现今的字典、词典是难以解释的。欲确切理解经文，必须首先弄清它的含义。笔者对此问题进行了整理，但因篇幅所限，只择要举出以上数例，以浅释之。

本文原发于《中医函授通讯》，1991，10（1）：14～15；《云南中医学院学报》，1991，14（1）：20～22；台湾《华佗医药》1990 年特刊号。

缓急先后论

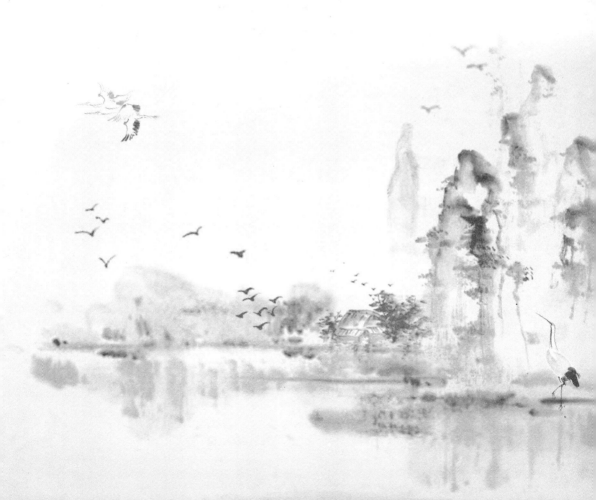

缓急先后论

承先师妙法　　定错综方略

病有复杂多变　治有腹案在胸

——《伤寒论》表里缓急辨治举要

《伤寒论》开中医学辨证论治之先河，其所体现的治疗原则，内容宏丰，成为后世临证之典范。就其标本缓急辨治而言，亦处处示人以规矩，足资效法。以《伤寒论》表里同病为例，分析其标本缓急辨治原则，具有重要意义，现以表里同病之治为例简述如后。

一、表里治法辨

在表里同病的情况下，《伤寒论》注意辨别表里寒热属性，病变重心所在，病位之偏表偏里，病势之轻重缓急，而后决定先治其表，后治其里，或先治其里，后治其表及表里同治等原则。一般而言，先表后里为其常，表解而后治里，防止表邪内陷，导致变证产生，其前提是里证不急，且表证突出。而当里证为急时，表证就相对处于次要地位，又当先治其里，后治其表，此为变法。又有些证候，若单纯解表则里证不去，甚或加重里证，纯治其里，则外邪不解，病不除，不仅延误病情，且可加重病情，即可采取表里同治。

（一）先表后里

此为临床辨治疾病的常法，即指表里同病，而病变重心在表，里证不著、不急、相对轻缓，表证重急而里证轻缓，治则先解其表，等表解后，如里证未愈，再行治里，即"太阳病，外证未解，不可下也，下之为逆"。

例如"太阳病不解，热结膀胱，血自下，下者愈。其外不解者，尚可攻，当先解其外，外解已，但少腹急结者，乃可攻之，宜桃核承气汤"。此证当是表证而兼下焦瘀热。里证属蓄血轻证，观其证候，如狂而非发狂，且有血自下之机，则为在里之热初与血结，证尚属轻浅。表邪未解，不可攻里，以防邪气内陷，加重里证，故用先表后里之常法。

"太阴病，脉浮者，可发汗，宜桂枝汤"。本证当是太阴兼表。既冠以太阴病，说明本证当有太阴表现，既用桂枝汤治疗，则说明当有表证，本条认证的关键在于"脉浮"，一则说明有表证，二则说明里虚不著，是故，治当先表后里，但因本证外有风寒，内有太阴脾虚，即使其外证为无汗之表实，亦不当用麻黄汤峻汗，只能以桂枝汤轻汗之。

"伤寒大下后，复发汗，心下痞，恶寒者，表未解也，不可攻痞，当先解表，表解乃可攻痞。解表，宜桂枝汤；攻痞，宜大黄黄连泻心汤"。伤寒表证，本应发汗，今先下复汗，治疗颠倒，必损伤胃气，致部分表邪内陷，邪热内结，阻于胃脘，阻碍气机，而成里热之痞。里痞一成，而表邪未解，形成了表里同病，表寒里热，观里证之热痞，不急不重，故其治仲景明示，当先解表，表解乃可攻痞。至于解表之方的选用，仍应据证而定。该证冠以伤寒，即使无汗表实，因里热已成，亦不当用麻黄汤峻汗，以防汗过伤津助热，加重里热，故先以桂枝汤轻汗之，待表邪一解，再用大黄黄连泻心汤清热消痞。

"二阳并病，太阳初得病时，发其汗，汗先出不彻，因转属阳明，续自微汗出，不恶寒。若太阳病证不罢者，不可下，下之为逆，如此可小发汗。设面色缘缘正赤者，阳气怫郁在表，当解之熏之"。本证之二阳并病，是因太阳初得病时，发汗不透彻，致表邪不解，部分病邪内传阳明而成。虽然部分病邪转属阳明，但在外之太阳表邪不解，表证仍在，此时，阳明之邪虽结，但并不重急，从其后不可下来看，当有不大便表现，而无潮热、腹满痛等，故"不可下，下之为逆"，治宜先表后里，解表之法，又当酌定，因前已发汗，造成病情传变，里热已成，故不宜峻汗，只宜"小发汗"。

另外，太阳与阳明合病，若阳明里证不著而病邪重在表者，治当解表，如"太阳与阳明合病，喘而胸满者，不可下，宜麻黄汤"。合病，即两经或两经以上证候同时出现，本条即是太阳伤寒与阳明同时发病，二经证候孰轻孰重，孰主孰次，又当仔细分析。条文明确揭示"喘而胸满者"，而对阳明病则戒之以"不可下"，说明病证以太阳伤寒为主，而阳明病次之。本条有较明显的阳明证，如不大便等，此表里同病如何治之？要知喘而胸满，与阳明病腹满而喘有别，说明阳明里热不著，今以太阳伤寒为主，治法自应先表后里，而不可早下，故曰"宜麻黄汤"。他如"太阳与阳明合病，必自下利，葛根汤主之"。亦是以太阳表邪为主，里证为次，故治疗当以发汗解表为先。

对于此类证候，仲景强调里证不急，先治其表，后治其里，若治疗失序，变证蜂起，如"太阳病，外证未除而数下之，遂恊协热而利，利下不止，心下痞硬，表里不解者，桂枝人参汤主之"。"下之后，复发汗，昼日烦躁不得眠，夜而安静，不呕不渴无表证，脉沉微，身无大热者，干姜附子汤主之"。"伤寒，若吐若下后，心下逆满，气上冲胸，起则头眩，脉沉紧，发汗则动经，身为振振摇者，茯苓桂枝白术甘草汤主之"。"太阳病，桂枝证，医反下之，利遂不止，脉促者，表未解也。喘而汗出者，葛根黄芩黄连汤主之"。以是俱是不明先表后里之法，造成诸多变证，仲景一一列出，意在引起后学重视。

总之，表里同病先治表的方法是针对以表证为主，里证为次而设，为临床常用之法。

（二）先里后表

是指表里同病，先治其里，后治其表的方法，适用于表里同病，里证急重者。里证有虚实之分，但都决定着病势的发展，关乎生死存亡，故此时之治，先治其里证，表证暂时不予考虑。

1. 里虚极者先救其里

如"伤寒，医下之，续得下利清谷不止，身疼痛者，急当救里。后身疼痛，清便自调者，急当救表。救里，宜四逆汤；救表，宜桂枝汤"。伤寒误下，伤及脾肾，阳气大衰，火不腐谷，致下利清谷不止，此时虽有身疼痛之太阳表证，亦无暇顾及。若胶柱于先表后里之法，里虚寒证已经明确，再强行发汗，必致阳气暴脱，危及患者生命，只能先温其里，待阳气一复，方可赢得驱邪外出之机，故曰"急当救里"，且所用之方，亦非泛泛之辈，"救里，宜四逆汤"，提示表证里虚寒重证同时并存，治当先里后表。"下利腹胀满，身体疼痛者，先温其里，乃攻其表，温里，宜四逆汤，攻表，宜桂枝汤"。虚寒下利兼表，当先救其里而后解表。这里反复指出解表宜桂枝汤，亦非等闲之辈，等阳复之后，表证仍在，治当再行解表，但此时虽有身疼痛太阳表实之征，但因此证里阳初复，不当峻汗，只宜轻汗，方不用麻黄汤而选桂枝汤。因表里同病，里阳虚衰，若不知轻重缓急，先行解表，必致阳气暴脱，故仲景十分重视，反复加以强调，当先救其里，切不可先行攻表，如"病发热头痛，脉反沉，若不差，身体疼痛，当救其里，宜四逆汤"即是此意。

不唯脾肾阳衰之表里同病，当先救其里，其他里虚之证，只要急重，皆当先救其里，如"伤寒，脉结代，心动悸，炙甘草汤主之"。本条所述之证，亦为临床常见之证，类似于今日之病毒性心肌炎之类，多在外感病的过程中，外在表邪未解，而突然出现心之阴阳俱虚，最为危急，故在治疗之时，即使表证仍在，亦无暇顾及，当先救其阴阳之里，以炙甘草汤调气血以复脉。

里虚极者先救其里，意在挽回人体正气，保存患者生命，否则，若于里虚重证不顾，妄用汗法解表，正气败绝，驱邪外出之望将无从谈起。《伤寒论》十分重视，专就汗法不当，引起变证大加讨论，如"太阳病发汗，汗出不解，其人仍发热，心下悸，头眩，身𥆧动，振振欲擗地者，真武汤主之"；"发汗，若下之，病仍不解，烦躁者，茯苓四逆汤主之"；"发汗后，其人脐下悸者，欲作奔豚，茯苓桂枝甘草大枣汤主之"等，皆是汗法不当而造成的变证，仲景尤其强调表里同病，里证为少阴阳衰者，不可发汗，如"少阴病，脉微，不可发汗，亡阳故也"。

2. 里实急重先攻其里

表里同病，表证兼里实证，若里热实证证情较轻者，当先解表，若里热实证证情较重、较急者，则又应先里后表。如"太阳病六七日，表证仍在，脉微而沉，反不结胸，其人发狂者，以热在下焦，少腹当硬满，小便自利者，下血乃愈，所以然者，以太阳随经，瘀热在里故也，抵当汤主之"。太阳病六七日，表证不解，外邪循经化热入里，与瘀血互结，病人表现脉微而沉，其人发狂者，少腹当硬满，乃瘀已成形，非攻不可，当用抵当汤破血逐瘀，此时虽有表证存在，因其病热深重，证情危急，里证急于表证，攻逐之法不可稍缓，故不先治其外，而急治其里。此条与桃核承气汤证俱为太阳蓄血，俱有太阳表证，但因桃核承气汤证里证只是其人如狂、少腹急结、热瘀初结下焦而不甚急重，故"其外不解者，尚未可攻"，二证对比，先后缓急之法，自可明了了。

（三）表里同治

即当表里病情比较均衡，或表里俱急，或表里俱缓之时，采用表里双解之法。此法之用，解表有利于治里，里和又有利于表解，二者相辅相成，为《伤寒论》常用之法。

表证里证较为均衡也只是相对而言的，因临床上病情复杂，加之疾病过程是不断变化的，因此表证里证仍有轻重、缓急、多少之分，只不过尚有超越相对均衡的度而已，因此，在表里同治之时，仍有偏于治表、偏于治里及表里并重之轻微差别。

1. 表实里虚

表里同病，若里证属虚而重、急者，当先救其里，前已述及，若里证之虚尚轻，未致极虚程度，则又采取表里同治。如"太阳病，外证未除而数下之，遂协热而利，利下不止，心下痞硬，表里不解者，桂枝人参汤主之"。太阳病，外证未除，应发汗解表，医者不察，而屡用攻下之法，不但表证不罢，发热恶寒仍在，复因攻下损伤太阴脾土，脾阳伤而寒湿生，遂致利下不止，脾虚不运，气机阻滞，浊阴壅聚心下而成痞，构成了表里同病。而此时之治，单纯解表不顾于里，则利下不止，将正气不支。若单纯治里，表证不解则有碍于里气恢复，如此只能表里双解。但因脾阳屡遭攻伐，里虚已较表证为重为急，故表里同治时又侧重于治里，方以桂枝加人参汤，即以理中汤益气健脾，温中止利，仅用一味桂枝外解表邪。

"少阴病，始得之，反发热，脉沉者，麻黄附子细辛汤主之"。"少阴病，得之二三日，麻黄附子甘草汤微发汗。以二三日无证，故微发汗也"。此两条所述之证，均为太少两感，即外有太阳表邪不解，内有少阴阳虚。少阴寒化，阳气不足，不当有发热，今始得之即有发热，故谓之"反发热"，乃少阴阳虚，复感外邪之表证，当有无汗、恶寒、头痛等。太阳病发热、恶寒，脉当见浮，今脉不浮而沉，知非单纯表证，为少阴里虚寒之征象。观是证，若先治其表，则其里之少阴阳虚已明，恐有阳衰之变。若单纯治里，而该证无厥逆、下利，其阳虚程度较轻，故采用温阳解表之法，表里双解。而在用药上，又有细微差别，始得之，发热明显，治则利邪速去，故用麻黄附子细辛汤，解表重而温阳相对较轻，若得之二三日，表证发热已减，而阳伤较重，故用麻黄附子甘草汤，加重温阳益气之药，此证之治，病同为太少两感，其法均为温阳解表，表里双解，但因病情的细微差别，而用药又有不同，仔细玩味，对仲景表里同治之轻重缓急辨识，大有裨益。

"太阳病，发汗，遂漏不止，其人恶风，小便难，四肢微急，难以屈伸者，桂枝加附子汤主之"。本条之太阳病发汗之法当属正治，但要掌握好尺度，过于发汗，致表邪不解，而里阳已伤，汗漏不止，而又因大汗，进一步损及阴津，致在内之正虚，成为阴阳两虚，分析该证，单纯解表，而里阳已伤，本已汗漏，若再单纯发汗，必致阳脱；若单纯治里，无肢厥，下利里证又不甚急重。故采取表里同治之法。在选方用药上，又有讲究，因其里已虚，且有汗出，故选桂枝汤，一则轻缓发汗，二则调和营卫，既有利于表解，又有利于汗止。在治里上，本证虽为阴阳两虚，但阴虚不甚，且因阳虚汗漏而致，急当固阳，故选附子温经实卫，表里同治，待表邪一解，里阳一复，汗漏止则阴津有自复之机。

里虚之证，多以阳虚为主，但因体质之异，临床又可见气营亏虚者，如"发汗后，身疼痛，脉沉迟者，桂枝加芍药生姜各一两人参三两新加汤主之"。本证为太阳病发汗太过致表邪不解，气营两伤之证。身疼痛为太阳病常见症状之一，为风寒束表而致，一般而言，每随发汗而减，甚或消失，今发汗后身疼痛不减或增剧，说明其非单是表证的反映，结合其脉沉迟，气血不足、营阴耗伤之征已现，知其身疼痛之因，主要为气血不足、经脉失养而致，当然，发汗之余，表邪未尽，亦是其因之一。综合而言，本证属营卫不和兼气阴不足之证，表里俱不甚急，故治用桂枝新加汤调和营卫，益气和营，扶正与祛邪并举，扶正为主。

2. 表里俱实

表里俱实之里实急重者，治当先攻其里，但若里实不甚急重、或表里病证相互影响者，又当采用表里双解之法。但因表证里证的性质及部位不同，而治法亦异。如"伤寒表不解，心下有水气，干呕，发热而咳，或渴、或利，或噎、或小便不利，少腹满，或喘者，小青龙汤主之"。"伤寒心下有水气，咳而微喘，发热不渴。服汤已渴者，此寒去欲解也，小青龙汤主之"。该证系素有水饮内伏，外感风寒，以表邪引动内饮，内外合邪，表里俱病，表里之间，浑然一体，单纯解表则水饮不化，单纯化饮而表邪不解，均难以治愈疾病，惟解表散寒，温肺化饮，才能使外邪得以宣解，内饮得以温化。

"太阳中风，脉浮紧，发热恶寒，身疼痛，不汗出而烦躁者，大青龙汤主之。若脉微弱，汗出恶风者，不可服之，服之则厥逆，筋惕肉瞤，此为逆也"。本证为表寒里热证，是证风寒外束，卫遏营郁，表气郁闭，内则邪热已盛，若单纯解表，有助里热之弊，而单纯清泄里热，而表不能除，故用开腠发汗以解外，甘寒清热以治内，解表清热，并行不悖。但大青龙汤发汗力量特强，临证只可用于表里俱实者，若有汗出、脉弱等表里俱虚，当属禁例，否则将产生严重后果。

"太阳病，桂枝证，医反下之，利遂不止，脉促者，表未解也。喘而汗出者，葛根黄芩黄连汤主之"。此证为太阳病误用下法，致表邪不解，病邪入里化热，结于肠道，形成了表里同病。但该证之重点，以里热为主，治用葛根黄芩黄连汤表里双解，用黄芩、黄连苦寒清热，坚阴止利，以甘草调和诸药，安中防变，仅用一味葛根，外可透表达邪，内可升清止利。

"伤寒瘀热在里，身必黄，麻黄连轺赤小豆汤主之"。此证为内有湿热感受外邪而致的湿热发黄兼表证，无汗则湿热不得外越，小便不利则湿热不得下泄，故用表里双解之法，外开腠发汗以透湿热之邪外出，内清利湿热而利小便，使湿热之邪从下外排，如此以断湿热发黄之源。

若里证系虚实寒热错杂者，又当在解表的同时，攻补兼施、寒热并用。如"伤寒六七日，大下后，寸脉沉而迟，手足厥逆，下部脉不至，喉咽不利，唾脓血，泄利不止者，为难治，麻黄升麻汤主之"。为伤寒误下后，表邪不解，正虚邪实，阴阳两伤，上热下寒，因证候表里俱病，极其复杂，故用解表和里，清上温下，滋养营血之法治之。

表里同治之法，其"表"和"里"又是相对的，"表"非单指太阳病，"里"非单指三阴或阳明，引申来看，少阳所兼阳明、太阴诸症，亦属表里同病的范畴，此时，少阳属"表"，而太阳兼少阳时，则太阳为表，少阳属里。如"伤寒六七日，发热微恶寒，支节烦疼，微呕，心下支结，外证未去者，柴胡桂枝汤主之"。属太阳少阳同病，"微恶寒""微呕"，太阳少阳证候俱轻，故其治当太少同治，用柴胡桂枝汤外解太阳，内和少阳。"太阳病，过经十余日，反二三下之，后四五日，柴胡证仍在者，先与小柴胡汤。呕不止，心下急，郁郁微烦者，为未解也，与大柴胡汤，下之则愈"。大柴胡汤证系少阳兼阳明里实证，此时，少阳为表，阳明为里，阳明里实不著，故采用外和少阳、内下阳明之法两解少阳阳明。再如柴胡桂枝干姜汤证、柴胡加芒硝汤证、柴胡加龙骨牡蛎汤证等，亦属表里同治之法，临证之时，应予掌握。

《伤寒论》示表里同治之规矩，以急重者先治，轻缓者后治为总的原则。一般而言，实证治当先表后里，以免邪气内陷，但里证急重时，亦当先治其里，顿挫病势，以救危亡；虚证，治宜先里后表，以防正气虚脱，但里虚不甚者，亦可表里同治，以期两解，速愈其病。临证辨清表里的轻重缓急和正气的强弱，正确运用先表后里、先里后表和表里同治原则，方可避减误诊误治的发生。

二、辨清外感与宿疾

单纯的外感疾病容易辨治，能掌握汗下清温诸法，即可收到预期的疗效。但在临床之中，常常是先有宿疾，或因宿疾招致外邪，或因外邪引动了宿疾，致外感疾病与杂病同时并见，病情非常复杂，最难辨治，究竟当先治外感，还是先治杂病，或是外感和杂病同治，若未能从整体出发，具体分析、全面权衡内外夹杂证候的标本缓急，就很难作出恰当的处治方案，稍有偏差，即可发生诊断和治疗的失误。因此，在外感病诊治的过程中，必须引起高度重视。外感与宿疾夹杂难辨，是临床的客观事实，因医生辨证不清误治致死也是临床的客观情况，因此急切需要有切实可行的理论来指导，因此，仲景根据这一现实撰写了《伤寒杂病论》，着重揭示其辨证论治规律，对此柯琴曾说："世谓治伤寒，即能治杂病，岂知仲景杂病论即在《伤寒论》中，且伤寒中又最多杂病夹杂其间，故伤寒与杂病合论，则伤寒与杂病证治井然。"掌握《伤寒论》关于外感与杂病辨治规律与方法，对临床外感避免误诊误治，具有重要意义。故现以《伤寒论》为例，将外感与宿疾并见辨治方法简要介绍如下：

（一）辨清真假外感

临床上有诸多内伤宿疾，其也可表现出发热、恶寒、头痛、脉浮等，颇似外感表证，此时当详加分辨，切不可一见上证即曰太阳表证而投以汗药，否则将产生变证，如《伤寒论》中麻黄汤之禁例有九条之多，其中多是内伤杂病，而非外感。如"淋家，不可发汗，发汗必便血"。"淋家"即素有下焦湿热、阴津不足之患者，因膀胱外应皮毛，湿热之邪内结下焦膀胱，透达于外，也可见发热、恶寒、头痛、脉浮等，但其必有小便淋漓涩痛，口干口苦等，治当清热利湿滋阴，若误为表证而发汗，必将加重体内邪热、损耗阴津，而生小便下血等证。"疮家，虽身疼痛，不可发汗，汗出则痉。"疮家，即久患疮疡之人，因热毒内蕴，久久不解，必伤血耗气，其在病变过程中，因热毒内蕴，影响营卫，则亦可出现发热、恶寒、头身疼痛、脉浮等，颇似外感表证，治当据证清热解毒，益气和营，切不可误作表证而发汗，否则将加重病情，引起诸如"痉"之不良后果等，均应仔细辨识，方不误诊误治。

（二）分清病势缓急

对确系外感与宿疾并见者，仍应辨清外感与宿疾的轻重缓急，从而采取不同的治法。

先治外感：当宿疾不重不急，而外感较重之时，先治其外感。如"太阴病，脉浮者，可发汗，宜桂枝汤"。本条冠以"太阴病"而用桂枝汤治疗，以致引起诸家争议，实则本条证候乃素有太阴宿疾，复又感受了风寒，系外感而兼旧病。从用桂枝汤来看，本证以表证为主为急，其太阴病即素有太阴脾虚，如大便稀溏，食少纳差，身困乏力之类，并不严重，其脉浮即可证之，若太阴脾虚较重，即使感受外邪，其脉亦不能浮，如麻黄附子细辛汤证即显出脉沉。而今感受风寒之后，表现出发热、恶寒、头痛、脉浮等，权衡新感与宿疾，因旧病轻微，故先治其表。然在解表方药的选用上，亦应注意，即使外感为表实无汗，亦不当用麻黄汤峻汗，因毕竟有太阴脾虚，过汗则有亡阳之险。

新旧同治：外感与宿疾俱急，或俱缓等较为均衡时，应外感与宿疾同治。如"喘家作，桂枝汤加厚朴杏子佳"。即是素有咳喘宿疾，复又感受了风寒，引动宿疾，外见发热、恶寒、头痛、脉浮等，内有咳嗽、气喘，二者俱皆不重，可新旧同治，以桂枝汤解肌祛风，调和营卫，以治新感。加厚朴、杏子，降气平喘，以治宿疾。他如小青龙汤证、麻黄附子细辛汤证等，俱是新旧疾同治的范例。

先治宿疾：当宿疾较重较急之时，治则先治旧疾。如"伤寒，阳脉涩，阴脉弦，法当腹中急痛，先与小建中汤，不差者，小柴胡汤主之"。伤寒是外感，其余阳脉涩、阴脉弦、腹中急痛等都是中虚木贼的宿疾杂病，因中虚较著，故用小建中汤补其中土，不瘥者，再投小柴胡汤。"伤寒二三日，心中悸而烦者，小建中汤主之"。伤寒二三日，尚为新病，当见发热、恶寒、头痛、无汗等证，未经误治，即见心中悸动、神烦不宁，必是素有中土不足之旧疾，复被邪扰之证，里虚邪扰，故见上证，治此证不可攻邪，但建中补虚，益气血生化之源，正气充足，其邪自退，故以小建中汤补其中土，安内攘外。"少阴病，得之一二日，口中和，其背恶寒者，当灸之，附子汤主之"。此证标明"得之一二日"，是新感，但若纯为新感，是否一开始即用附子汤？当结合"少阴病，身体痛，手足寒，骨节痛，脉沉者，附子汤主之"。原系素有风湿之患，新感加重引动了旧疾，辨是证，俱是寒邪，且内在阳气不足，寒湿不化，疼痛较剧，故径用附子汤温经散寒除湿。"少阴病，得之二三日以上，心中烦，不得卧，黄连阿胶汤主之"。少阴病，得之二三日以上，便呈现心中烦，不得卧，说明患者素有肾水亏虚之旧疾，感邪之后，邪随体而化，肾水不足，心火亢旺，心肾不交，水火不济，则心烦不得卧，故其治当滋肾清心，交通上下等。

如上所述，《伤寒论》中大量的篇幅讨论了外感和杂病并见的情况，这是符合临床实际的，它和表里同病一样，需要仔细辨别，从而依据不同情况，分别治之，才能取得良好效果。

临证拓展论

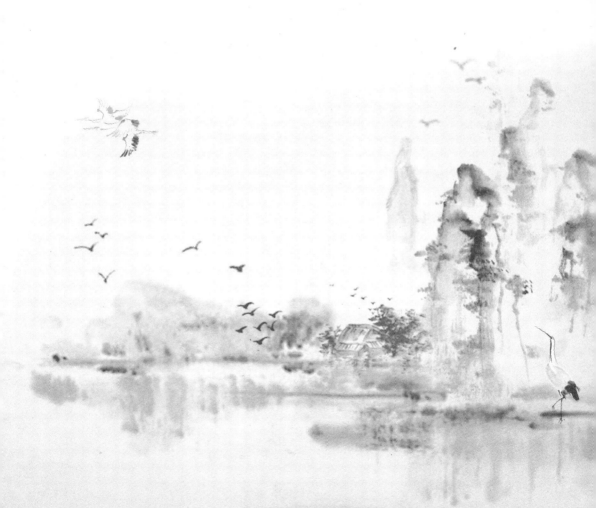

临证拓展论

展经典活力　诠古方新用

古今病虽有间　先贤经验可鉴

——"阴阳易"与艾滋病

　　《伤寒论》392条云："伤寒阴阳易之为病，其人身体重，少气，少腹里急，或引阴中拘挛，热上冲胸，头重不欲举，眼中生花，膝胫拘急者，烧裈散主之。"对于"阴阳易"之病，历代医家见解各异。尤其近世，多不解释，随文敷衍，或留以存疑。

　　隋代的巢元方说："阴阳易病者，是男子妇人伤寒病新瘥未平复，而与之交接得病者，名为阴阳易也。其男子病新瘥未平复，而妇人与之交接得病者，名阳易；其妇人得病新瘥未平复，而男子与之交接得病者，名阴易。若二男二女，并不相易，所以呼为易者，阴阳相感动，其毒疫著，如人之换易也。"指出本病乃是因性交而传染的病证，男女互传。至唐·孙思邈，亦持此见，并对此病又有发挥，说该病病状为："身体重，热上冲胸，头重不能举，眼中生眵䁾，四肢拘急，小腹绞痛，手足拳者，即死。其亦有不即死者，病若小腹里急，热上冲胸，头重不欲举，百节解离，经脉缓弱，血气虚，骨髓竭，便嘘嘘吸吸，气力转少，着床不能动摇。起止仰人，或引岁月方死。"指出本病的死亡率相当高，且发病后表现为虚弱之象，或速死，或消耗正气至尽而死。并举出一例说明："医者张苗说，有婢得病，瘥后数日，有六人奸之皆死。"金·成无己注解《伤寒论》时，赞同二位见解，依此将阴阳易注释，并解说："以阴阳相感，动其余毒相染着，如换易也。"后世医家，有崇此说者，并举出医案相印证，如《伤寒论注》中载有一案，因一婢先病，经治而愈，后一男与之交，遂得斯证，经服烧裈散而愈。

　　到了后世，有人对此解提出了疑义，认为阴阳易即为女劳复。如陈道尧说："男病新瘥，女与之交，曰'阳易'；女病新瘥，男与之交，曰'阴易'，细考之，即'女劳复'也。有谓男病愈后，因交而女病；女病愈后，因交而男病，于理未然，古今未尝见此病也。"指出本病乃是因大病未复，触犯房室，损伤津气，男女自病。诸多医家遂倡此说，近则多解阴阳易为劳复，绝无男女互传之理。依陈氏所注，似显武断。

1. "阴阳易"之病，确实存在，若无，仲景为医中之圣，决不会自撰一病，欺骗后人。从烧裈散后注"小便即利，阴头微肿，此为愈矣"。说明仲师确实治愈过此病，况与仲景时代相近的巢氏和孙氏对此证都作了详细的说明，并举出实例，说明二位皆见过此证，否则不会凭空对此捏造。

2. 若"阴阳易"即为女劳复，仲景何以列出"辨阴阳易差后劳复病脉证并治"之名？干脆定为劳复岂不省事？《伤寒论》言简意赅，惜墨如金，若二者相同，决不并提而显得繁琐。

3. 若是女劳复即房室所伤，从此病的证候看，一派津亏元虚之象，诸家都承认此点，何以一次交媾而即虚弱至此？定有其特定之因。

4. 治疗阴阳易所用之药烧裈散乃男女秽浊之物，是耻于人言的，在封建社会的制度下，若堂皇书于医著里，定会遭到众谤，而仲景冒天下之大不韪而不顾，书出此方，足以说明阴阳易之病在当时确实流传过，严重威胁着人民之健康，且无其他药物可代烧裈散主治此病。那么，阴阳易究属何病？

它与近年来在国际上流行的艾滋病不无相似之处。

（1）病因相似，同属性交引起。仲景所处的时代，正是三国战乱时期。当时朝纲败乱，国无法纪，匪徒横行，很易引起性混乱，况且当时卫生习惯差，不注意性卫生，从而性病在所难免。而艾滋病亦是因西方国家性混乱引起。

（2）都具有传染性，且传染介质相同，阴阳易是伤寒未复，男女互交，通过男女之精互传，使对方发病；而艾滋病的传染已证实是通过精液与唾液来实现的。

（3）症状与病机相似，阴阳易除有伤寒见症发烧外，尚有湿热与正虚见症；艾滋病的前驱症状亦有发烧，同时又有咽痛、腹泻、下痢等湿热见症；全身极度进行性疲乏，短气，呼吸困难，消瘦，体重急剧下降等正虚见症及神经系症状与热上冲胸等相似。

（4）预后相似，阴阳易有速死者，有至年累月，元气耗尽方死者；艾滋病死亡率亦极高，有速死者，有数月积年，正虚而亡者，与孙氏所述雷同。

阴阳易虽不能断定即是今日之艾滋病，然而古代医家所述的病因、病理、预后、症状却与其相似，在对艾滋病束手无策之今日，不妨借助于古典治疗阴阳易之法，运用近世多不应用的烧裈散一试，即使在文明发达的今日，不便应用原方，亦可根据古代治疗经验，对男女前阴分泌物加以提炼，或许从中找出治疗之品，可保人类健康，实行仲师之仁道。

本文原发表于《中医药研究》，1988，（2）：2～3。

疾病隐现无常　法却千古不变

——论太阳伤寒与"非典"

传染性非典型肺炎（以下简称"非典"）是由 SARS 冠状病毒引起的一种具有明显传染性、可累及多个脏器系统的特殊肺炎，世界卫生组织将其命名为严重急性呼吸综合征（severe acute respiratory syndrome，SARS）。是病虽系一新发现的疾病，但通过比较，发现其与《伤寒论》之太阳伤寒有诸多一致之处，因伤寒古今研究比较深入，在病因、病机、证候、传变、治法、方药等方面积累了大量宝贵的文献资料，若能进一步开展太阳伤寒与"非典"之间的相关性研究，对古方论治今病，从而寻找防治"非典"之法，大有裨益。

一、病因相同

"非典"是由 SARS 冠状病毒引起的，具有明显的传染性，其主要传播方式是近距离呼吸道飞沫空气传播，气溶胶传播是经空气传播的第二种方式，通过手接触传播则是另一种重要的传播途径。从中医而言，其病因属疫毒之邪，由口鼻而入，从外而犯，起病急，病情重，传变快，符合《素问·刺法论》"五疫之至，皆相染易，无问大小，病状相似"的特点，属于中医学温病中疫病的范畴。

"非典"发生于冬春二季，尤以春季多见，以发热为首发症状。《伤寒例》认为，温病之因，一是由反常的气候变化，春时应暖，而复大寒，与感寒相关。《伤寒例》谓："凡时行者，春时应暖而复大寒，夏时应热而反大凉，秋时应凉而反大热，冬时应寒而反大温，此非其时而有其气，是以一岁之中，长幼之病多相似者，此则时行之气也。"二是冬伤于寒移时而发所致，其云："从立春后，其中无暴大寒，又不冰雪，而有人壮热为病者，此属春时阳气发于冬时伏寒，变为温病。"而太阳伤寒，为直接感受风寒而致，《伤寒例》说："冬时严寒，万类深藏……触冒之者，乃名伤寒耳。其伤于四时之气，皆能为病，以伤寒为毒者，以其最成杀厉之气也。""中而即病者，名曰伤寒。"

可见，二者俱是感寒所致。况伤寒尚有广义和狭义之分，广义的伤寒是指一切外感热病的总称，《素问·热论》说："今夫热病者，皆伤寒之类也。"《难经》进一步指出："伤寒有五，有中风，有伤寒，有湿温，有热病，有温病。"《小品方》强调："伤寒，雅士之词，云天行、瘟疫，是田舍间号耳。"《肘后方》解释说："贵胜雅言，总名伤寒，世俗因号为时行……伤寒、时行、瘟疫名同一种耳，而本源小异。"

二、发病相似

"非典"的潜伏期通常在 2 周之内，一般约 2～10 天。常以发热为首发症状，体温一般高于 38℃，呈持续性高热，可伴有畏寒、肌肉酸痛、关节酸痛、头痛、胸背疼痛、乏力等症状。临床发现"非典"有近期手术史或基础疾病的人不以发热为首发症状，此与《伤寒论》第 3 条"太阳病，或已发热，或未发热，必恶寒，体痛，呕逆，脉阴阳俱紧者，名为伤寒"十分相似。

三、病机相同

"非典"主要病位在肺，初期多为肺卫表现，以风寒外袭，肺气失宣，营卫失调为特征。此与《伤寒论》太阳伤寒初起，风寒束表，肺气郁闭，卫遏营郁之病机相仿。

四、传变一致

"非典"初期多为风寒袭表，肺卫失宣。其传变有两种方式：

一为顺传。即逐步化热，进入进展期，多发生在病程的 8～14 天，个别患者可更长。在此期，发热及感染中毒症状持续存在，肺部病变进行性加重，表现为胸闷气促，呼吸困难，尤其在活动后明显。本期以呼吸困难、高热为特征。肺气受损还可累及心气、肾气。及时治疗，邪去正复则可进入恢复阶段，此时体温逐渐下降，临床症状缓解，肺部病变开始吸收，多数患者经 2 周左右的恢复，可达到出院标准。本期多见气短、乏力、咳嗽、胸闷、动则尤甚，或见心悸、胁痛、骨痛、腰膝酸软、肢体沉重等。以邪退正虚、余热未尽为基本病机。

二是逆传。表现为明显的呼吸困难，并可迅速发展为急性呼吸窘迫综合征（acute respiratory distress syndrome，ARDS），此属肺病及心，气病及血，肺病及肾，肾不纳气，故可见心率猝然缓慢，体温、血压下降，四末发冷，冷汗淋漓等邪入心包、内闭外脱之证。

太阳伤寒的传变，亦同样存在着顺传与逆传两种形式，其顺传形式亦由表入里，逐步化热，由麻黄汤证、小青龙汤证，逐步演变为大青龙汤证、小青龙加石膏汤证、竹叶石膏汤证等而痊愈，正如《伤寒例》所说："伤寒之病，逐日浅深，以方施治。"其逆传之证，多由邪气盛实，或正气不支，从而深陷阴经，转变为炙甘草汤证、麻黄附子细辛汤证及四逆加人参汤证、热厥证等，病情危笃。如《伤寒论》299 条："少阴病六七日，息高者死。"《伤寒例》："凡伤于寒，则为病热，热虽甚不死。若两感于寒而病者，则死矣。"其所言"两感于寒而病者"即指阳经与阴经同时受病，邪气深入。再如《伤寒论》355 条"伤寒一二日至四五日，厥者必发热，前热者后必厥，厥深者热亦深，厥微者热亦微"。对照二者之传变，具有基本相同之处。

五、施治互通

如上所述，二者在病因病机、发病表现和传变等方面几相一致，那么根据辨证论治之精神，二者治疗可以互通。现依卫生部、国家中医药管理局推荐的《传染性非典型肺炎（SARS）诊疗方案》中所述证候，试以《伤寒杂病论》中经方辨治如下。

1. 早期

本期一般为病初的前 7 天。起病急，以发热为首发症状，体温一般高于 38℃，常呈持续性高热，伴有畏寒、肌肉酸痛、关节酸痛、头痛、腰背疼痛、乏力，部分患者可有干咳、胸痛、腹泻等症状。

此期发热恶寒并见，并有明显的头痛、身痛、骨节痛等，此与太阳伤寒证风寒外束，卫气被遏，营阴郁滞相符，加之咳嗽气喘，无汗，当属风寒袭表，肺气郁闭无疑。《伤寒论》第 35 条云："太阳病，头痛，发热，身疼，腰痛，骨节疼痛，恶风，无汗而喘者，麻黄汤主之。"此条所述证与"非典"初起颇为切合，当属表寒重者，治应发汗解表，宣肺平喘，方以麻黄汤化裁。

若患者素有里热，复感风寒，或外在风寒部分入里化热而属表寒里热者，与《伤寒论》第38条"太阳中风，脉浮紧，发热恶寒，身疼痛，不汗出而烦躁者，大青龙汤主之"的对，故可仿大青龙汤意，在发汗解表、宣肺平喘的同时加入辛寒之石膏以兼清里热，共奏解表清里之功。

若风寒外束，兼水饮内停，症见发热恶寒，头身疼痛，咳嗽较重，并伴腹泻、恶心、呕吐等消化道症状者，则用解表化饮之小青龙汤，如《伤寒论》第40条说："伤寒表不解，心下有水气，干呕，发热而咳，或渴，或利，或噎，或小便不利，少腹满，或喘者，小青龙汤主之。"若表寒未除，内饮化热，症见发热恶寒，无汗，咳嗽气喘，胸胁胀满，烦躁者，治当开腠解表，宣肺化饮，清热除烦，方用小青龙加石膏汤，如《金匮要略》所言："肺胀，咳而上气，烦躁而喘，脉浮者，心下有水，小青龙加石膏汤主之。"

若恶寒咳嗽俱轻，并见汗出者，又属外有风寒袭表，内有肺气失宣之证，此则合《伤寒论》18条所说"喘家作，桂枝汤加厚朴杏子佳"，方以桂枝加厚朴杏子汤，外则解肌祛风，调和营卫，内则降气平喘，正相合拍。若本为正气不足，气营俱亏，汗后身痛者，可以桂枝新加汤配入止咳平喘之品，如《伤寒论》62条："发汗后，身疼痛，脉沉迟者，桂枝加芍药生姜各一两人参三两新加汤主之。"

因患者的体质强弱不同，"非典"初起症状略有差异。邪热亢盛，正气不虚，抗邪有力者，初起发热重，恶寒轻；若正气不足者，初起不发热，而仅出现恶寒。此正如《伤寒论》第7条所云："病有发热恶寒者，发于阳也；无热恶寒者，发于阴也。"陈修园《伤寒论浅注》释曰："人之形有厚薄，气有盛衰，脏有寒热，所受之邪，每从其人之脏气而为热化寒化。"有人临床发现"非典"有近期手术史或基础疾病的人不以发热为首发症状，与本条所述正相符合。对此"非典"初起不发热而恶寒者，当仿桂枝加附子汤化裁，如《伤寒论》20条云："太阳病，发汗，遂漏不止，其人恶风，小便难，四肢微急，难以屈伸者，桂枝加附子汤主之。"

2. 进展期

此期多发生在病程的8～14天，以呼吸困难，高热为特征。疫毒之邪郁闭肺气，正邪交争，虚实夹杂，痰湿阻于肺络，肺失宣降，多表现为呼吸困难，气促胸闷，憋气喘息，肺气受损还可累及心气、肾气，少数患者邪盛正虚或失治误治则出现邪入心包、内闭外脱现象。

（1）疫毒壅肺

"非典"患者出现气喘加剧，大汗出而热不退，口渴烦躁等症状者，此属疫毒壅肺，与《伤寒论》麻杏石甘汤证合，《伤寒论》63条说："发汗后，不可更行桂枝汤，汗出而喘，无大热者，可与麻黄杏仁甘草石膏汤。"故可主用麻杏石甘汤清宣肺热，平喘止咳。若无汗者，可仿《寿世保元》五虎汤（麻杏石甘汤加细茶）；若热盛伤阴者，可仿投孙思邈葳蕤汤方（麻杏石甘汤加葳蕤、白薇、独活、川芎）等。

（2）阳明热盛

进展期"非典"患者表证已解，邪热入于肺胃，出现壮热、口渴、汗出、脉数等表现者，属阳明无形邪热炽盛，充斥表里，可用白虎汤加减以甘寒清热，生津止渴，如《伤寒论》176条"伤寒，脉浮滑，此表有热里有寒（热），白虎汤主之"。"壮火食气"，津汗同源，若燥热耗气伤津出现气短、乏力、大渴引饮者，当用白虎加人参汤以甘寒清热，益气生津，如《伤寒论》168条："伤寒若吐若下后，七八日不解，热结在里，表里俱热，时时恶风，大渴，舌上干燥而烦，欲饮水数升者，白虎加人参汤主之。"此条虽言伤寒误治表邪入里化热，但SARS之邪可以不经误治而入里出现阳明热炽、气津两伤之证，故亦可用白虎加人参汤清热润燥、益气生津。肺与大肠相表里，肺热内郁，肺失宣肃，腑气不通，燥热伤津，肠涩便干，燥屎与热邪相搏结，腑实乃成。

"非典"患者临床亦可出现高热、呼吸困难，并伴有腹胀便秘甚或谵语等阳明腑实证候，治疗当以承气汤类下之。但因患者体质有强弱，病情有轻重，故大、小承气汤和调胃承气汤三方当辨证选用。亦可参考后世温病学家吴鞠通的五承气汤："阳明温病，下之不通，其证有五：应下失下，正虚不能运药，不运药者死，新加黄龙汤主之；喘促不宁，痰涎壅滞，右寸实大，肺气不降，宣白承气汤主之；左尺牢坚，小便赤痛，时烦渴甚，导赤承气汤主之；邪闭心包，神昏舌短，内窍不通，饮不解渴者，牛黄承气汤主之；津液不足，无水舟停者，间服增液汤，再不下者，增液承气汤主之。"

（3）肺闭喘憋

此证多见于"非典"极期及重证患者，临床可见高热或高热始退，憋闷，喘促，伴有干咳，少痰，痰中带血，气短乏力，口唇紫暗，舌暗红，苔黄腻，脉滑等。其病机为疫毒之邪闭阻肺气，痰湿瘀阻于肺络，肺失宣降，气病及血，与《金匮要略》肺痈因机相符，可依疗肺痈之法清热泻肺，祛瘀泄浊治之。病轻者以葶苈大枣泻肺汤化裁，《金匮要略》第 11 条云："肺痈，喘不得卧，葶苈大枣泻肺汤主之。"若瘀阻明显者可用千金苇茎汤，治"咳有微热，烦满，胸中甲错，是为肺痈。"

SARS 毒邪闭阻体内，湿热痰火壅塞于肺，脉络不通，均能导致肺部气滞血瘀等病理变化，瘀血阻络是"非典"患者一个重要病理改变。SARS 患者肺间质受到破坏，造成透明膜形成，肺间质纤维化等，因此对 SARS 患者采用活血化瘀通络的方法亦是促进肺部炎症吸收、防止肺纤维化的一个重要方法[5]。随着病情的进展，正虚邪恋者，可选《伤寒论》之麻黄升麻汤，如《伤寒论》357 条："伤寒六七日，大下后，寸脉沉而迟，手足厥逆，下部脉不至，喉咽不利，唾脓血，泄利不止者，为难治，麻黄升麻汤主之。"

（4）内闭外脱

少数重症"非典"患者，由于感邪重或体质差，正不胜邪，疫毒内陷，从而导致神昏肢厥；亦有因病重后期邪热内盛，气阴大亏，阴损及阳，阳气亡竭而出现呼吸窘迫，憋气喘促，冷汗淋漓，肢厥身冷，脉沉细欲绝的亡阳脱气证候。

"非典"闭厥，多属热极，据其有无燥屎，又分两类。《伤寒论》219 条："三阳合病，腹满，身重，难以转侧，口不仁，面垢，谵语，遗尿。"此条为三阳合病，病邪入里，化热化燥，充斥表里，扰动神明，属热盛神昏，治疗急当用白虎汤清热泻火，热除则神安。《伤寒论》350 条："伤寒脉滑而厥者，里有热，白虎汤主之。"此属燥热亢极，阻遏于内，阳气被郁，不达四末之热厥。以上两种闭厥，均属无形邪热内盛所致。另有燥热与糟粕互结、腑气不通所致者，如《伤寒论》242 条"病人小便不利，大便乍难乍易，喘冒不能平卧者，有燥屎也，宜大承气汤"，此系大肠燥屎内结，肺肠俱热，肠腑气闭，肺失肃降之证；《伤寒论》335 条"伤寒一二日至四五日，厥者必发热，前热者后必厥，厥深者热亦深，厥微者热亦微，厥应下之"，此为阳明有形燥热内结，郁遏阳气而成厥。上二者，皆当用承气汤攻下。

若"非典"患者热闭神昏肢厥未得到有效救治，或病程日久正气欲绝，则可出现喘促、憋气、呼多吸少、大汗淋漓、四肢厥冷等肺肾欲绝的危候。《伤寒论》299 条曰："少阴病六七日，息高者死。"《伤寒六书》亦说"脉浮而滑，身汗如油，喘息不休，水浆不入，身体不仁，乍静乍喘者，死"；"汗出发润，喘息不休者，肺先绝也。身热喘粗，见阴脉而烦躁者，死"。均指出热伤气阴，会导致肺肾气脱，阴虚不能维阳，阴阳离绝。临床观察发现，"非典"患者气阴损伤越早出现，病情转归预后越重[6]。此时需急用大量回阳救逆之品，力挽残阳。如《伤寒论》353 条："大汗出，热不去，内拘急，四肢疼，又下利厥逆而恶寒者，四逆汤主之。"若属阴阳两竭者，《伤寒论》第385 条"恶寒脉微而复利，利止亡血也，四逆加人参汤主之"可参考，此条虽为霍乱亡阳脱液的证治，但霍乱病吐利交作，气随液泄，阳随气脱的病机与"非典"热伤气阴，阴不敛阳，心阳暴脱的病机一致，故当急用四逆加人参汤回阳救逆，益气固脱。

3. 恢复期

"非典"在进展期过后，体温逐渐下降，临床症状缓解，肺部病变开始吸收，多数患者2 周左右即可恢复。本期多见低热、气短、乏力、咳嗽、胸闷，动则尤甚，或见心悸、胁痛、骨痛、腰膝酸软、肢体沉重、口干咽燥、舌红少津、舌苔黄或腻、脉沉细无力等，多属余热未尽，气阴两虚之证。《伤寒论》第397 条说："伤寒解后，虚羸少气，气逆欲吐，竹叶石膏汤主之。"指出伤寒病后期，津液灼伤，元气虚损，此与"非典"恢复期极似，可用竹叶石膏汤清热除烦，益气生津。"非典"若是气阴不足为主，余热不明显者，则改用麦门冬汤。《金匮要略》说："火逆上气，咽喉不利，止逆下气者，麦门冬汤主之。"《玉函经·伤寒差后》："病后劳复发热者，麦门冬汤主之。"用麦门冬汤滋肺胃之阴，补脾土之气，对"非典"康复，大有裨益。

另外，针对部分患者在恢复期和出院后仍然存在着心理障碍，在行为、情绪、认知等方面存在着心理异常，如焦虑、失眠、心慌、忧郁、悲伤、甚者悲观厌世等，可据证选用经方四逆散、炙甘草汤、黄连阿胶汤、栀子豉汤、百合地黄汤、百合知母汤、甘麦大枣汤等，均有良好疗效。

本文原发于《国医论坛》，2005，20（6）：1～4。

详辨原著技法　启迪目今思路

——《伤寒论》厥证辨治观探析

厥证，临床常见，病情凶险，变化迅速，危害较大，备受古今医家重视。《伤寒论》397 条中明确指出厥证者达 49 条，观其论厥，内容宏丰，独具特色，实为中医学中辨证求因、审证论治及同病异治之典范，至今仍有重要意义。

一、提纲张目论因机

厥证并非一单独疾病，而是可出现于多种疾病过程的一种证候，因而，导致厥证产生的病因病机相当复杂，欲全面掌握，确为不易。《伤寒论》则异中求同，同中辨异，既揭其共性，又述其个性，以提纲张目之法阐释该证因机，使其系统化、条理化，更易掌握运用，实为一大创举。

（一）提纲挈领揭总机

由于厥证因机复杂，彼此之间缺乏相应联系，故在《伤寒论》之前，论述多系散在，如气厥、热厥、寒厥等，显得散乱无章，难以洞悉。然而，厥证作为一种共同的证候，必然有其产生的共同病理基础。《伤寒论》通过对诸多厥证分析研究，概括出了其病机的一般特征，如 337 条曰："凡厥者，阴阳气不相顺接，便为厥。"高度总结了厥证总的病机，从此入手，即可对诸多厥证有一整体的认识。无论什么疾病，凡阴阳失去平衡，导致气血不能贯通，或邪气交阻、表里之气失去协调，严重时便会产生厥逆。这一总病机的确立，不仅为全面认识厥证打好了基础，而且为厥证提示出了总的治疗原则——交通阴阳。

（二）条分缕析别因机

虽然各种疾病，凡阴阳气不相顺接，便可产生厥逆，然而，导致阴阳气不相顺接的原因又是多方面的，只有逐一辨识，才能深刻全面地掌握厥证，为针对性的治疗奠定基础。因此，《伤寒论》又详尽阐释了厥证不同的因机，从深层次揭示了厥证的机理。

1. 阳气衰微

此即寒厥，系由各种病因导致真阳大衰，阴寒内盛，虚阳无力达于四末，致阴阳不相顺接。如353条"大汗出，热不去，内拘急，四肢疼，又下利厥逆而恶寒者"，354条"大汗，若大下利而厥冷者"，349条"伤寒脉促，手足厥逆"等皆是。举凡大量汗出、大量下利等，皆可致阳气暴脱，阴寒内盛，阳虚失温。寒厥证当阳衰至极，阴寒过盛，则又可逼虚阳外越，从而出现真寒假热者，如"身反不恶寒"，"其人面色赤"等假热征象，应高度重视。

2. 热邪深伏

即热厥，乃邪热深伏于内，阳气闭郁，不能外达四末所致者。如350条"伤寒脉滑而厥者"，355条"厥者必发热，前热者后必厥，厥深者热亦深，厥微者热亦微"等。

3. 血虚失荣

阴血亏虚致厥证，《伤寒论》中共有两种类型：一为单纯阴血虚亏，不能荣养四肢，阴阳失交所致，如347条"伤寒五六日，不结胸，腹濡，脉虚复厥者。"另一类为血虚寒凝，血脉不畅，四末失温所致，如351条"手足厥寒，脉细欲绝者"是也。

4. 蛔虫内扰

即蛔厥，乃因蛔虫扰动，气机逆乱，阴阳之气不相顺接所致，如338条"蛔厥者，其人当吐蛔，今病者静而复时烦者，此为脏寒，蛔上入其膈，故烦"即是。

5. 脏气衰绝

即脏厥，乃机体脏气垂绝，阴阳俱亏，阳微不能煦外所致。如338条"伤寒，脉微而厥，至七八日肤冷，其人躁无暂安时者，此为脏厥。"

6. 冷结关元

厥阴阳气衰微，阴邪独盛，寒邪结于下焦关元所致，如340条"病者手足厥冷，言我不结胸，小腹满，按之痛者，此冷结在膀胱关元也。"此属厥阴病变，以寒邪凝滞为突出病机。

7. 气机郁滞

乃因肝气不条，气机郁滞，阳郁不伸，不达四末所致。如 318 条"少阴病，四逆，其人或咳，或悸，或小便不利，或腹中痛，或泄利下重者，四逆散主之。"

8. 痰食阻滞

痰涎壅塞，食积停滞，胸阳被遏，不能外达四末所致。如 355 条"病人手足厥冷，脉乍紧者，邪结在胸中。"

9. 水停中焦

胃阳不足，水饮内停，阳气被遏，四末不温。如 356 条"伤寒厥而心下悸"者，即是此证。

10. 上热下寒

阴阳双亏，上热下寒，阳陷于里，郁而不伸，不达四末。如 357 条"伤寒六七日，大下后，寸脉沉而迟，手足厥逆，下部脉不至，喉咽不利，唾脓血，泄利不止者。"

11. 浊阴泛上

阴寒内盛，浊阴上逆，正邪剧争，阳气被遏，气机逆乱，四末阴阳失序所致，如 309 条"少阴病，吐利，手足逆冷，烦躁欲死者"即是。

二、举约释博断病证

厥证在仲景之前范围很广，《内经》所载，包括昏厥在内，如大厥、薄厥、血厥、煎厥等，就寒厥和热厥而言，其不尽相同，寒厥固然是手足寒，而热厥却是手足热，故而，严格而论，厥证不具备共同的表现和病机特征，内容庞杂，很难划归于一类病证，概念十分混乱，不利于类比掌握。《伤寒论》由此对厥证内容进行了明确的规定，337 条："厥者，手足逆冷是也。"提纲挈领地指明了厥证的概念范畴——专指手足厥冷之一类病证，排除了昏厥及其他疾病，为厥证的临床诊断制定了标准，使厥证拥有了共同的症状特征，更加规范，从而有利于辨治掌握。

虽然厥证在症状表现上都具有手足逆冷，病机上同为阴阳气不相顺接的共同特征，然而，导致此证此机之因各个不同，如何同中求异，进一步确定不同的类型，是论治的基础和前提，因此，《伤寒论》又进一步阐释了各种证型，扼要说明了各证的特征，就其辨证方法而言，主要体现在以下数端。

（一）辨兼症

任何一种内在的病机，必然反映为对应的一组症状，确立某证某机，必然也从相应的症状入手，在主症机的情况下，兼症是辨别不同证型的重要依据。《伤寒论》对厥证的辨证亦不例外，在所列各证中十分明确，如阴盛阳衰之厥，每伴有下利清谷，身倦恶寒，小便色白，口淡不渴；热邪深伏之厥多伴脉滑，胸腹灼热，口干，舌燥，舌红苔黄；血虚寒凝之厥每伴脉细欲绝，面色不华；痰食之厥多有脉乍紧，心下满而烦，饥不能食，时时欲呕；水饮中阻之厥多具心下悸，口淡；蛔厥之静而复时烦，右上腹痛；上热下寒之厥则有下部脉不至，喉咽不利，唾脓血；浊阴上逆之厥则具严重呕吐，烦躁欲死；冷结关元之厥则有小腹满，按之痛等，从这些兼症入手，往往是区分不同证型的重要方法。

（二）问病史

问诊作为中医重要的诊察方法，在厥证的辨证上占有不可忽视的地位，在证情疑似之间，常常通过询问病史而明确诊断，从而确保迅速、准确用药。《伤寒论》十分重视病史的采集，如蛔厥证之平素吐蛔史，热厥证前热后厥，厥深热深，寒厥证之大汗出，大下利，上热下寒厥之大下后，29条甘草干姜证"伤寒，脉浮，自汗出，小便数，心烦，微恶寒，脚挛急，反与桂枝攻其表，此误也，得之便厥"等，从以往病人的体质、病程经过、治疗情况等入手，以确立目前的证候，是临床常用的手法，也是《伤寒论》厥证诊断的一大特色。

（三）细排除

当厥证出现单纯的手足逆冷而无其他兼症，或证候有疑似，难以与其他类别区别，而无法确诊时，《伤寒论》多采用排除鉴别法，以进一步明确诊断。如347条"伤寒五六日，不结胸，腹濡"，排除了结胸证、阳明腑实证，从而诊"脉虚复厥"断为"亡血"——血虚之厥；318条"少阴病，四逆"，查无少阴真阳大衰、热结阴伤之证，排除了少阴之厥，从几个或然证而断为气郁所致，治从舒肝通阳，主以四逆散；309条"少阴病，吐利，手足逆冷，烦躁欲死"，颇似真阳大衰之寒化证，但诊察无相应阳衰征象，从而排除了该证，确诊为阴寒内盛，浊阴上逆之吴茱萸汤证等。

三、扣证切机立治法

既然导致厥证的因机各异，治疗方法亦当不同，故而，《伤寒论》针对不同病机，确立了诸多治法，充分体现了辨证论治的精神，概言之，主要有如下几法：

（一）回阳救逆法

此法针对寒厥而设，主治阴寒内盛，真阳大衰之厥证，其代表方为四逆汤。但因病情轻重不一，病理机制差异，其治法亦略有变通。对真阳大衰，阴寒内盛之寒厥，表现为表里俱寒者，则以四逆汤回阳救逆。对真阳大衰、阴寒内盛，阴阳格拒者，又当破阴回阳；格阳于外者，以破阴回阳，通达内外，主以通脉四逆汤；格阳于上者，破阴回阳，宣通上下，以白通汤。阴盛戴阳，服热药发生格拒者，又当破阴回阳，宣通上下，兼咸寒反佐，以白通加猪胆汁汤。对阴阳俱虚，以阳虚为主者，则回阳益阴，以茯苓四逆汤。对阴阳两虚，误汗致厥者，则又当辛甘合作，温中复阳，以甘草干姜汤等。

（二）清泄里热法

适用于热深厥深之热厥证。因邪热性质、所结部位不同，该法亦有清下之异；对无形热郁，阳气不达者，当辛寒清解，方以白虎汤；因阳明腑实内结，阴津耗伤，阴阳失交者，又当通腑泄热，方以承气汤。

（三）养血散寒法

适用于血虚寒凝之厥。对血虚寒凝较轻，病程短者，当养血散寒，温经通脉，方以当归四逆汤；对血虚寒凝兼里寒者，宜养血通脉，温阳散寒，方以当归四逆加吴茱萸生姜汤。

（四）安蛔止痛法

适用于蛔厥证，治以滋阴泄热、温阳通降、安蛔止痛，方以乌梅丸。

（五）清上温下法

适用于上热下寒，正虚阳郁之厥，选麻黄升麻汤发越郁阳，清上温下。

（六）舒肝解郁法

适用于肝胃气滞，阳郁不达之厥，以四逆散疏肝和胃，透达郁阳。

（七）泄浊通阳法

适用于阴寒内盛，浊阴上逆之厥，以吴茱萸汤温降肝胃，泄浊通阳。

（八）涌吐痰食法

适用于痰食阻滞之厥，以瓜蒂散涌吐胸中痰食，因势利导，驱邪外出。

（九）散水布阳法

适用于胃阳不足，水停中焦之厥，以茯苓甘草汤温胃散水，布达阳气。

从以上诸法可以看出，《伤寒论》治厥，不专从温阳护阴、固护正气，祛邪之法亦有常用，关键在于因证而设，不可胶柱。

四、当机立断施方术

因厥证多病情急重，变化迅速，稍有不慎，多危及生命，故治疗需当机立断，不可彷徨。观《伤寒论》之治，主要体现以下特色。

（一）病有先兆，救在机先

大凡严重疾病，每有前驱期征兆，厥证亦然。因该证变化极快，往往在数小时内即可出现严重的病变，若治不及时，常常危及患者生命。《伤寒论》中十分重视防患于未然，反复强调快速、准确用药，以防止恶化。如323条："少阴病，脉沉者，急温之，宜四逆汤。"该条叙证极简，颇有争议，其实，该条正是对厥证治在机先的体现。"脉沉"标示阳气大衰，少阴虚寒本质业已显露，故当"急温"，即抓住实质，早期治疗，急用温法以救其阳，否则，就会延误病情，吐利、厥逆等症势必接踵而来，大有亡阳之虞。他如91条"急当救里"，320条、321条、322条"急下之"等，均是治在机先，刻不容缓之意，仔细分析，意义深长。对厥证及一切危重病均为适宜，当疾病一露端倪，即果断立法处方，截断病势，往往可收事半功倍之效。

（二）证治对应，方药急煎

对病情紧急之厥，立法组方上除突出准、快外，在用药上亦当迅速，尽量缩短用药时间，以保证药效迅速发挥，遏止病势。《伤寒论》中主治四逆之方剂，如四逆汤、通脉四逆汤、白通汤、茯苓四逆汤等，在用药上除附子生用，组方上药味简单外，煎法上亦突出急煎，如四逆汤、通脉四逆汤"以水三升，煮取一升二合"，白通汤、干姜附子汤"以水三升，煮取一升"，茯苓四逆汤"以水五升，煮取三升"等，可知煎煮时间短暂，以保证在短时间内实施治法。他如白通加猪胆汁汤方后注"若无胆，亦可用"，以使后人误解猪胆汁为可有可无之品，实非，概猪胆非常备之品，紧急情况下若单等配齐，岂不误事？故俱在示人，救治厥证，分秒必争，决不可消极。

（三）病势紧急，先灸后药

厥证势急病危，变化无端，治法当尽速落实，以挽遏病势。传统汤药，煎煮费时，难济其急，故在确诊之后，汤药入口之前，不可坐视。作为应变措施，灸刺之法方便迅速，多被采用。如292条："少阴病，吐利，手足不逆冷，反发热者，不死。脉不至者，灸少阴七壮。"该条指出少阴病骤然吐利而脉不至，阳气乍虚，阴阳不相接续，病势紧急，故当先以灸法急救通阳，然后再用药物治疗，否则厥逆立至。349条："伤寒脉促，手足厥逆，可灸之。"该证手足厥逆，脉象快数，标示阳气大衰，虚阳欲脱，故当先灸后药，以保证治法尽速落实。

五、简明扼要示禁例

因厥证病多危重，容不得误治，否则，将有性命之忧。《伤寒论》中不仅详述了该证治法，且扼要示禁，以明是义。

（一）寒厥禁下

虚寒之厥，要在阳气衰微，急当温阳，误用攻下，必更伤正损阳，预后不良，故330条曰："诸四逆厥者，不可下，虚家亦然。"

提示一切虚证，皆不可攻下，举出攻下，意在说明虚寒之厥禁用攻下等攻伐之剂。

（二）血虚厥禁攻

血虚之厥，治当养血通脉，不可以攻下，否则阴脱阳亡，预后极差，如347条："伤寒五六日，不结胸，腹濡，脉虚复厥者，不可下，此亡血，下之死。"示人不可犯虚虚之戒，若妄用攻伐，可有性命之忧。

（三）热厥禁汗

热厥为热邪深伏，阳气内郁之证，治当清下，不可误投辛温发汗，否则助火伤阴，变证蜂起，如335条："伤寒，一二日至四五日，厥者必发热，前热者后必厥，厥深者热亦深，厥微者热亦微。厥应下之，而反发汗，必口伤烂赤。"此条举发汗为例，说明热厥不可误用辛温。

如上，仲景列举虚寒、血虚、热厥之治禁，意在示人，厥证亦当辨证论治，不可犯虚虚实实之戒，轻则贻误病情，引发变证，重则危及生命，不可轻视。

六、全面体察辨预后

对厥证预后的判断，不仅是施治的前提，而且也是及时调整用药方向的必需，准确的判断，是高明医生必备的素质，也是提高临床疗效的方法，因此，《伤寒论》十分重视，其方法大要如下。

（一）以厥、热辨进退

一般而言，寒厥证厥逆为阴盛，发热为阳复，二者时间长短，可提示阴阳的消长，从而反映疾病的预后。

1. 厥、热相等自愈

发热与厥逆时间相当，提示阴阳达到相对的动态平衡，所以断为自愈。如336条："伤寒病，厥五日，热亦五日，设六日当复厥，不厥者自愈。"

2. 厥多热少病进

厥多热少，阳复不及，预示阴寒进一步亢盛，病情进一步恶化。如342条："伤寒厥四日，热反三日，复厥五日，其病为进。寒多热少，阳气退，故为进也。"

3. 厥少热多病退

厥少热多，阳复有余，若不继续发热，则标示病退。如341条："伤寒发热四日，厥反三日，复热四日，厥少热多者，其病当愈。"

4. 发热不退生邪热

若本已热多厥少，而热仍不退者，则阳复太过，必生邪热。如341条："四日至七日热不除者，必便脓血。"

（二）投食以察顺逆

阴盛阳衰之厥，在病变过程中，突然能食，有两种情况，一为胃气来复，预示疾病将愈，为顺；一为胃气垂绝，残灯复明之兆，名为除中，预后凶险。如何判断？仲景则以饮食与之，若食后不发热，为胃气已复；若食后突发暴热，乃胃气完全暴露于外，须臾即散，预后不良。如332条："伤寒，始发热六日……食以索饼，不发热者，知胃气尚在，必愈。恐暴热来出而复去也。"

（三）诊脉以决生死

厥逆之证，多伴有脉微，甚或沉绝，在预后判断上十分重要。一般而言，脉从无到有，多为顺候，即仲景所谓之生。反之，脉一直沉伏不出，多凶险，预后不良。如362条："下利，手足厥冷，无脉者，灸之。不温，若脉不还，反微喘者，死。"368条："下利后脉绝，手足厥冷，卒时脉还，手足温者生，脉不还者死。"但亦应注意，此"脉还"当逐渐恢复。从无到有，从小到大，不可见服药后突然暴出，此乃有阴液枯竭，孤阳无依完全发露于外，预后亦差。如315条："少阴病，下利，脉微者，与白通汤，利不止，厥逆无脉，干呕，烦者，白通加猪胆汁汤主之。服汤，脉暴出者死，微续者生。"

（四）察神志以别良恶

厥证过程中，一般而言，随着治疗，神情安静，多示神安其位，预后良好。反之，突然出现烦躁不安，或神昏者，标志着心神浮越于外，预后较差。如344条："伤寒发热，下利，厥逆，躁不得卧者，死。"298条："少阴病，四逆……不烦而躁者，死。"

（五）观呼吸以判安危

严重的厥逆证多为心肾功能衰竭所致，在治疗过程中，若突然出现呼吸浅表，或喘促不安，预示疾病进一步恶化，为肾气绝于下，肺气脱于上，即由心肾衰竭进一步导致肺肾衰竭，预后极差。如362条："下利，手足厥冷……反微喘者，死。"299条："少阴病，六七日，息高者，死。"

（六）测肢温以断转归

厥证即手足逆冷，以四末温度降低为主要标志，因此，对手足温度的动态观察，可直接反映疾病的转归和疗效的有无。一般而言，服药后手足转温，则标志着病势已退，预后较好。如288条"手足温者可治"，368条"手足温者生"等。相反，若手足温度一直不能恢复，甚或加重者，则标示疾病在进一步恶化，预后较差。如345条："伤寒发热，下利至甚，厥不止者，死。"343条："伤寒六七日，手足厥冷，烦躁，灸厥阴，厥不还者，死。"

综上所述，《伤寒论》对厥证论述颇为详尽，至今对临床仍有重要意义，值得吾辈深入探讨。但亦应认识到，由于历史条件的限制，某些认识难免有不确，我们应领会其精神，继承发扬，以期提高厥证临床疗效。

本文原发于《中国中医急证》，1996，5（4）：181～184。

经方相去虽远　临证即在眼前

——试论桃核承气汤证与慢性肾衰

慢性肾衰死亡率高，尚缺乏满意疗法，是医学界关注的课题之一。我们从临床中观察到该病之机理与桃核承气汤证有交相吻合的一面。

一、《伤寒论》对桃核承气汤的论述及后世之应用

桃核承气汤出自张仲景之《伤寒论》，原文曰："太阳病不解，热结膀胱，其人如狂，血自下，下者愈。其外不解者，尚未可攻，当先解其外，外解已，但少腹急结者，乃可攻之，宜桃核承气汤。"原是用以治疗太阳病不解，邪热内陷，瘀阻下焦之证。

现代对该方的临床应用，已大大超出了仲景原论所指，广泛用于内、外、妇、眼诸科，如精神病、闭经、产后瘀血、子宫肌瘤、粘连性肠梗阻、癃闭、细菌性痢疾等，皆取得了良好的疗效。特别是60年代末、70年代初，中医界同仁以本方治疗流行性出血热之急性肾衰，大大降低了流行性出血热的死亡率，初步显示了该方对肾衰竭的确切疗效，惜未引起足够的重视，仅仅局限于治疗流行性出血热的急性肾衰一病上，忽视了对其他原因所致急、慢性肾衰的研究，令人遗憾。

尽管该方所治疾病繁多，症状庞杂，但分析其在临证应用情况，不难发现其固定规律。首先该方是以祛瘀为主，故所治疾病必须具备瘀血内停之机，特别适用于血瘀下焦之证。其次，在临床表现上以神志狂躁，大便色黑，少腹急结，舌质紫暗或有瘀点为着眼点。

二、慢性肾衰的特征与桃核承气汤

对慢性肾衰与桃核承气汤证，二者有着共同之处，主要体现在以下3个方面：

1. 主症一致

通过长期的临床观察，我们发现，慢性肾衰的发病过程中，因代谢产物（如胍类）对神经系统的作用及尿素从肠道内排出过多，刺激胃肠道，病人往往出现消化、神经系统的症状，如恶心呕吐、消化道出血（多表现为黑便）、烦躁不宁，部分病人尚有多语、谵妄等"其人如狂"之表现，绝大多数表现有面色晦暗，舌质青紫或暗红、或有瘀斑，甚至周身皮肤出现瘀斑，并且，此一系列症状不但与病程长短、病情轻重呈正相关，且与病人排便有密切关系。病人小便不利，大便秘结不通时，诸症加剧，反之，则较轻。同时，部分病人尤其是合并泌尿系感染者，多有腰、少腹疼痛、小便灼热、少腹拒按等"少腹急结"之症等，对照桃核承气汤主症，少腹急结、大便色黑、狂躁不宁、舌质紫暗等基本符合。此病之因虽与《伤寒论》中桃核承气汤证之太阳表证不解，邪热与瘀血结于下焦的"太阳蓄血"有异，但主症一致。

2. 病机相符

桃核承气汤证之病机为血热结聚下焦。下焦主要功能为泌别清浊，蒸腾津液，排除浊毒废水，主司气化，为人体新陈代谢的重要器官，尤其是维持水液平衡、废物排出具有重要意义。同时，下焦内寄相火，通行元气，化生卫阳，上可温煦诸脏，推动气血，升腾气机，交泰水火；下可司气化，分清浊，利肾关，排浊毒，源源不断；内可安脏腑，和阴阳，杜绝内乱；外能固肌表，密皮毛，防御外患。若下焦瘀阻，气机不通，"下焦不治则水乱二便"，清气不升，元气不行，相火不化，交通失畅，痞阻格逆。关门不利，决渎失职，浊毒蓄内，五脏六腑皆乖。进而影响整个三焦，上焦不纳，浊阴上逆，则吐逆于上；中焦不化，湿溢于外，则浮肿立见，加之卫阳不充，易招外邪，则可出现全身上下俱病，虚实寒热互见之证，此与慢性肾衰可引起泌尿、消化、呼吸、循环、造血等多系统损害及容易合并感染具有一致之处。可见下焦瘀血不通，可导致慢性肾衰的形成。

参合临床所见这类病人之表现，符合水瘀结滞下焦的特征，再分析病情，不难发现此类病人具有下焦主瘀的如下基础：

本病多由肾小球肾炎、肾盂肾炎、泌尿道结石等发展而来，这些疾病或原由下焦瘀血进一步发展，或因这些原发病多为湿热结下焦之证，尤其是慢性肾盂肾炎，湿热之邪日久不解，下焦不通，气化不畅，停而为瘀，即病久入络之谓。

其病病程较长，久则损气耗血，气虚无力推血，停而为瘀，特别是肾与膀胱气化不行，脉络凝滞。

肾脏日久受损，决渎无权，下焦开合失度，浊毒蕴结于下，血脉凝泣，化为瘀血。

外邪侵袭，与下焦原有之邪相合，清浊相干，下焦瘀阻。

久病脾肾阳虚，浊阴内盛，阳虚寒凝，血脉涩滞，日久生瘀。

现代医学也证实，在慢性肾衰的病程中，始终存在着高凝状态，尤其是纤维蛋白在肾小球毛细血管内沉积，形成血栓，引起肾血流量减少，肾小球滤过率下降，从而导致肾衰竭。由此可知，二者病机相符。

3. 药效吻合

桃仁承气汤乃仲景专为瘀血、邪热结于下焦而设，全方专清下焦瘀热，开关利窍，颇合病机。现代药理研究证实，方中桃仁具有显著的抗凝血作用，可扩张动脉，提高尿激酶活性，是多种活血药中最强者，且无伤正之弊。大黄有抑制血小板聚集，降低胆固醇，降压，促进氮代谢产物排泄，减少尿蛋白，升高尿渗透压，减轻肾间质细胞淋巴浸润，解毒抗菌，利尿等作用。桂枝扩张血管，引药直达下焦，通利小便等。全方具有活血祛瘀，改善血液循环，改善代谢，调整某些内分泌失调的作用。笔者通过腺嘌呤慢性肾衰大鼠的实验证实，本方对慢性肾衰具有良好疗效，限于篇幅，兹不赘述。总之，本方之药效，恰对慢性肾衰之病机，可谓丝丝入扣。

在临床上，我们对门诊慢性肾衰患者，具备上述主症，体质不甚虚弱者，在辨证论治的前提下，投以桃核承气汤加味，以观察其疗效。结果伴随病人大便通畅，以上诸症随之缓解，甚至消失，BUN、Scr 均有明显下降，小便改善，收效满意。但服药病情已缓解的患者，在停用桃核承气汤后，以上诸症又渐次出现，因此印证了以上推断之正确性。

值得指出的是，由于慢性肾衰的病机特点，我们在应用之时，一般加入温补脾肾之附子、黄芪，滋阴利水之女贞子，以扶正培本；配入利尿活血之益母草，渗利水湿之泽泻，以助桃核承气汤之力，方为万全，取效亦佳。

三、附 18 例疗效观察

本方经长期临床应用，获效满意，为了进一步验证其疗效，我们对其进行了系统观察，现简要报告如下。我们选取西医确诊为慢性肾衰的患者，并符合瘀血特征，体质较壮，自愿合作者为观察对象，共收治 18 例。全部投以加味桃仁承气汤（桃仁 9g，大黄 9g，桂枝 6g，炙甘草 5g，黄芪 20g，附子 6～9g，先煎，泽泻 15g，益母草 20g，女贞子 12g）。大便硬者大黄后下，使大便保持在 1～3 次/日为宜。全方水煎分 2 次服，每日 1 剂。病重者每日 3 次，日服 1 剂半。并调整饮食，以低蛋白高热量饮食为主。30 天为一疗程，观察 2 个疗程后总结疗效。分别于治疗前后测定 BUN、Scr、CO_2CP、Hb 等，治疗前后对照采用配对 t 检验进行统计。

疗效标准：显效：症状基本消失，BUN、Scr 降至正常或接近正常水平，贫血恢复。有效：症状明显好转，BUN、Scr 较前有所下降，CO_2CP 较前升高。无效：症状改善不明显，甚至加重，BUN、Scr、CO_2CP 较前无变化，或有大的波动，甚至较前严重。

疗效与结果：通过治疗，18 例慢性肾衰其中显效 5 例，占 27.78%，有效 9 例，占 50%，无效 4 例，占 22.22%，总有效率为 77.78%。治疗前患者 BUN 值为 19.11 ± 9.4mmol/L，治疗后为 12.19 ± 7.87mmol/L，经统计学处理 $P<0.001$。治疗前患者 Scr 值为 $375.85\pm222.07\mu$mol/L，治疗后为 $245.32\pm734.34\mu$mol/L，$P<0.02$。治疗前 CO_2 CP 的值为 18.26 ± 4.08mmol/L，治疗后为 21.32 ± 3.57mmol/L，$P<0.05$。患者 Hb 治疗前为 6.69 ± 2.06g/dl，治疗后为 9.50 ± 1.97g/dl，$P<0.001$。

从以上治疗结果可以看出，桃核承气汤加味对慢性肾衰有较好疗效，可以改善肾功能，并通过排毒，减轻了毒素对机体的损害，从而使贫血随之纠正，印证了慢性肾衰具有血瘀下焦之病机，为经方论治今病，提供了一条思路。

据我们的观察，一部分病人瘀血指征并不明显，投用之后亦同样有效，然而，值得注意的是，桃核承气汤毕竟为攻邪之剂，使用之时应特别注意扶正，不可只见"病"而不见"人"，一味攻伐，效必不佳，甚则病未除而人已垮，将带来严重后果，不可不慎！

本文原发于《甘肃中医》，1993，6（4）：26～28。

原著考究论

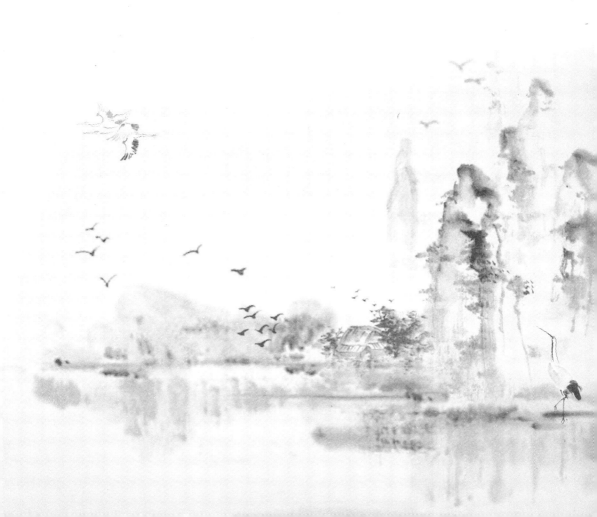

原著考究论

本辨章学术　申一管之见

斗胆质疑姜春华

辨章学术是本　师前献得为要

——也谈《伤寒论》第43、第87、第89条

《上海中医药杂志》1989年第1期刊登了姜老（姜春华）大作"张仲景其人其书及成就"一文，拜读再三，受益良多。然大作之"十一、处理认识错误"一节，认为《伤寒论》43、87、89条等为"处理认识错误"，笔者不敢随声附和，本着辨章学术，衷于一理之旨，略陈管见，就教于大方。

一、第43条

第43条曰："太阳病下之微喘者，表未解故也，桂枝加厚朴杏子汤主之。"大作认为"喘相当于气急，有本病是喘，治以杏朴；下后之喘，乃是气促，不当用杏朴"。认为仲景在处理本证时存在着错误。此说颇值得辨析。太阳病误用下法，变证颇多。即使下后致喘，也有三种，而病机表现不同，治法亦异，充分体现了辨证论治之精神。

第162条则以喘为主，兼见身热汗出，乃下后邪热迫肺，其喘也甚，故用麻杏石甘汤清热泄肺，肺热一清，诸症自愈。

第34条太阳病桂枝证，医用下法误治，致邪热入里，病变重点在大肠，影响肺金，其证以下利为主，兼见喘而汗出，故用葛根芩连汤辛凉解肌，苦寒清里。

本证之喘，仲景明训"微喘"，究其病因，乃太阳病误下，正气未衰，表邪尚未内陷，且正气能与邪争，冲气上逆，与15条"太阳病，下之后，

其气上冲者，可与桂枝汤"机理雷同，但15条表现为其气上冲，而无"微喘"，本条冲气上逆影响于肺，故加杏仁以降肺气，用厚朴通调大肠，肺与大肠相表里，大肠一通，自无干肺之忧，则微喘可除。诸药谨对病机，可谓丝丝入扣，十分切当。若依姜老之言，不用杏朴，单用桂枝汤，药证不符，难以奏效。

仲景之方证，皆是从临床中得来，与临床实际相符。其原方证，在今日临床也不少见。业师杜雨茂先生，每用此方疗治因误下而致喘者，效如桴鼓。历代医家，俱各扬颂，其临证投药，多宗法旨，效果也彰，兹举一案，以示验证：

"戊申正月，有一武臣为寇所执，置舟中艛板下数日，得脱，乘饥恣食，良久解衣扪虱，次日遂作伤寒，自汗而膈不利。一医作伤食而下之，一医作解衣中邪而汗之，杂治数日，渐觉昏困，上喘息高，医者仓皇失措。

予诊之曰：太阳病下之，表未解，微喘者，桂枝加厚朴杏子汤，此仲景法也。指令医者急治药，一啜喘定，再啜漐漐微汗，至晚身凉，而脉已和矣"（《普济本事方》）。

是案病因症状43条相吻，方药原样，亦无加减，取效如神，不咎为本条之注脚。评价方证，最主要的一点，看是否与临床实际相符，用方对证，是否有效，这是检验处理方法正确与否的客观标准。本条无论在理论上，还是临床上，皆可得到验证，所用方药，经历代医家实践，屡验不爽，无疑是正确的、切当的。至于"不当用杏朴"之说，是否有欠妥之嫌呢？

二、第87条

第87条曰："疮家虽身疼痛不可发汗，发汗则痉。"大作评曰："汗不会致痉，可能本是破伤风。"亦即说误用汗法不会导致痉——抽搐拘急，甚则角弓反张，其痉病的发生为破伤风造成的，与发汗与否无关。果如是否？请浅析之。

首先，从中医角度分析，本条冠以"疮家"，当指病者为久患疮疡的病人，大量流脓流血，又误用汗法迫汗。或疮疡病人复感外邪，寒邪束表，内而营血不足，流动不畅，故见身体疼痛，病机总以虚多实少为主，若误用汗法强汗，则必犯虚虚之戒，使原已虚弱之营益亏，筋脉失于濡养，必产生强直、抽搐、拘急之象。正如柯氏所云："疮家病与外感不同……疮虽痛偏处，而血气壅遏，亦有遍身疼者，然于风寒有别，汗之则津液越出，筋脉血虚，挛急而为痉也。"钱天来氏亦曰："疮家……身疼痛，伤寒表证也，言疮家气虚血少，营卫衰薄，虽或有伤寒身体疼痛等表证，亦慎不可轻发其汗，若误发其汗，则阳气鼓动，阴液外泄，阳亡则不能柔养，血虚则无以滋灌，所以筋脉劲急而成痉也。"从不同角度解释了本条的机理所在。临床上，发汗过度而致痉者并不少见，本条所立治禁，一直有效地指导着中医的临床，为中医减少误治，起到了巨大的作用。关于汗过致痉，历代医家俱有心得，每示警告人，即是今日之《中医内科学》教材也列专条："素体阴虚血虚，或因亡血，或因汗下太过，致使阴血损伤，难以濡养筋脉，因而成痉。"汗过致痉，是临床存在的客观实事。

从现代医学角度看，汗是低渗溶液，约含氯化钠 $0.2\%\sim0.5\%$，若大量汗出，则细胞外液渗透压将略有升高，而体内 Na^+ 总量必然减少，丢失大量的 Na^+、Cl^-，血浆 Na^+ 下降，可形成血周围循环衰退，进一步发展而致大脑缺氧，发生抽搐；丢失大量的 Cl^-，Cl^- 浓度下降，亦可直接引起痉挛抽搐。从而也证实了过用汗法，大量出汗可导致拘挛抽搐——痉的发生。

综上所述，仲景提出"疮家虽身疼痛，不可发汗，汗出则痉"，是从临床床实践中观察到的，也是有科学依据的，它揭示了疾病发展变化的一个规律，几千年来一直指导着临床实践，即使今后也应引起高度的重视。前车之鉴，不可不慎。我们应该慎重对待古人经验，不可一味否定。当然出于历史条件的限制，可能也有破伤风存在，但毫不影响本条的价值，它确为经验之谈。对于"汗不会致痉，可能本是破伤风"之断语，是否稍显武断、有以偏概全之嫌呢？

三、第89条

大作对第89条"病人有寒，复发汗，胃中冷，必吐蛔"评曰："热病吐蛔是胃热，不是胃寒"，以此来说明仲景是"认识之错误"，颇有探讨之必要。

首先看一看本条所述，冠以"病人有寒"，当指患者平素阳虚寒盛之体，虽有表证存在，亦不可轻用一般汗法，只能温中助阳，兼和肌表，如径用汗法，反复取汗，必致阳气更伤，中阳更虚，里寒更甚，胃气上逆，蛔虫不耐寒冷上入胃脘，可随呕吐而出，临床并不罕见。历代医家，俱有论述，有的提出了治疗方法，从不同角度探讨了是条之内在机理，同时亦可佐证，多数医家都见到过此证，其论恕不一一援引。即使今日临床，在偏远山区，仍有此证出现，足资仲景所述，是符合临床实际的。

当然，吐蛔一症，原因颇多，如338条所述"蛔厥者，其人当吐，今病者静而复时烦者，此为脏寒，蛔上入其膈，故烦。须臾复止，得食而呕，又烦者，蛔闻食臭出，其人常自吐蛔"。就是上热下寒的寒热夹杂证。一般认为上热即指膈热，下寒指肠寒，故用乌梅丸，寒热并用，滋阴泄热，温阳通降，安蛔止痛等。众多的原因可导致一个结果。而本条首冠"病人有寒"，当然指的是寒病，其全条所述乃是因寒而致的吐蛔，而不是在论述热病吐蛔可知。

一个条文往往侧重于叙述一种证候，才显得深刻、清楚，不可能不分轻重地将一种病的全部证候都包括在一个条文里，使人感到层次不清，失于条理，也使后学者难以掌握。譬如厥之一症，原因颇多，《伤寒论》中论述也详，350条"伤寒脉滑而厥者，里有热，白虎汤主之"。总不能以寒厥即是里有寒而不是里有热来否定本条，云是认识上的错误吧？无疑，350条所述是正确的，其认识、处理方法也是切当的，它论述的是热厥而非寒厥，就不能以寒厥之机来印定，这是尺度错误。

同理，89条作为论述胃寒吐蛔的一个条文，也是正确的，认识是切当的，它论述的是胃寒而非胃热，是寒证而非热证，也没有论述热病吐蛔的意思。临床常见大病日久中虚未复，胃肠虚冷亦多吐蛔，故胃热吐蛔非为绝对，如此之论岂不以偏而概全？至于用"热病吐蛔是胃热，不是胃寒"为标准尺度去衡量本条，得出其是"认识上的错误"之结论，无疑等同于拿女人的特征去衡量男人，结论肯定是错误的（男人女人都是人，然而生理特性不同，总不能拿女人的标准去衡量男人，得出男人不是人的荒谬结论）！姜先生以这种方法看问题，就走入了"白马非马"的诡辩，结果是难以站住脚的。

同理，大作对66条"发汗后腹胀满者，厚朴生姜半夏甘草人参汤主之"的评论"说者谓本条是实，与上条大异"，含含糊糊，遮遮掩掩，虽未能提出确切的论据，但仍将其列入"处理认识错误"之列，这种看法也是不妥当的。本条论述，乃发汗太过，表证虽解，里阳因汗泄而损失，脾阳不足，浊阴之气充塞于中，胀由是而生，乃常理也，临床亦不乏其例，岂能只以"实"而概论汗后变证？《伤寒论》中，因发汗不当致虚者不胜枚举，如桂枝新加汤证、桂枝甘草汤证、苓桂甘枣汤等皆是，难道尽是

"处理认识错误"？若依姜老之言，这些变证皆为"实"，治法当然用攻，岂不犯了虚虚之戒？医者之大忌也，不可不慎！临证当依证而定，证变药变，乃医者起码之识！

是方诸药合用，消而无伤，补而不滞，为消补兼施之剂，后世用之，莫不取效如神。临床实践表明，本方对脾虚气滞作胀辄效，而脾虚夹积溏泻不节，投之尤有特效。业师杜雨茂先生屡用本方治疗脾虚气滞腹胀，愈者无数，其效昭彰，每每教诲，潜研方证，继承发扬。

当然，对于仲景之人，我们也赞同姜老之观点"仲景是人，不是圣人，更不是现代圣人，他的书不是圣经，不是句句真理，字字珠玑，完善无缺"。仲景处于汉代，因于历史条件的限制，认识上也会出现偏差，甚至错误。但是，对其论述，我们应该以科学的、实事求是的态度去对待，既不能轻易地否定，也不能轻易地肯定。我认为，要检验其是否正确的唯一标准是临床实践，将其论述、处理方法投入到临床中去，以临床尺度来衡量，对那些经过历代检验，符合临床的要给予肯定，对那些临床难以见到，或解释不了的，要实事求是地存疑，认真地检查自己，是否因条件限制或个人水平限制，留让后人评论。对那些与临床实际不符合的，要改正。至于说仲景的有些认识，局限于历史条件，还不太深入，或有些规律性的东西，我们难以进行合情合理或从实质角度不能圆满解释的，如六经病概念的实质等，是我们工作的着眼点，是我们这代人的任务，只有不断地探索、深入地研究，科学才会发展。总之，我们要坚持实践是检验真理的唯一标准进行科学的扬弃，才能发扬光大。

姜老医名，雷贯遐迩，医学造就，享誉杏林，学术思想，素所敬佩，仰慕久矣！其医学著述，上梓必读，常启吾童蒙，开吾茅塞，受益多多矣！然谨瞻华文之后略生疑窦，不敢苟同，数欲动笔，稍申鄙见，因思彼则泰山北斗，此则无名小辈，难以攀比，诚有不自量力，不安本分之嫌，而终废乱念。今阅《三国演义》，贤如诸葛孔明者，尚有街亭之失，推思孔大圣人，亦有辨日之不确，实智者千虑，也有一失也。又思真理面前，人人平等，况大凡名贤，皆胸怀坦荡，不计小节，又喜下交争鸣，光大学术，敏于事而纳于言，故鼓气提笔，将窃意繁琐如上。言语不周，词不达意，有所开罪之处，敬望姜老鉴我辨章学术之苦心，宥我潜越之举，于心稍安矣！

本文原发于《陕西中医函授》，1990，(2)：7～9。

敢对教材相商榷

多读勤思善究　临证总结创新

——《伤寒论》若干问题求正

《伤寒论》成书于东汉末年，因年代久远，文字古奥，难以理解，是故正确地解释原文，是继承和发扬的关键。

一、"少阳脉"

271 条云："伤寒三日，少阳脉小者，欲已也。"对于此条，《伤寒论讲义》（1985 年 5 月第 1 版，以下简称五版教材）云："伤寒三日，病入少阳，其主脉为弦，今少阳病而见小脉，则是欲愈的脉象。"显然，此将"少阳脉小"解释成为"少阳病而见小脉"了，多有不妥。

仲景所用的诊脉方法，非为单纯的寸口诊法。如其在《序》所批评当时不负责任的医生时所说："人迎、趺阳三部不参。"可见其诊脉之法乃是遍身诊法。故此脉当是少阳脉，即指和髎部位之脉，亦即耳门微前上方之脉。如《金匮要略·水气病脉证并治》云："少阳脉卑，少阴脉细，男子则小便不利，妇人则经水不通。"此"少阳脉卑"即是指此脉而言的，主候少阳之气。

弄清了"少阳脉"的含义后，便知此条所指非是"少阳病"，而是言太阳伤寒预后的，仍是太阳病。伤寒病已患三日，应传少阳，但诊少阳之脉，脉见小象，说明邪未传少阳，势已衰微，从而测知太阳伤寒病就要痊愈了。

二、"损谷"

398 条曰："病人脉已解，而日暮微烦，以病新瘥，人强与谷，脾胃气尚弱，不能消谷，故令微烦，损谷则愈。"对于"损谷"，《医宗金鉴》云："不须药也，损谷则愈。"五版教材则明确指出："损谷，减少饮食。"笔者认为，此注欠妥。

病人病刚愈，机体十分虚弱，正应饮食调补，增加营养，恢复元气，怎能减少饮食，使营养不继？于康复何宜？再者，患者既然有"日暮微烦"，"脾胃气尚弱，不能消谷"之证，又怎能坐等自愈，促生变证？于理难通。故笔者认为，此"损谷"当是指的治疗方法，即针对"脾胃气尚弱，不能消谷"之病机，采取健脾和胃，消食导滞之法，脾胃气复，气机自转，饮食一消，微烦自除，其病遂愈，故曰："损谷则愈。"

三、"上焦"

243 条："食谷欲呕，属阳明也，吴茱萸汤主之。得汤反剧者，属上焦也。"对此"上焦"，多认为是部位上的"上焦"。如五版教材即持此观点，非也，此"上焦"非是一词，乃是一个词组。

"焦"，《玉篇》谓："又炙也。""炙"《玉篇》释曰："热也。"可知焦为热之意。"上"当训为"中"，此在仲景著作中并不鲜见，如《金匮要略·脏腑经络先后病脉证》："病人有气色见于面部……色黄者胸上有寒。"对"色黄者胸上有寒"的病机，赵以德云："今胸中有寒，谷气不化，郁为胃热，显出其黄色，黄为中焦蓄热。"（《金匮玉函经二注》）胸中有寒湿，郁而化热，而见黄疸。若依"胸上有寒"于理难通，他如《金匮要略·呕吐哕下利病脉证治》"呕吐而病在膈上"之"膈上"亦为"膈中"。是故"上焦"当释为"中热"即胃中有热。

结合条文，乃言"食谷欲呕"的病机有胃寒与胃热之别，前者，用吴茱萸汤温中和胃，降逆止呕，自可药到病除。若服药后呕吐加剧，则说明胃中有热，以热治热，必拒而不纳，病情增剧，故曰"属上焦"即因胃中有热所致。

四、"阳绝"

245 条："脉阳微而汗出少者，为自和也，汗出多者为太过。阳脉实，因发其汗，出多者，亦为太过，太过者，为阳绝于里，亡津液，大便因硬也。"对此"阳绝于里"，五版教材没有明确作解，但从条下分析来看，似将其释为"阳热盛于里"了，比较含糊。

"绝"，《说文》曰："断丝。"《礼月令》云："振乏绝。"《康熙字典》疏曰："不续曰绝。"阳绝即阳不能与阴相维系，失去调和。原文之意，乃因发汗太过，阴津亡失，阳气无所依从，阳不得阴滋，但又非阳盛逼阴外越之亡阴证，故阳独留于内，阴不润则大便干。此证非为阳热盛于里，主要为阴伤津损所致，故其治疗应以滋阴润燥，增水行舟。否则，若为阳热盛于内，则当泻热通腑，岂不为汗后复下，阴津更伤？切不可马虎了事。

本文原发于《浙江中医学院学报》，1990，14（2）：12～13。

汉时三部诊脉　今日寸口独取

——《伤寒论》"阴""阳"脉辨析

历代医家对《伤寒论》"阴""阳"脉一直存有争议，笔者学习之后，偶得管见。

一、注家的看法

《伤寒论》12 条："太阳中风，阳浮而阴弱……鼻鸣干呕者，桂枝汤主之。"100 条："伤寒阳脉涩，阴脉弦，法当腹中急痛，先与小建中汤。"对于阴阳脉，历代医家各持己见：一种认为阳为浮取，阴为重按，如程郊倩等；另一种认为阳为关前即寸，阴为关后即尺，如方有执等。五版教材赞同程氏之说。

二、浮沉说不能成立

笔者认为，将阴阳强解为浮沉，不合情理。首先存在同一部位，浮取重按不能得出两种不相干的脉象。再者，按浮沉之说解释，12 条阳浮阴弱，轻取为浮，重按脉弱还可解释过去，那么 290 条："少阴中风，脉阳微阴浮者，为欲愈。"阳微阴浮就是轻取为微，重按反而为浮脉了？浮为轻取即得，怎能重按而见浮脉？显然是自相矛盾的。

三、寸尺之说于理难通

100 条之"阳脉涩阴脉弦"，若按寸尺之说解释，寸脉涩滞，尺脉弦，且不论于脉学难解，单是同一处之脉，反差寸许。总不能寸脉表现为往来艰涩，而尺脉弦紧如弦，毫无轻刀刮竹之似断之象。于理难通，显而易见。况寸主心肺，主上；尺主肾，主下。二部脉皆于中焦无关，怎能主腹中急痛？再则阳浮阴弱之脉，寸若为阳，尺为阴，本是男子生理脉象太过，寸主表证无可非议，但尺脉弱怎能主营虚？如此解则与仲景之意不符。诸如少阴中风阳微阴浮之类，若按此解，皆于理相悖。

四、阴为下部，阳为上部

细玩原文，笔者认为，《伤寒论》阴阳脉不是指手之一部脉。阳脉乃指上部之脉，阴脉则指下部之脉——趺阳脉。理由如下：

1. 汉代以前，诊疾问病，当是察上、中、下三部之脉。且不论《内经》之有关论述，单是仲景自己，亦做过说明。《伤寒论·序》中说："……观今之医……按寸不及尺，握手不及足，人迎、趺阳、三部不参。"由此可见，仲景诊脉，是三部皆察的。

2.《伤寒论》原文，明确论述了仲景诊趺阳脉的事实，如247条说："趺阳脉浮而涩"即是明证。

3. 原文所述阴脉，皆与脾胃有关。如100条："阳脉涩，阴脉弦，法当腹中急痛，先与小建中汤。"指趺阳脉弦，主脾胃有寒，或主肝克脾土，故而"腹中急痛"，投小建中汤调和脾胃。12条的"阴弱"为趺阳脉弱，指脾胃虚。脾主营，脾虚即营弱，胃虚则干呕。274条："太阴中风，四肢烦疼，脉阳微，阴涩而长者，为欲愈。"指趺阳脉由涩转长，即脾胃之气渐复，故为欲愈之象。

4.《伤寒论》86条云："衄家不可发汗，汗出必额上陷脉急紧，直视不能眴，不得眠。"论述了上部脉象的主病情况，证明仲景诊脉确实是三部皆诊的。

综上所述，《伤寒论》中所述的阴、阳脉大多是以上、下脉对举的，所反映的是汉代的诊脉方法。我们学习《伤寒论》，切不可望文生义，以免将一部切合临床实际的著作引入玄学。

本文原发于《吉林中医药》，1990，（1）：45。

秘传大论致歧　纷杂名目归真

——敦煌张仲景《五脏论》残卷刍议

　　1900 年在甘肃省敦煌县莫高窟藏经洞内，发现了大批的"敦煌遗书"，对我国历史文化之研究提供了珍贵的资料，惜遭劫掠，多已残缺不全。其中有题为张仲景撰之《五脏论》一卷，墨写，共 83 行，下角残缺，据考为唐时所抄，可以说是该书现存最早的写本，经反复习读，提出几点刍议。

　　关于《五脏论》作者问题，现多认为乃隋唐时期作品，托名仲景，其理由如下：

　　1. 以书中提及"耆婆童子"及"四大"，这是印度医学传入我国的内容，从而断为非仲景之作。

　　对此，应回顾中印文化的交流史。中印文化的交流，最早可见于后汉建和二年（公元 148 年）由安息高来洛阳译经，中国佛教自此开创。自斯以降，印度的佛教和医药在中国传下去。《隋唐经籍志》里记载有 11 种印度医籍的翻译。北朝时，有跋陀罗译五明论全一卷。由是可见中印文化的交流，早在仲景所处时期的前近百年就已开始，医学的交流也当与佛教一起展开。根据一般规律，文字记载皆晚于实际应用，尤其是在当时交通、通讯不发达，排外思想严重的情况下，外族医药传入中土，总要经过一段适应和认可的时间，即经过广泛流传，被人们视为自己的东西，而消除了异物之见后才被正式收载入医技目录。故而，仲景完全有机会接触印度医学的内容，毫不为怪。以此为据推证"非为仲景著作"，理由似欠充分。

　　再者，"耆婆"为印度之神，当是佛教内容，传入中国定早。而"四大"非单印度有之，中国文献亦早已有载。如《老子·二十五章》云："故道大、天大、地大、王亦大。域中有四大"，这是符合仲景学术思想的，其在《金匮要略·脏腑经络先后病脉证》中指出"更能无犯王法"百病不生，用以预防疾病发生，他将"四大"视为疾病的致病因素，也是很科学的，人毕竟要受到社会的制约。因此，上述观点亦难成立。

2. 以文中论及梁代陶弘景《名医别录》药物九种及蓖麻、密陀僧、荜拨等物，最早见于唐代的医学著作，而推断非为仲景所作。

我们看一下张仲景《伤寒论》及《金匮要略》中用药情况：斯二著所用药物大大超过了《神农本草经》的记载范围。有许多药物如竹叶、芒硝、槟榔、瓜蒌、饴糖等常用药亦首见于《别录》，这是很正常的事情。任何时代的医学著作、药物学专著都不能收尽当时的临床用药。药物学不断地发展，新药就不断地发现，今日用药亦是如此，临床所用，并非一定为《中药大辞典》所载，许多行之有效者或许数百数十年后的著作收录。因此，以此来推断非为仲景著作，理由似欠周详。

3. 以文中提及东晋、南北朝的医家，故然。对照残缺原文，其中提到"刘蠋子""淮南葛氏""雷公"等，对于雷公，仲景于《伤寒论·序》中已经提及，而葛氏，王叔和《脉经·序》中亦有提及，疑指葛玄。唯刘蠋子是否为著《鬼遗方》之刘涓子，尚待考证。刘生活年代可能在仲景之前，或许为后人加入，皆有可能。试想，此文系唐时所抄，当时距仲景时代较今更近，即使此篇果为托名仲景之作，也该知刘涓子等为晋末之人，较仲景晚数百年，这样明显的错误，且堂而皇之抄写于藏经洞内，撰写者，抄写者历史知识肯定不错，绝不会犯如此错误，闹这样的笑话，显得异常拙劣。这段文字倒是为我们提供了医史研究的课题，值得进一步地探讨，以弄清刘蠋子其人的生活年代及药物学发展历史。即使为后人加入，至少也能说明，刘蠋子生活年代在唐时是有争议的。

4. 以《五脏论》名目繁杂，其中有托名神农、黄帝等者。再之，天人相应一节与《东医宝鉴》卷一、孙思邈《千金方·序》文句基本相同，仅数字之别，而推论为唐时拟写。

这亦不足以说明问题，且无论二者有无先后、抄与被抄、参考与被参考的关系，孙思邈多次引用张仲景著作之语已昭昭可见，即使《千金方》与《东医宝鉴》文字相同，又作何解？难道也能说明其中有一书为伪品？此亦难以断定为唐时之作，即使今日之著作，与古书观点相同的章句也不乏其例，总不可云古书为今人之拟定。

以上几点，皆难以说明此著作非为仲景撰。而对照原文内容，参考有关仲景著作的文献记述，笔者认为，此文似为《七录》所载之"《张仲景评病要方》一卷"的异名同书，理由如下：

1. 张仲景所著，据《养生论》及《甲乙经》记述，王叔和整理流传者为36卷。至梁，则明确记载："《黄素药方》25卷、《张仲景辨伤寒》10卷、《张仲景评病要方》1卷。"及唐，则只有《王叔和张仲景药方》15卷、《伤寒卒病论》10卷，不见了《张仲景评病要方》1卷，而多出了不题撰人姓名的《五脏论》1卷。藏经洞中发现了题名张仲景撰的《五脏论》1卷，至宋代，此被载入《宋史·艺文志》，很有可能《张仲景评病要方》1卷在流传过程中，因前部分论述五脏较多而改名为《五脏论》。

2. 就是文的内容来看，用"评病要方"作题名十分贴切。

全篇共分三个部分，第一部分重点论述了人体的生理、病理，并侧重于病理的讨论，意在指出疾病形成的条件和一般规律，是对整个疾病一般规律的概论。在生理上，论述人与天地自然的统一整体关系，其云"天有五星，地有五岳，运有五行，人有五脏"，说明人和天地自然息息相通，而人身又是一个有机的整体，这个整体及五脏的生理职能、与五体的关系等，而五脏功能的发挥，与经络是分不开的。其又云："只是十二经脉，上下巡还，八脉寄（奇）经，内外流转"，人体以五脏为中心，通过经脉的上下络属，构成了统一的整体。因此，疾病的发生，也就与上述系统密切相关。故而提出任何疾病的发生，首先是天地人共同作用的结果，"天地之内，以人为贵……四大五常，假合成身，若有不调，百病俱起"。这是任何疾病发生的根本原因。而作为人体受病，必须假经络以实现，故曰："只是十二经脉，上下巡还，八脉寄（奇）经，内外流转……并有原因，莫不内积虚劳，外缘风湿者也。"

第二部分，则在论述疾病发生、发展一般规律的同时，阐述了疾病的辨证问题。即是说，任何疾病的发生、发展，都离不开脏腑经络。因此，就要依据临床表现，推断疾病的病位、病性等。其云："察其颜色，便知寒温，听之声音，便知损益。"在列举了五脏疾病表现后曰："是患者，推远其原，寻原脏腑，如此委细，乃是良医。"这些论述，仍然是对任何疾病都适用的一般大法。

第三部分，重点论述了疾病的治疗。作为总的治疗原则，其提出："须用医方，妙娴药性，应病与药，无病不除"，"药疗也，疗人万病，服用俱鲜，子孙昌盛，众人爱敬，皆由药性。"再次强调了药疗的重要。在病与人的关系上，重视祛病，"人之养病，如火积薪中，去火如薪得全，去病人皆得活，薪不去火，虚被焚烧，有病不医，徒劳丧命"。以形象的比喻，阐明了祛除病邪的重要。这亦是任何疾病的总则。接着，文章简要地论述了一百余种药物的功效和主治疾病，为疾病治疗的准确选药、组方立下了章法。同时，亦举出了方剂的应用，"只如八味肾气，补六极而差五劳，四色神丹，荡千疴而除万病"。如上所述，是文简要论述了疾病的病因、病机、诊断、治疗大法，完全符合"评病要方"之文题。

3. 文章的观点与《金匮要略》《伤寒论》相一致，基本符合仲景的学术思想。在发病学上，重视人的正气，"天地之内，以人为贵……若有不调，百病俱起"。此雷同于《金匮要略》之"若五脏元真通畅，人即安和"。病邪致病必假经络，外有六淫，内而积虚劳，与"不令邪风干忤经络……不遗形体有衰，病则无由入其腠理"一致。在诊法上，"察其颜色，便知寒温，听之声音，便知损益"，与《金匮要略》望面色、听声音辨病情之法相似。在辨证上，重视脏腑辨证，与《金匮要略》思想一致。在药物的应用上，与仲景惯用方法相似，如"甘草安和诸药，故得国老之名，大黄宣引众公，乃得将军之号"。据统计，在《金匮要略》和《伤寒论》250个方剂中用了甘草、大黄的就有89个方剂。而"半夏消痰饮"，常山、鳖甲疗疟，紫菀、冬花治嗽，大戟、甘遂逐水，水蛭、虻虫破血，滑石疗淋，黄连断痢，蛇床子治阴疮，葶苈泄水，麻黄发汗，竹叶治热，黄芩清肠等，皆是仲景惯用之法。在论治的准则上，主张先明脏腑，而后依寒热虚实等辨证论治，"推远其原，寻原五脏……应病与药，无病不除"，符合仲景之思想。在疾病防治上，首曰："故本草云：灵瑞之草，久服延年。"主张培补人体正气，延年却病，与张仲景所谓内养正气，外慎邪风，可防疾病的思想相吻。在生理上强调天地一体，人与自然息息相通，脏腑经络气血阴阳相应，五行生克，"天有五星，地有五岳，运有五行，人有五脏"，"四大五常，假合成身，若有不调，百病俱起"，与《金匮要略》之"夫人禀五常，因风气而生长，风气虽能生万物，亦能害万物，如水能浮舟，亦能覆舟"是一脉相承的。将人之疾病，放入社会中去考察，认为人不但与自然是有机的整体，而且与社会息息相关，必然受社会制度的约束。四大即道大、天大、地大、王大，人要受自然规律、国家法令、道德水准等的约束，若违背了任何一项，皆可导致疾病的发生。这是仲景独特的观点，此在《金匮要略》中有"更能无犯王法"之论。这种思想，可以说是社会医学模式的先导，即使今日，仍有现实意义。如此等，是文的主要观点，符合仲景的学术思想。

综上所述，敦煌写本张仲景《五脏论》一卷的学术观点符合仲景的学术思想，其内容为对疾病发生发展、病因病机、辨证论治一般规律的简要论述，似为《梁·七录》所载之《张仲景评病要方》一卷的异名同书。当然，该文为抄写本，距仲景已远，在传抄过程中，后人篡改删节难免，个别地方，甚或已非仲景之旧，但仍给我们研究仲景著作，阐发其学术思想提供了宝贵的资料。

本文原发于《甘肃中医学院学报》1990 年 10 月第 7 卷第 4 期第 18～20 页。

"伤寒"原本大患 孙氏编著伟功

——浅谈《内经》至《千金方》的伤寒学说

伤寒学说，由来久矣！其发展迅速一经形成，即有效地指导着临床实践，历千余年而不衰，功莫大焉。所读伤寒者，代有其人，近世益众，势更悦人。本文仅从《内经》至《千金方》将初成之期的伤寒学说浅谈如下，意在明源正流，或对研究、学习伤寒者有所裨益。

一、《内经》至《千金方》伤寒学说发展

(一)《内经》成书标志着伤寒学说基础的奠定

上古之人，多群居洞穴，而后进入了奴隶社会及封建社会的早期。当时由于生产力水平不高，纺织业很不发达，人们多以兽皮、树叶、植物根皮等以遮体取暖，保暖条件较差，生产力不高，食物来源匮乏，饥寒交迫，煎熬着人类，每至深秋、冬季、初春，自然界温度下降，人们难以抵御。加以所存食物不足，人们又必须冒寒外出以觅食。食物短少，体内热量不足，更难以抵御大自然的风霜雪雨。年老体弱者，往往被寒冷夺去生命。当时的自然卫生状况较差，流行性疾病在所难免。很多致病因子，又往往在气候寒冷、人体抵抗力下降之时乘机发作，肆虐着人类的生命。外感性疾病，初期又以憎寒怕冷为突出表现，也可以说是许多疾病的标志；由于当时科学不发达，难以弄清致病的确切原因，只粗略地认为，这些均与寒邪有关，故而人们视寒为天敌，将以上各种病证，皆叫做伤寒。并从很早开始，就注意对寒的防治方面的研究，这在我国早期作品中，间有所载，并积攒了很多宝贵资料，这些可以说是伤寒学说的萌芽阶段。

秦汉之际，我国现存最早的比较完整的中医学著作——《黄帝内经》问世，书中收载了前人在我国医学方面的研究成就，用大量的篇幅讨论了寒邪的性质、致病特点，认为寒邪是主要致病因素之一，许多疾病，皆与

寒邪侵袭有关。如痛证"寒气入经而稽迟，泣而不行；客于脉外则血少，客于脉中则气不通，故卒然而痛"。痹证为"风寒湿三气杂至合而为痹也"，他如周痹、肤胀、肠覃、咳嗽等，几乎一半以上的篇章都谈到了寒。可见古人对寒邪致病的重视，说明寒确是当时研究的重要课题之一，对寒的认识，亦相当深入，至今仍对医界有所影响。

同时，《内经》还讨论了广义的伤寒，其云"今夫热病者，皆列入伤寒之类也"。将多种外感发热性疾病，皆列入伤寒之中。其依据"人之伤于寒也，则为病热"。乃是依寒邪侵袭，郁闭腠理、阳气不得散发，从而出现发热之机理为标准分类的。这就将伤寒学说的范畴进一步扩大了，可见，伤寒学说形成之初，就包括了各类外感发热性疾病。

《内经》总结了前人对伤寒的研究成果，特立《热论篇》，专门系统地阐述学说。其认为，广义的伤寒，当外邪侵袭人体之后，并非一成不变的，而是在不停地变化的，其变化是有规律的，故提出传变学说。认为外邪侵入人体之后，总是依太阳→阳明→少阳→太阴→少阴→厥阴之顺序，一日一经，逐步深入。云："其死皆以六七日之间，其愈皆在十日以上者。"若不两感于寒，则邪气复依以上顺序而退，至"十二日，厥阴病衰，囊纵、少腹微下，大气皆去，病日已矣"。在预后上，认为关键在于是否重复感寒，"若其两感于寒而病者，必不免于死"。不过这种认识尚较肤浅，只是六经分证及传变的雏形，不完全符合临床实际。

在治法上，提出了"其未满三日者，可汗而已；其满三日者，可泄而已"。没有相应的药物。在证候的论述上，是以六经走向和分布部位来分证的。其症状表现的记述，限于经络病变的表现，很少涉及脏腑的病变，皆属于热证、实证，而没有涉及虚证和寒证。因此，它是确立伤寒学说的基础，在伤寒学说的形成过程中，仍具有重要的意义，可以说它是伤寒学说从其他学科中分离出来，独立成科的前奏。

（二）《伤寒杂病论》问世意味着伤寒学说的成熟

自《内经》以降，我国医学又有了长足的进展，伤寒学说也与之俱进，著述颇丰，但惜旧著大多亡失，无法考究。现存之《难经》，一般认为是对《内经》的注释。《难经·五十八难》郑重提出："伤寒有五，有中风、有伤寒、有湿温、有热病、有温病。"对《内经》之说进行阐释，使其内涵更加明确，使人一目了然。

　　东汉末年，政治腐败，战争频仍，百业凋敝，人民衣不遮体，食不果腹，颠沛流离，饥寒再度困扰人类，瘟疫流行，伤人无数，死民如麻，真所谓"家家有僵尸之痛，室室有号泣之哀，或阖门而殪，或举族而丧"，惨不忍睹。然士大夫们却"孜孜汲汲，惟名利是务"。有识之士，纷纷研讨伤寒，通变并发展《内经》之法，以救万民。当时华佗对《内经·热论》伤寒学说进行了研究，提出了自己的见解，云："夫伤寒始得一日在皮，当抹膏火灸之即愈，若不解者，二日在肤，可依法针，服解肌散发汗，汗出即愈。若不解，至三日在肌，复一发汗即愈。若不解者，止勿复发汗也。至四日在胸，宜服藜芦丸微吐之则愈，若病困，藜芦丸不能吐者，服小豆瓜蒂散，吐之愈也。视病尚未醒，醒者，复一法针之。五日在腹，六日入胃，入胃乃可下也。若热毒在外未入于胃而先下之者，其热乘虚入胃，即烂胃也"等，又描述了一些救治之法，可以说是对伤寒学说的一大发展。然而其法简药少，所列证候又单纯，难以论治诸多复杂的伤寒病。

　　与其同时代的张仲景，其宗族素多，"向余二百，建安纪年以来，犹未十稔，死亡者三分有二，伤寒十居其七"，"感往昔之沦丧，伤横夭之莫救"，于是一方面"勤求古训"，撰用"《素问》《九卷》《八十一难》《阴阳大论》"等书，另一方面"博采众方"，广集民间验方，结合自己临床经验，撰成"《伤寒杂病论》合十六卷"以应世急，嘉惠众生。

　　该书依《素问·热论》六经分证的基础理论，创造性地将外感疾病错综复杂的证候及其演变加以总结。提出较为完整的六经辨证体系，把脏腑、经络、气血和病因病机等有机地结合在一起。其证候不但有热证、实证，而且又论述了虚证、寒证，症状表现不再局限于经络病变，而遍及五脏六腑、阴阳气血、十二经脉，八纲辨证和八法论治均寓于其中。在传经问题上，废弃了一日一经、固定不变的机械学说，而是以临床实际为依据，视病情变化、正邪的进退、疾病的表现等来确定。从而提出了循经传、越经传、首尾传、表里传、直中等概念。在各经证候的论述上，不再囿于《热论》单纯的六经病证，又论述了变证坏证、合病、并病等。在治法上，不再简单运用汗下二法，而是汗、吐、下、和、清、温、消、补八法俱备。在治疗措施上，创造了理、法、方、药一线贯穿的辨证论治体系。每证俱有详细的方、药、量及煎服方法之论述，并且剂型变化繁多，有汤、丸、散、膏等。又阐述了针刺、灸法、按摩、药物外治等，从预防到治疗，无不赅备，为伤寒学说提供了辨治纲领和治疗方法。同时也给中医临床各科提供了辨证论治的一般规律。一千七百余年来，一直指导着中医各科的医疗实践。因此，毫不夸张地说，《伤寒杂病论》的问世，不但意味着伤寒学说的成熟，也标志着中医诊疗方法论的建立，即使在整个中医学史上，也具有划时代的意义！

（三）《千金方》刊行，拉开了研究《伤寒论》之序幕

东汉以降，战争仍旧不断，社会动荡不安，疫痢未曾歇息，大有波涛阵阵之势。《伤寒杂病论》成书不久，旋因战乱而散失，幸得太医令王叔和收集整理，使其得以保存，免于亡佚。王氏得仲景之传，看到当时社会常常误诊，脉学不全，即以仲景脉学为基础，广收各家之长，著成《脉经》三卷，丰富了伤寒学说，使之更加完备，便于临床应用，林亿等赞曰："仲景于今八百余年，惟王叔和能学之。"深以为然。

然而，叔和之后，未几又遭五胡之乱，《伤寒杂病论》再度沉隐，直至隋代，未见流传，《隋书·经籍志》载："张仲景辨伤寒十卷亡。"此段时间，《伤寒杂病论》只在私下流传。晋代葛洪，为防世急，广收民间验方，上穷经典，采集散于民间之仲景零碎方，即所谓"省仲景元化刘戴秘要金匮绿秩黄素方，近将千卷"（《肘后方·序》）撰成《肘后备急方》。葛氏对于伤寒学说，亦有所发展，难能可贵的是，他已认识到有许多疾病具有传染性，如尸注、鬼注，并常用"时行""相注""疠气""鬼气"等命名致病因素，发展了伤寒学说的病因。又记载了天花、犬啮等传染病，利用雄黄和艾消毒，以预防疾病，这些都是很科学的，但惜其未能形成新的理论体系。

自晋至隋，学研伤寒者不乏其人，尤有成绩者，应推巢元方氏，他著成我国第一部病因、证候学专著《诸病源候论》，于卷七卷八，专论"伤寒候"，以"候"类述，用《内经》热论理论为纲，以仲景学说为目，兼附己意，对伤寒诸候进行了探讨，使人读后，耳目为之一新。却有证无法，更乏方药，不免使人怅然。巢氏又将时气、热病、温病、疫痢等从伤寒中分出。专列证候，分别论述，认为时气病等特征类似伤寒，故其发生发展遵从六经传变规律，因而以《热论》六经分证，一日太阳、二日阳明……六日厥阴，惟其不同者，巢氏认为七日以后，病邪复传时，可以留滞一经不解，其云："时气七日候，时气病七日，法当小愈，所以然者，

阴阳诸经传病竟故也。今病不除者，欲为再经病也。再经病者，谓经络受病也。时气八九日以上候，时气八九日以上不解者，或是诸经络重受于病，或已发汗吐下之后，毒气未尽，所以病不能除，或一经受病，未即相传，致使停滞累日，病证不改者，故皆当察其证候而治之。"但这些病又与伤寒小异，感病之因有别。从而另列为候，加以论述。从某种意义上讲，其为以后温病从伤寒中分出，独立成科，起到了启发作用，可以说是一种启蒙思想。从伤寒学说角度来看，巢氏之认识，也是对伤寒学说的发展。

隋末唐初，因仲景《伤寒杂病论》仍在民间私下相传，视为珍宝，不肯轻易授人，故对伤寒学说的发展，人为地制造了困难。孙思邈早年未得瞻其全貌，只零星收集到个别方剂和片断论述，亦将其载入《千金要方》卷九、卷十之中。至暮年，孙氏得视《伤寒论》之全文，欣喜之余，当即分门别类，全部载入《千金翼方》，并提出了自己对《伤寒论》的研究心得和独到的看法，这些观点，颇受后世医家之推崇，形成了一个研究学派，揭开了全面研究《伤寒论》序幕，亦可以说，孙氏之举，在伤寒学说的发展过程中，具有划时代的历史意义。后世医家自此以降，研究伤寒蔚然成风，形成了不同学派，代有发展，至今仍兴焉。

二、孙思邈对伤寒学说的贡献

孙思邈著《千金要方》及《千金翼方》，广论内、外、妇、儿、气功、养生等，广为人知。"药王"之尊称，更是家喻户晓。其实，孙氏对伤寒学说亦有赫功，尤其对《伤寒论》的研究，颇有独到之处，现择要叙述如下：

（一）尚仲景　录大论　圣意昭彰

自晋至唐，因印刷术尚未发明，书籍流传维艰，加之政治变幻，局势不稳，又多战争，医者又有"旧经秘述，奥而不售"之陋习，似《伤寒论》那样行之有效的方书，更是被视作无价之宝，得之者或父子相传，或师徒秘授，不轻易外泄，而潜留于江南。故孙思邈曾云："江南诸师，秘仲景要方不传。"然伤寒病却照染不衰，病者甚众；医者对病，无章可循，泥于《热论》旧旨，因于一日一经之说，或盲目投药，即使京中太医，亦茫然失措，杂药乱投，伤亡者众，正如孙氏所云："尚见太医疗伤寒，惟大青知母诸冷物投之，极与仲景本意相反，汤药虽行，百无一效，伤其如此。"

臻于晚年，孙氏有幸得读仲景原著，照书投药，莫不取效，"遂披伤寒大论，鸠集要妙，以为其方，行之以来，未有不验"。故而赞曰："伤寒热病，自古有之，台贤睿哲，多所防御，至于仲景，特有神功。"足见孙氏对仲景之崇敬。

正因仲景之方行之有效，孙氏又有仁人救世之心，恐医者不能见之，"寻思旨趣，莫测其致，所以医人未能赞仰"。即将《伤寒论》内容悉加收录，载入《千金翼方》之卷九、卷十，从而使这一光辉之著，免遭亡佚，更使众医能知仲景之意，得其辨证施治之精髓，有效地为万民除苦，其功莫大焉。若非孙氏此举，《伤寒论》恐早已失传，不复见世矣！

（二）倡正偏　立三纲　弘之惟新

孙氏认为，伤寒大论，洋洋万言，不便掌握，深究之后，方可发现，伤寒之正，乃在太阳，余阳明、少阳、太阴、少阴、厥阴俱是失治误治，病邪不解而致，故太阳之法，乃是正对之法，其余各法，俱非正对，其云："夫寻方之大意，不过三种，一则桂枝，二则麻黄，三则青龙。此之三方，凡疗伤寒不出之也。其柴胡等诸方，皆是吐下发汗后不解之事，非是正对之法。术数未深，而天下名贤止而不学，诚可悲夫！又有仆隶卑下，冒犯风枯，天行疫痢，先被其毒，悯之酸心，聊述兹意，为之救法，方虽是旧，弘之惟新。"

是故，先列太阳病之桂枝汤法、青龙汤法、麻黄汤法三纲，纲举而目张，使人能提纲挈领，易于掌握。此三纲鼎立之说，后被成无己发其意，方有执、喻嘉言立其说，遂成桂、麻、青龙鼎立而三分太阳之局面，风行后世；柯韵伯之麻黄治表实、桂枝治表虚、青龙表里两解之说，被今日多数医家所接受。

其正偏之说，亦为后世六经通治百病，非为外感立法之说打下了基础。总之，孙氏在旧有经方上，通过研究，赋予新意，一则便于后学掌握，且亦弘扬了仲景学说，诚如其所言"方虽是旧，弘之惟新"，此对今日古方新用颇有启发意义。

（三）陈方证　详此类　仓卒易知

伤寒大论，虽以太阳、阳明、少阳、太阴、少阴、厥阴、劳复等分篇而论，条理较清。然一个方剂所治之证，常散见于多处，甚至在于各病之中。如白虎汤证，太阳、阳明、厥阴皆有，使学者难以全部掌握，又有杂乱之嫌。故而孙氏打破了原有条文的先后次序，采取以方类证的方法，将证列在一起，而后附方。如桂枝汤，孙氏专列"太阳病用桂枝汤法"，将论中用桂枝汤治疗之证，咸加收集，放在一起，然后列出桂枝汤方。这种以方类证，研究伤寒之法，亦被后世所采纳。如柯韵伯著《来苏集》，即是以方类证之法来研究伤寒的。

将方证类积之后，孙氏又发现，某一汤证的加减变方在伤寒大论中很多，某方加减，多是一二味，而证变机变，初学者难以鉴别，不便应用。如桂枝汤和桂枝加附子汤，仅差一味附子，所治之证各异，此异又甚微。故，孙氏又将相类的方证放在一起，以利于彼此的比较，使读者从中领悟，自会应用。如将桂枝加附子汤证放在桂枝汤证之后，一起论述，读者学习之后，自会发现，桂枝加附子汤较桂枝汤证汗出较甚，小便难，四肢微急，则便于掌握。这种分类方法是比较科学的。正如孙氏所云："旧法方证，意义幽隐，乃令匠智所述，贤之者选次难悟，中庸之士，绝而不思，故使闾里之中，岁致夭枉之痛，远想令人慨然无已。今以方证同条，比类相附，须有检讨，仓卒易知。"

（四）采众方　集群论　羽翼伤寒

孙氏分别在《千金要方》中除录仲景方证外，尚广采众方，收集群贤之论。于《千金翼方》中，录完伤寒大论，又专附杂方若干。对大论未能述及或有证无方者，皆录唐以前各家之方证。并详细记述方证的症状，尽可能地阐释是证的病机。对其方剂，则名、药、量、煎服方法等一一指明，便于临床应用。同时，还收载了各家对伤寒传染性的认识，录用了许多救治方法。如"凡时行疫疬，常以月望日细锉东引桃枝，煮汤浴之。治瘴气方：蒜五子并皮碎之，豉心一升，右二味，以三岁男儿尿二升，煮五六沸去滓，服之良"。"辟温谷鬼丸、熏百鬼恶气方：雄黄、雌黄各三两，羚羊角、虎骨各七两，龙骨、龟甲、鳞鲤甲、猬皮各三两，樗鸡十五枚，空青一两，川芎、真珠各五两，东门上鸡头一枚，右十三味末之，烧蜡二十两，并手丸如梧子，正旦门户前烧一丸，带一丸，男左女右，辟百恶，独宿吊丧病各吞一丸小豆大，天阴大雾日，烧一丸于户牖前佳"等，这些可以认为是空气消毒，是预防传染病流行的方法，弥补了《伤寒论》之不足。《千金要方》记载的许多方子，后被林亿等校正张仲景著作时收录到《金匮要略》之中，如千金苇茎汤以治疗肺痈、麻黄醇酒汤治疗黄疸等，还记录了华佗、《小品方》等对伤寒学说的见解，这些不仅是我们研究、学习和整理我国医学遗产的重要参考书，而且对伤寒大论起到了羽翼作用，丰富了伤寒学说。

（五）阐己意　演经方　继承发扬

孙氏不仅收采各家之长，而且每每提出自己的独到见解，修正了一些不切当的看法。有些见解，对今日有现实意义，如对热毒治法之论："凡除热解毒，无过苦酢之物，故多用苦参、青香、艾、栀子、葶苈、苦酒、乌梅之属，是其要也，夫热盛非苦酢之物不解也。热在身中既不时治，治之又不用苦酢之药，比如救火不以水也，必不可得脱免也。"又曰："今诸疗多用辛甘姜桂人参之属，此皆贵价难得，常有比行求之，转以失时。而苦参、青香、葶苈、艾之属，所在尽有，除热毒最良，胜于向之贵价药也。前后数参并用之，得病内药者，不必按药次也，便以青香、苦参、艾、苦酒疗之，但稍与促其间无不解也。"此论既纠正了时以辛甘温补治热毒之错误看法，同时又说明了药当依病而遣，不可认为贵药治病，贱药无效，今日读来，倍感亲切。

同时，孙氏还注意演变经方，以对变证，如以生地黄汤（生地、大黄、芒硝、大枣、甘草）即调胃承气汤加生地、大枣，用以治疗阴津亏损、大便闭结之"伤寒有热，虚羸少气，心下满，胃中有宿食，大便不利"之证。又如"伤寒七八日不解，默默心烦，腹中有干粪，谵语，大柴胡加葳蕤知母汤"。"生姜甘草汤治肺痿，咳唾涎沫不止，咽燥而渴。生姜五两，人参三两，甘草四两，大枣十五枚"。沈明宗注曰："即炙甘草汤之变方也。甘草、人参、大枣扶脾胃而生津液，以生姜辛润宣行滞气，俾胃中津液，溉灌于肺，则泽槁回枯，不致肺热叶焦，为治肺痿之良法也。"孙氏将经方稍加变通，以应千变万化之机，颇合仲景之旨，同时又补出大论之简，可谓继承有法，光大具度，颇值得我们借鉴。

如上所述，伤寒学说在《千金方》以前，主要经历了三个重要阶段，即《内经》之时，为奠基阶段；《伤寒杂病论》划期，为成熟阶段；《千金方》断代，乃全面研究大论的初始阶段。至于《内经》以前，乃是伤寒学说的萌芽阶段。本文对其大要作了粗浅的阐述，限于篇幅，一些大家之论，或因重复，或因新意无多，未加收录，尚望见谅。

本文原发于《江西中医药》，1994，25（1）：53～54，等。

江南所秘岂一 略示一方消解

—— 森枳园关于通脉四逆汤方药的考证：江南诸师秘仲

一、序

森枳园是江户医学馆最后的考证家。一日，我读他的《伤寒论考注》时，一段文字映入眼帘，"江南诸师秘仲景方法者，即是"。此即通脉四逆汤之方。因此，就此方探讨如下。

二、蓝本

《伤寒论》的底本，采用小曾户洋氏推荐的红叶山文库的赵开美原刻本之模刊（堀川本·安政丙辰六月朔·一八五六）。原文如下："少阴病，下利清谷，里寒外热，手足厥逆，脉微欲绝，身反不恶寒，其人面色赤，或腹痛，或干呕，或咽痛，或利止脉不出者，通脉四逆汤主之。甘草（二两炙），附子（大者一枚，生用，去皮，破八片），干姜（三两，强人可四两）。右三味，以水三升，煮取一升二合，去滓，分温再服。其脉即出者愈。面色赤者，加葱九茎，腹中痛者，去葱加芍药二两，呕者，加生姜二两，咽痛者，去芍药，加桔梗一两，利止脉不出者，去桔梗，加人参二两，病皆与方相应者，乃服之。"

三、中国医家的考证

对此，首先看一下中国医家的考证。方有执云："四逆而分两殊，通脉即加葱之谓。"方氏之意，本方即四逆汤而分量有别，所谓通脉，即指加入葱白之意。

汪琥曰："琥按：成氏无正解，其止见于四逆汤中，据《条辨》云：'通脉者，加葱之谓'，其言甚合制方之意。况上证云，脉微欲绝云云，其人面色赤，其文一直贯下，则葱白加入方中，不当附于方后。虽通脉之力不全在葱，实赖葱为引而效始神。"对方氏之说给予肯定，且又作了进一步的论述："琥又按：葱味辛，入手太阴经，故能引诸药料以通脉，盖两手脉，实属手太阴肺经者，又入足阳明，故能上行于面而通阳气，以脉足阳明之循鼻外，上耳前，实面部也。原方中无葱者，乃传写之漏，不得名通脉也。"指出原方无葱，乃传抄之漏所致。

钱潢云："愚窃论之，以四逆汤而倍加干姜，其助阳之力或较胜。然既增通脉二字，当自不同，恐是已加葱白以通阳气，有白通之义，故有是名。疑是久远差讹，或编次之失，致原方中脱落，未可知也。"赞崇汪氏之论，持脱简传讹之说。

对汪、钱二氏之说，森枳园完全赞同，并对"白通"解释说："白通即葱白通脉之义，葱白性同麻黄，气味辛烈，故可温散寒邪，通利气血，恢复血脉之功尤速。""白通汤乃葱白通脉汤之略。"内藤希哲亦云"葱白之能可通上下，故可急救阴通阳，以白通名者，盖称葱白之功"。从白通汤（葱白通脉汤）的药物组成（葱白、干姜、附子）来看，通脉四逆汤亦应加入葱白。

四、江户医学馆医家之考证

下面，引用日本考证学派——江户医学馆医家的考证，并作一简单的说明：

多纪元简云："按二氏之说，未知果是否，姑附存斯。"元简对二氏（汪、钱）之说未置可否，来述自己之见。

喜多村直宽则曰："此即四逆汤，惟附子云大，干姜倍加分两。乃扶阳抑阴之重剂。曰通脉者，以其能大壮元阳，主持中外，通欲绝之脉，冠此二字，以别于四逆汤耳。盖同一药而分量稍异，则其治不同，命名亦别。此仲景立方之所以精也欤。或曰，云通脉者加葱之谓，方中无葱必传写之漏，然霍乱篇通脉四逆加猪胆汁汤，亦无有葱白，则其说未可定然矣"。

直宽则对二氏之说提出疑义，指出"同一药而分量稍异，则其治不同，命名亦别"，此说论中亦有佐证，除通脉四逆汤、四逆汤外，尚有小承气汤、厚朴三物汤，二方枳实、厚朴用量一变，则主治亦异，命名亦别。

对于直宽之说，森枳园道："按下利清谷，手足厥逆，脉微欲绝者，里寒也。身反不恶寒、面色赤者，外热也。此证以清谷面赤分候，知阳气将脱之机，故于四逆汤中加用姜附，又加葱白令姜附之力至血脉中，则通脉二字之义，正在葱白一味上也，乃与白通汤同义。且夫'其人面色赤'五字，在本证中而不在或证中。但其加葱白者，重在面赤一证，故方后云'面色赤者加九茎'，此语原在方中，今本误在方后欤。《医心方·卷十一》引僧深方治少阴泄利不绝口渴不下食虚而兼烦方：附子一枚，干姜半两，甘草二分，葱白十枚，凡四物以水三升，煮取一升，二服，先渴后呕者，心有停水，一方加犀角一两，此方正是通脉四逆汤而葱白在方中，俱四物，则僧深所见之仲景方面目如此可知也。《千金》所云，江南诸师秘仲景方法者即是。僧深所见则与今本经宋校者，不可同日而语耳。"

枳园之考，令人诚服。并对僧深方大加盛赞，指出僧深所见乃仲景原方，枳园大概是在江户医学馆从事校勘《安政版医心方》工作之时见到僧深方的吧。

《僧深集方三十卷》与《王冰黄帝素问二十四卷》《陶弘景集注神农本草七卷》《王叔和张景仲药方十五卷》《伤寒卒病论十卷》《孙思邈千金方三十卷》《千金翼方三十卷》《王焘外台秘要方四十卷》等一起载于《唐书·卷五十九·艺文志第十九》，枳园所说少阴泄利不绝口渴不下食虚而兼烦方即在其中。对于《唐书》，乃是在后晋高祖命刘昫等编集唐代的正史（《旧唐书》）的基础上，至宋代以补正为目的，仁宗命欧阳修等编纂的新唐书，于公元1060年完成。仁宗一方面命欧阳修等编辑《唐书》，同时又让林亿等校正医书。林亿、孙奇等考证《唐书》中记载的《王叔和张仲景药方十五卷》《伤寒杂病论十卷》及《隋书》之《张仲景方十五卷》《医方论七卷》《张仲景疗妇人方二卷》《疗妇人产后杂方三卷》等，校正《宋版伤寒论》《金匮要略》。此际，《僧深集方三十卷》大概也校勘了吧，但却未发现"少阴泄利不绝口渴不下食虚而兼烦方"与通脉四逆汤是一方，是故枳园云"僧深所见则与今本经宋校者，不可同日而语"赞扬了僧深准确的校勘。

五、关于方后之加减法

钱潢云："加减方，揣其词义浅陋，料非仲景本意，何也？原文中已先具诸或有之证，然后出方立治，则一通脉四逆汤，其证皆可该矣。岂庸续用加减邪？况其立意，庸恶陋劣，要皆出于鄙伪之辈。未敢竟削，姑存之以备识者之鉴云。"

钱潢对其方后加减提出质疑，认为先出或然之证，而后出方，则方应赅证，不当再议，恐为后世窜入。于此，论中亦屡见不鲜，如小青龙汤证之"伤寒表不解，心下有水气，干呕发热而咳，或渴，或利，或噎，或小便不利、少腹满，或喘者，小青龙汤主之"。其"或渴，或利，或噎，或小便不利、少腹满，或喘"等皆属小青龙汤证之范围，投以是方即可治疗，不必另加。同理真武汤证之诸多或然证亦是，投以真武汤即可，何劳加减？是故通脉四逆汤之"或腹痛，或干呕，或咽痛，或利止脉不出"等或然证，亦属通脉四逆汤证之列，给以本方，即可获愈。钱氏之说，十分精当。对此，日本诸家多表赞同，现举几例：中西深斋云："加减法，盖后人之所补也"。内藤希哲亦曰："变按：小青龙汤、真武汤以下，诸方加减法，皆似后人家法混本文者，如此条。"以上皆提出加减法非仲景之作，系后人掺杂。另，小青龙汤方后加减法之末，有"疑非仲景意"五字。

六、结语

以上，关于通脉四逆汤之方药，叙述中国和日本诸考证家之说，我认为方氏、汪氏、钱氏、森氏之说为是。枳园在汪氏、钱氏之说的基础上，进一步提出："通脉二字之义，正在葱白一味上也，方后云'面色赤者加九茎'此语原在方中，今本误在方后"，校勘《医心方》引僧深方"此方正是通脉四逆汤而葱白在方中"，断定"《千金》所云江南诸师秘仲景方法者即是"。枳园之精当考证，确实令人叹服，且钱潢云："加减方，揣其词义浅陋，料非仲景本意"，"庸恶陋劣，要皆出于鄙伪之辈"，本应削除，但"未敢竟削，姑存之以备识者之鉴云"。故，通脉四逆汤方，应从枳园之说作如下改动，加减法依钱潢之意省略。通脉四逆汤方：甘草（二两，炙），附子（大者一枚，生用，去皮，破八片），干姜（三两，强人可四两），葱白（九茎）。右四味，以水三升，煮取一升二合，去滓，分温再服，其脉即出者愈。

葱白，底本作葱，《千金翼方》（公元682年）作葱白，白通汤及白通加猪胆汁汤亦作葱白，因此而改为葱白。

本文原发于《国医论坛》，1989，4（1）：46～48。

参 考 文 献

1. 张喜奎，赵体浩，王旭丽．试论《伤寒论》举变达常法．国医论坛，1998，13（6）：4～6.

2. 张喜奎．胃萎灵治疗慢性萎缩性胃炎临床研究．中医杂志，2000，41（9）：536～537.

3. 张喜奎．胃萎灵治疗慢性萎缩性胃炎的实验研究．中国中医药科技，2000，7（2）：81～82.

4. 吴崇典．传染性非典型肺炎与中医的伤寒病［J］．天津中医药，2003，20（3）：57

5. 张立山，戴雁艳．促进SARS患者肺部炎症吸收的中医对策［J］．中国医药学报，2003，18（6）：331

6. 张伯礼，等．SARS患者中医证候表现和中西医结合疗效分析［J］．天津中医药，2003，21（6）：462

7. 中华医学会．传染性非典型肺炎（SARS）中医诊疗指南［J］．中国医药学报，2003，18（10）：579